ORAL HISTOLOGY & EMBRYOLOGY

구강조직발생학

감수 김선헌

편저 김가연 · 김서연 · 김수원 · 김애리 · 김유리 · 김윤경 · 김일신 · 도유정 · 박영진 · 양승경 · 이은경 · 최규영 · 한옥성

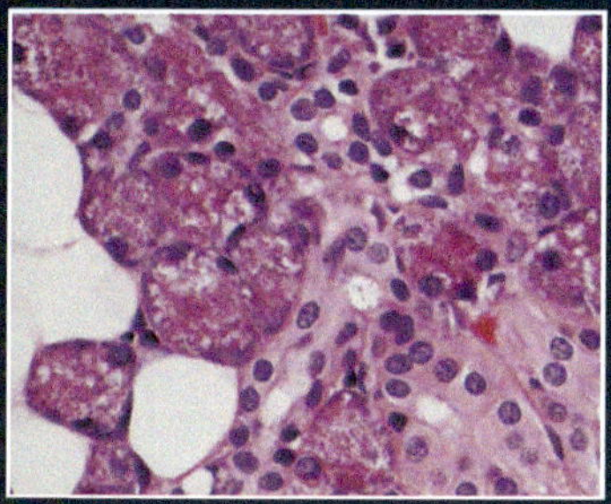
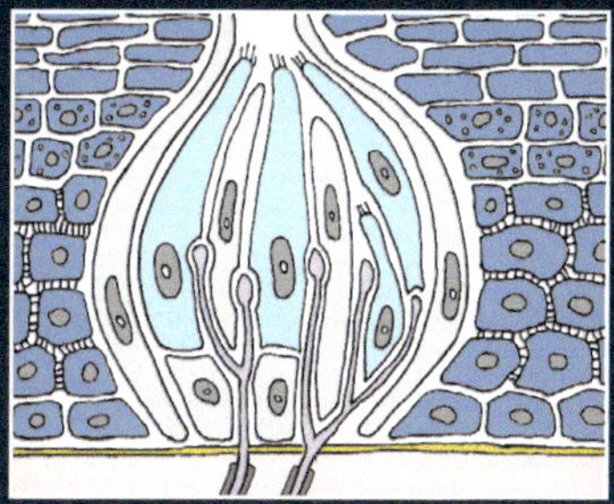
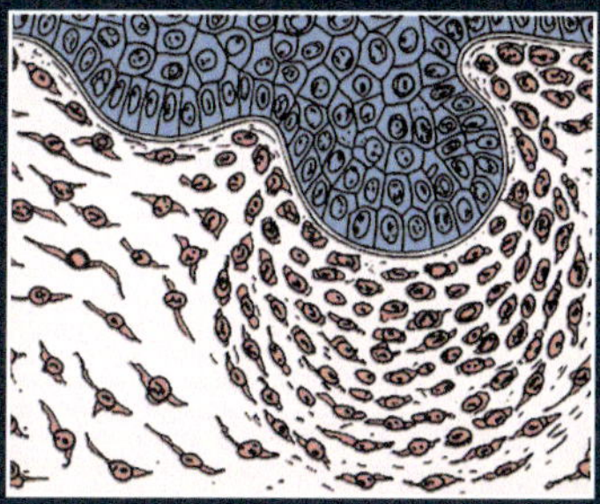
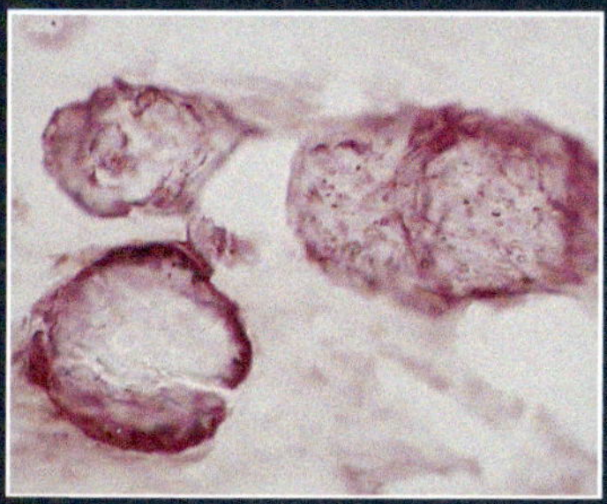
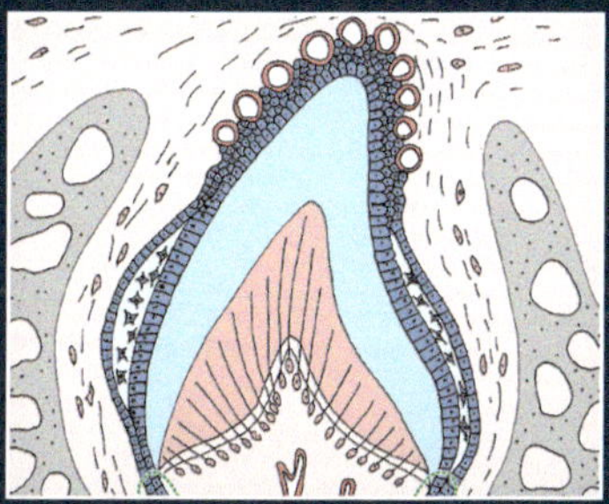
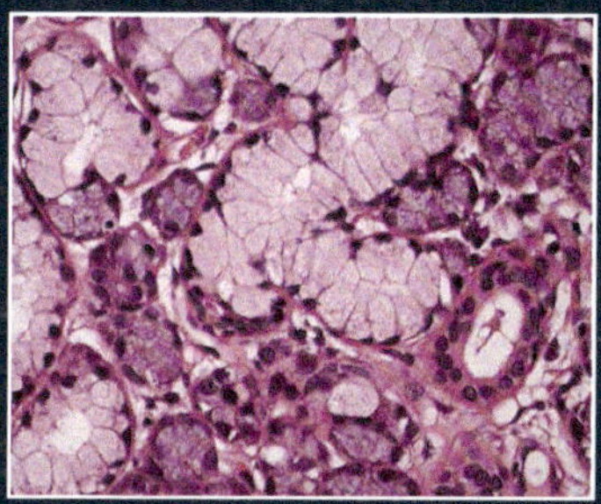

MEP 의학교육

머리말

구강조직발생학은 치의학의 기초학문으로서 구강 내 기관의 조직학적 구조와 함께 구강 악안면을 중심으로 인체의 발생과정을 연구하는 학문이다.

또한 해부학, 생리학, 병리학을 이해하기 위한 기초를 마련해주고, 치과위생사의 포괄적인 임상수행과정에서도 반드시 알아야 하는 지식을 제공해주는 구강생물학 분야의 핵심적인 학문이라고 할 수 있다.

본서의 저자 일동은 학생들에게 보다 이해도를 높일 수 있는 책을 만들기 위해 알기 쉬운 설명과 그림 및 표를 충분히 활용하여 구강조직발생학에 대한 흥미를 증진시키고자 하였다.

본서의 특징은 다음과 같이 요약할 수 있다.

1. 전체의 구성은 조직학, 발생학, 구강조직학의 세 파트로 되어 있다.
2. 조직의 형태와 발생과정을 간략한 모식도를 충분히 활용해 이해하기 쉽게 설명하였다.
3. 각 챕터의 시작 부분에 핵심용어해설을 넣어 중요 학습 내용의 방향을 제시하였다.
4. 각 챕터의 마지막 부분에 Review Test를 두어 학습한 내용을 스스로 확인해 볼 수 있도록 하였다.

본서를 통해 구강조직발생학이라는 학문에 매력을 느끼며 재미있게 학습할 수 있기를 간절히 바란다. 본서가 출판되기까지 많은 도움을 주신 의학교육 출판사 대표님과 편집부 여러분께 감사의 말씀을 전한다.

저자 일동

PART I 조직학

Chapter 03 상피조직 • 35

Chapter 04 결합조직 • 53

PART Ⅱ 발생학

Chapter 08 일반 발생 • 113

Chapter 09 안면과 구강의 발생 • 133

PART Ⅲ 구강조직학

Part I

조직학

Chapter 01

조직학 서론

학습목표

1. 구강조직학을 정의할 수 있다.
2. 광학현미경용 조직표본 제작법을 설명할 수 있다.

핵심용어해설

- **광학현미경(light microscope)** : 빛의 굴절을 이용하여 조직이나 세균 등을 확대하여 관찰하는 장치이다. 대물렌즈로 확대한 상을 접안렌즈로 한 번 더 확대하여 검체를 최대 2,000배 정도 확대 관찰할 수 있다.
- **전자현미경(electron microscope)** : 가시광선보다 파장이 작은 전자선을 이용해 검체를 수십만 배까지 확대하여 관찰하는 장치이다. 검체를 자르지 않고 입체 상태로 관찰하는 주사전자현미경(transmission electron microscope, TEM)과 시료를 얇게 잘라 단면을 관찰하는 투과전자현미경(scanning electron microscope, SEM)이 있다.
- **배율(magnification)** : 거울, 렌즈, 망원경, 현미경 등으로 물체를 관찰할 때 물체와 상과의 크기 비율로, 물체를 크게 보여줄 수 있는 확대능력이라고도 할 수 있다.
- **염색(staining)** : 세포, 조직 등을 관찰하기 위해 색소를 사용하여 착색하는 과정이다. 일반적으로 헤마톡실린-에오신(hematoxyline-eosin, H&E)이 사용된다.
- **조직표본(tissue preparation)** : 조직을 가능한 한 원래의 모습을 유지하도록 고정하여 파라핀(paraffin), 셀로이딘(celloidin) 등으로 싸서 얇게 자른 후 슬라이드글라스에 올려놓고 각종 염색을 한 것을 말한다. 생체구조를 현미경으로 관찰하기 위해 제작한다.
- **탈회(decalcification)** : 치아나 뼈 등의 경조직을 산이나 킬레이트제를 함유한 용액에 담가 조직 중 함유된 무기질을 제거하는 조작을 말한다. 치아나 뼈는 대량의 무기질이 함유되어 있어 매우 단단하며 그대로는 현미경 관찰용으로 자를 수 없기 때문에 탈회 처리가 필요하다.
- **포매(embedding)** : 파라핀(paraffin), 셀로이딘(celloidin) 등의 포매제를 조직 속에 침투시켜 굳히는 과정으로, 현미경으로 관찰하기 위해 얇게 자르기 전에 시행된다.
- **해상력(분해능, resolution)** : 현미경이나 망원경 등의 광학기기가 구분해낼 수 있는 두 점 사이의 거리를 말하며, 배율과 함께 광학기기의 성능을 결정하는 요소이다.

1 조직학과 구강조직학

조직학(histology)이란 인체를 구성하는 세포, 조직, 기관, 계통의 현미경적인 구조와 각 구조물 간의 구조적 · 기능적 연관성을 연구하는 학문이다. 일반적으로 현미경해부학(microscopic anatomy)이라고도 하는데, 이는 육안해부학(gross anatomy)과 대비되는 개념이다. 육안해부학이 사람의 육안으로 볼 수 있는 구조물을 연구하는 반면, 조직학은 기본적으로 현미경으로 관찰할 수 있는 구조물을 연구한다.

구강조직학(oral histology)이란 치아와 치주조직을 중심으로 한 구강 내 기관의 발생학적 기원과 형태학적 구조 및 기능을 연구하는 학문으로 조직학의 한 분야이다. 구강조직학은 구강해부학, 구강생리학, 구강병리학 등과 함께 치의학을 학습하는 학생들이라면 기본적으로 알아야 하는 학문으로 임상에서 구강질환의 원인과 치료법을 이해하는 데 도움이 된다.

2 조직학의 연구방법

인체의 세포나 조직은 육안으로 관찰이 불가능하기 때문에 구조와 기능을 파악하려면 현미경이나 그 밖의 방법을 이용해야 한다. 조직학에서는 고정이나 염색 등의 방법을 사용하여 준비한 조직 표본을 현미경으로 관찰하는 것이 가장 기본적인 기법이라 할 수 있다.

1. 현미경의 이해

1) 현미경의 원리

현재의 현미경과 같은 구조를 가진 현미경은 1654년 네덜란드인 **레벤후크**(Leeuwenhoek, 1632~1723)가 만든 단순 현미경(simple microscope)으로, 배율이 273배였으며 최초로 의학적으로 이용되었다. 현미경을 사용해서 처음으로 세포를 관찰한 사람은 **로버트 훅**(Robert hooke, 1635~1703)이다. 훅은 1665년 자신이 만든 현미경으로 코르크 조직을 관찰하여 그 조직이 벌집과 같은 작은 방으로 이루어졌음을 발견하고 이를 '세포(cell)'라고 불렀다.

현미경은 초점거리가 짧은 대물렌즈를 물체 가까이 둠으로써 얻은 1차로 확대된 실상을 접안렌즈로 다시 확대하는 원리로 물체의 상을 확대한다. 상이 맺히고 확대되는 것은 물체와 대물렌즈 사이의 거리에 의해 결정된다. 현미경의 배율은 물체의 원래 크기에 대해 보이는 크기의 비율을 말하며, 총 배율은 대물렌즈의 배율과 접안렌즈의 배율을 곱한 값이 된다.

따라서 현미경의 성능을 결정하는 주요 요소는 물체를 크게 보여줄 수 있는 확대능력인 **배율**(magnification)과 두 점을 구분할 수 있는 최소한의 거리인 **해상력**(분해능, resolution)이다. 배율은 렌즈의 성능에 의해 결정되고, 해상력은 사용하는 광원의 파장에 의해 결정된다. 광원은 파장이 작을수록 더 작은 물체를 관찰할 수 있기 때문에 현미경에서 사용하는 광원의 파장은 매우 중요하다.

2) 현미경의 종류와 특성

현미경은 사용하는 광원의 종류에 따라 분류한다. 가시광선을 광원으로 사용하는 현미경에는 광학현미경, 편광현미경, 형광현미경, 위상차현미경 등이 있고, 비가시광선을 사용하는 현미경에는 전자현미경, 자외선현미경, 원자현미경 등이 있다.

기본이 되는 구조와 원리를 가진 현미경은 **광학현미경**과 **전자현미경**이다(표 1-1).

표 1-1 광학현미경과 전자현미경의 비교

	광학현미경	전자현미경
광원	가시광선	전자선
렌즈의 형태	유리(광학)렌즈	자기렌즈
배율	최대 2,000배	100,000배 이상
현미경 내부	공기	진공
현미경상 (보툴리누스균의 아포)	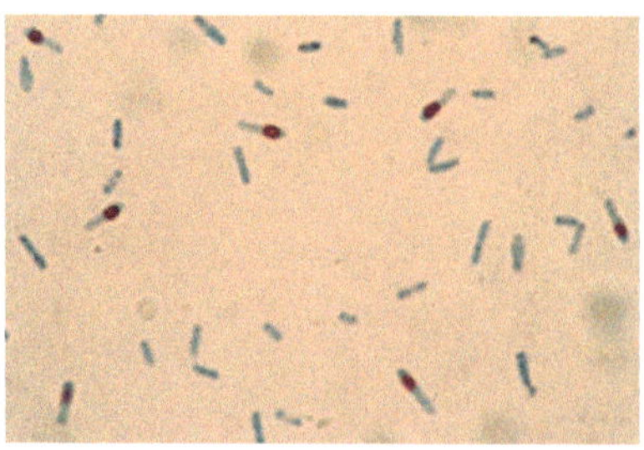	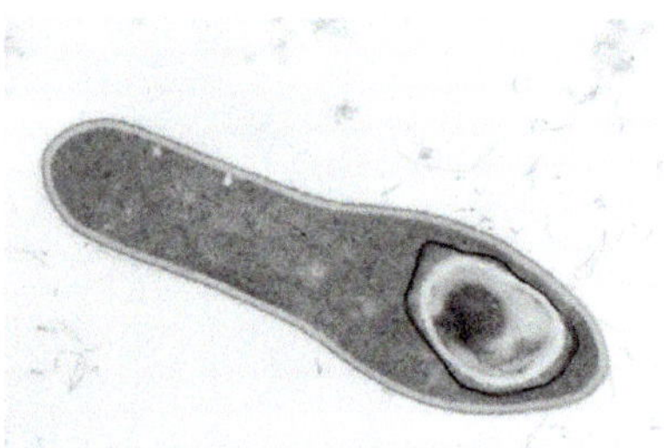

(1) 광학현미경(light microscope, LM)

여러 렌즈를 특수하게 조합하여 만든 복합 현미경으로, **가시광선**을 이용하며 현재 가장 많이 사용된다. 대물렌즈로 확대한 상을 접안렌즈로 한 번 더 확대하여 상을 관찰할 수 있도록 고안된 장치이며 검체를 최대 2,000배 정도 확대할 수 있다(그림 1-1).

해상력은 최소 약 0.2μm이며 이는 세포막 두께(8~10nm)의 20~25배, 사람 적혈구 지름(약 8μm)의 1/40에 해당한다. 따라서 각각의 세포를 관찰하기에는 용이하지만, 세포 안의 막 계통을 관찰하기는 어렵다.

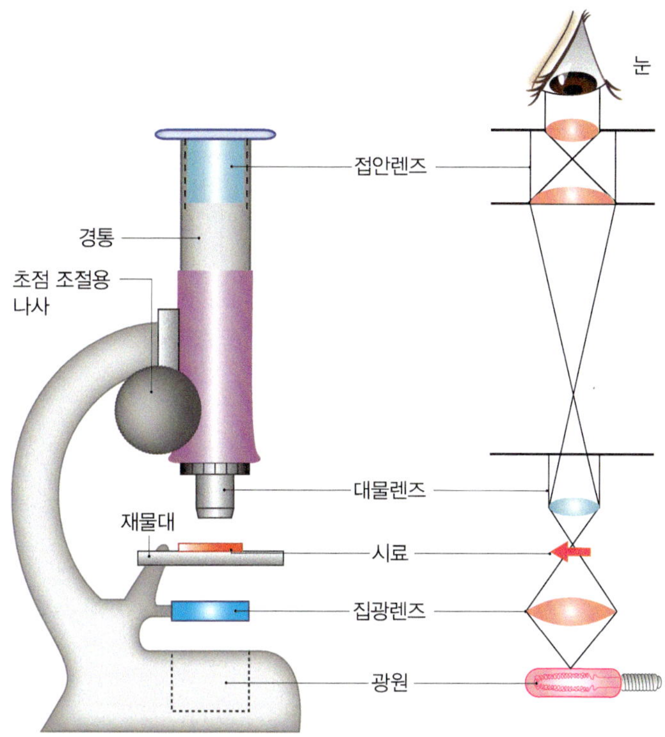

그림 1-1 광학현미경의 구조와 원리

(2) 전자현미경(electron microscope, EM)

가시광선보다 파장이 작은 **전자선**을 이용해 검체를 수십만 배까지 확대하여 관찰할 수 있다. 시료를 얇게 잘라 단면을 관찰하는 투과전자현미경(transmission electron microscope, TEM; 해상력 0.0002μm)과 검체를 자르지 않고 입체 상태로 관찰하는 주사전자현미경(scanning electron microscope, SEM; 해상력 0.005μm)이 있다(그림 1-2).

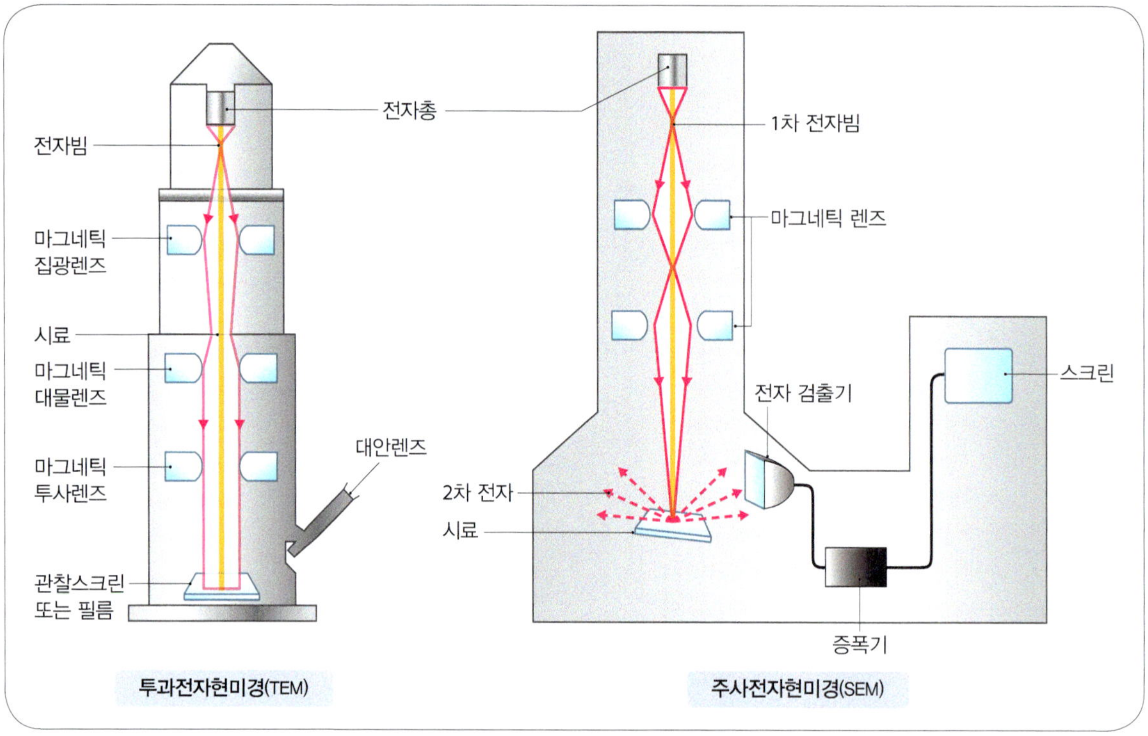

그림 1-2 전자현미경의 구조와 원리

(3) 위상차현미경

물체를 통과한 빛이 물질의 굴절률의 차이에 의해 위상차를 갖게 되었을 때 이를 명암으로 바꿈으로써 관찰할 수 있다. 시료를 염색하지 않아도 되므로 살아 있는 시료를 관찰할 때 주로 사용된다.

2. 광학현미경용 조직표본 제작과정

세포나 조직을 현미경으로 관찰하기 위해서는 일반적으로 조직표본(tissue preparation)을 제작해야 한다. 조직표본이란 인체의 생체 조직을 채취한 다음 가능한 한 원래의 모습을 유지하도록 화학물질로 처리해서 고정한 후 절단하고 염색해서 만든 표본이다. 광학현미경으로 관찰하는 경우에는 가시광선이 통과할 수 있을 정도로 얇은 표본을 만들어야 한다.

조직표본에는 일반조직표본인 **연조직표본**과 **경조직표본** 등이 있다.

1) 연조직표본

관찰하고자 하는 부위를 중심으로 조직을 적당한 크기로 채취하고 고정한 후 포매, 박절, 염색 등의 과정을 거쳐 표본을 제작한다(그림 1-3).

고정 → 수세 → 탈수 → 포매 → 박절 → 염색

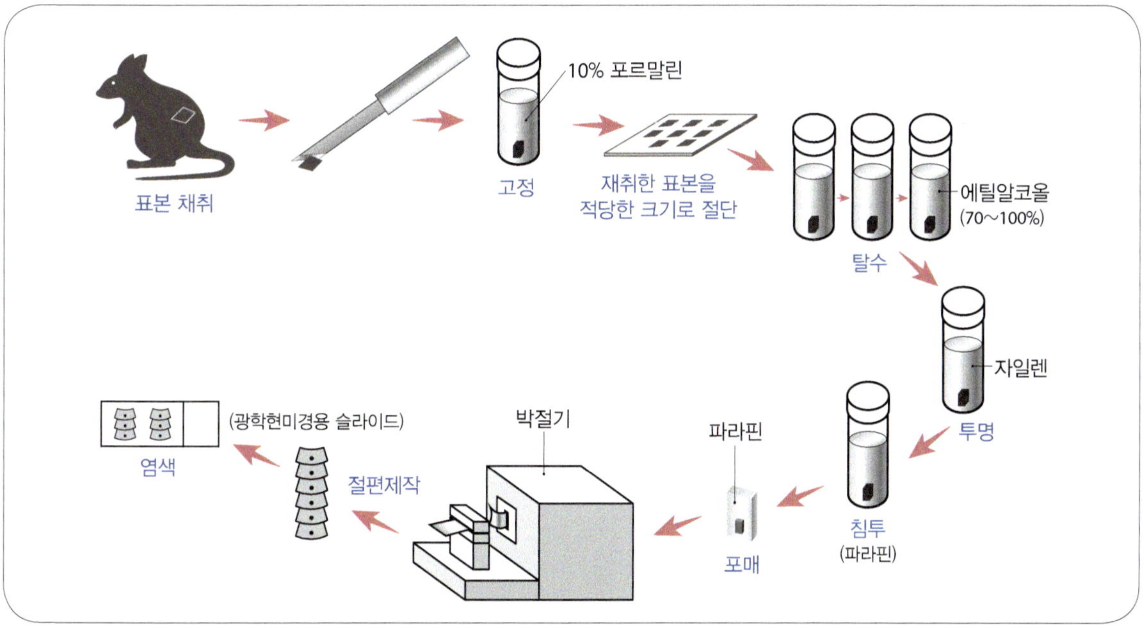

그림 1-3 **조직표본 제작과정**

① 고정(fixation)

조직은 최대한 생체에 가까운 사후 변화가 없는 상태에서 관찰하는 것이 바람직하다. 따라서 조직을 채취했을 때의 형태를 유지하고 이후 조작에서 형태 변화가 일어나지 않도록 하기 위해 고정이 필요하다. 적출한 조직은 즉시 고정액(fixative)에 넣는 것이 중요한데 일반적으로 **10% 포르말린**(formalin) **용액**에 넣어 고정한다. 고정액은 10% 포르말린 외에도 글루타르알데히드(glutaraldehyde), 에틸알코올 등이 사용된다.

② 수세(washing)

조직에 묻어 있는 고정액을 흐르는 물로 깨끗하게 씻어낸다.

③ 탈수(dehydration)

조직표본을 현미경용으로 얇게 자르기 위해서는 어느 정도 단단함이 있어야 한다. 이를 위해 알코올로 조직에서 수분을 제거하는 과정으로, 70, 80, 90, 95, 99, 100% 농도의 에틸알코올(ethyl alcohol)에 차례로 일정 시간 담가 조직 내의 수분을 제거한다. 탈수 과정이 끝나면 자일렌(xylene)에 넣어 조직으로 파라핀이 원활하게 침투하도록 **투명화**(cleaning) 과정을 거친다.

④ 포매(embedding)

투명화가 끝난 조직을 구조 변형 없이 적당한 경도를 부여하여 얇게 절단할 수 있도록 파라핀(paraffin)이나 셀로이딘(celloidin) 등의 포매제를 조직 속에 침투시켜 굳히는 과정이다(그림 1-4).

⑤ 박절(sectioning)

파라핀에 포매한 조직은 미세절단기(microtome)를 이용하여 일정한 두께로 얇게 자른다(그림 1-5). 광학현미경으로 관찰할 조직은 1~20μm의 절편으로, 전자현미경으로 관찰할 조직은 0.02~0.1μm의 절편으로 만든다. 재료에 빛이나 전자파가 투과되도록 한다.

⑥ 염색(staining)

생체의 세포는 망막색소상피 등 소수의 예외를 제외하고는 보통 색이 없어 관찰에 앞서 박절 표본을 적절하게 염색해야 한다. 박절 표본을 슬라이드글라스 위에 올린 후 일반적으로 **헤마톡실린-에오신**(hematoxyline-eosin, H&E)으로 염색을 한다(그림 1-6).

⑦ 봉입(mounting)

염색 후에는 검경이 용이하도록 봉입제를 사용하여 덮개유리(cover glass)로 덮어 조직표본을 만든다.

⑧ 검경(microscopy)

현미경으로 조직표본을 관찰한다.

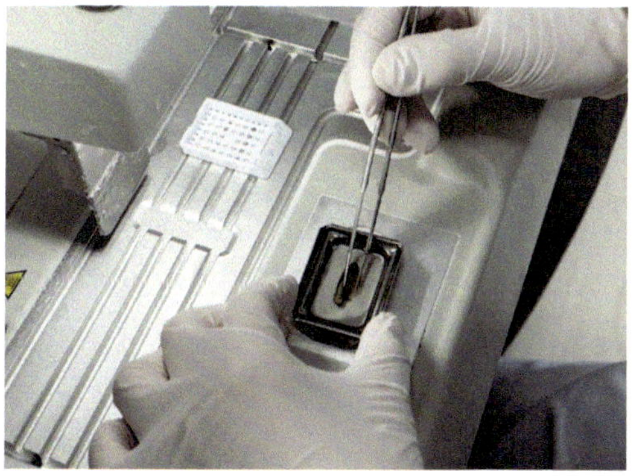

그림 1-4 포매

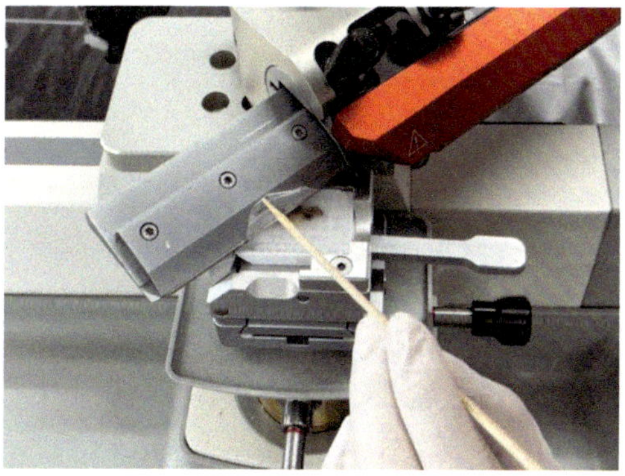

그림 1-5 박절

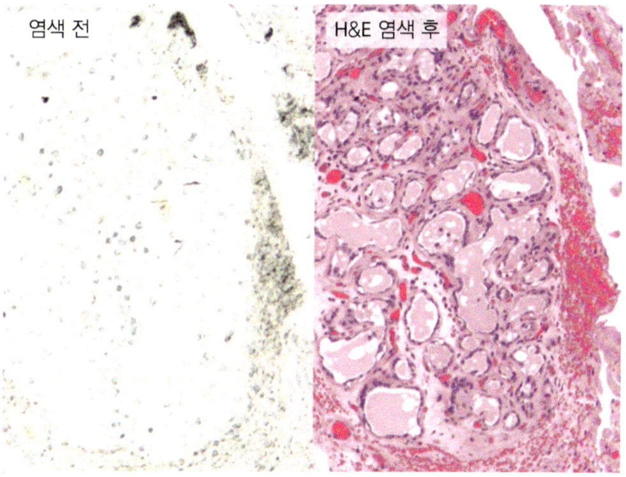

그림 1-6 염색

2) 경조직표본

치아나 뼈 등의 경조직은 너무 단단하기 때문에 일반적인 표본 제작방법으로는 얇게 절단하기 힘들다. 따라서 연조직표본 제작과정에서 고정 후 산으로 치아나 뼈조직에 침착한 무기질을 제거하는 탈회 과정을 추가하여 표본을 제작한다.

(1) 탈회표본

치아나 뼈 등의 경조직을 산이나 킬레이트제를 함유한 용액에 담가 조직 중에 함유된 무기질을 제거하는 과정을 **탈회**(decalcification)라고 한다. 탈회 과정을 거치면 경조직은 연조직처럼 부드러워지기 때문에 파라핀(paraffin)이나 셀로이딘(celloidin) 등의 포매제로 포매한 후 박절기(microtome)를 이용해서 5~20μm의 박절표본을 만들 수 있다. 이 박절표본은 다양한 염색이 가능하며 법랑질 이외의 치아조직이나 치주조직의 미세구조 관찰에는 필수적인 표본이다(그림 1-7).

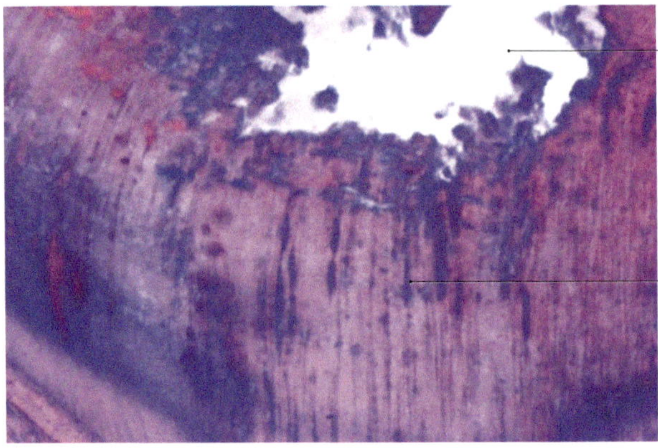

그림 1-7 탈회박절표본(진행된 상아질우식)

(2) 연마표본

치아나 뼈 등 경조직의 미세구조를 관찰하기 위한 특수표본으로, 연마기로 치아나 뼈를 갈아서 100μm 전후의 박편으로 만든 것이다(그림 1-8). 치아는 탈회하면 96% 이상의 무기질을 함유하는 법랑질이 없어진다. 따라서 법랑질을 관찰하거나 탈회되지 않은 상태의 경조직을 관찰하기 위해서는 연마표본이 필수이다. 치수나 치주인대, 치은 등의 연조직 관찰에는 적합하지 않다. 다만, 탈회박절표본만큼 얇게 만들지 못하고 다양한 염색법을 응용할 수 없다는 단점이 있다.

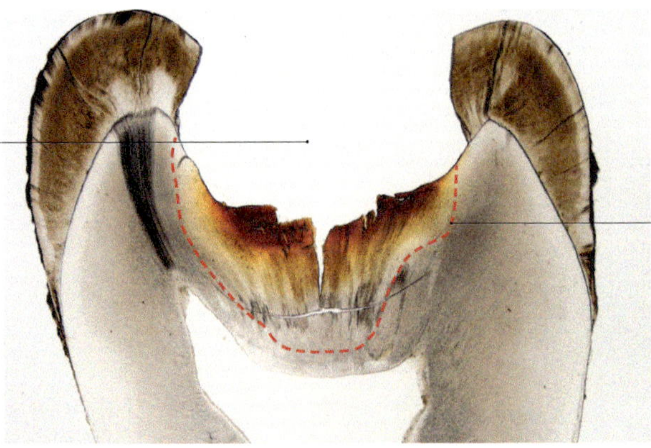

그림 1-8 연마표본(교합면우식)

Review Test

01. 주로 현미경을 이용하여 치아와 치주조직을 중심으로 한 구강 내 기관의 발생학적 기원과 형태학적 구조 및 기능을 연구하는 학문은?

① 구강해부학　② 구강생리학
③ 구강조직학　④ 구강병리학
⑤ 구강외과학

02. 조직표본 제작과정을 순서대로 연결한 것은?

가. 고정	나. 탈수	다. 박절
라. 수세	마. 염색	바. 포매

① 가 – 다 – 라 – 마 – 나 – 바
② 가 – 라 – 나 – 바 – 다 – 마
③ 가 – 나 – 다 – 라 – 마 – 바
④ 나 – 라 – 가 – 바 – 마 – 다
⑤ 나 – 가 – 라 – 다 – 바 – 마

03. 다음 괄호 안에 들어갈 단어는?

> 치아나 뼈 등의 경조직을 산이나 킬레이트제를 함유한 용액에 담가 조직 중 함유된 무기질을 제거하는 조작을 ( )(이)라고 한다. 이 과정을 거치면 경조직은 연조직처럼 부드러워진다.

① 탈수　② 박절　③ 포매　④ 탈회　⑤ 투명화

04. 다음 설명 중 옳은 것은?

① 현미경의 성능을 결정하는 주요 요소는 배율과 선명도이다.
② 검체를 자르지 않고 입체 상태로 관찰하는 현미경은 주사전자현미경이다.
③ 가시광선을 광원으로 사용하는 현미경에는 전자현미경, 원자현미경 등이 있다.
④ 비가시광선을 광원으로 사용하는 현미경에는 편광현미경, 형광현미경 등이 있다.
⑤ 전자현미경은 대물렌즈로 확대한 상을 접안렌즈로 한 번 더 확대하여 상을 관찰할 수 있도록 고안된 장치이다.

05. 조직표본 제작과정에 관한 설명으로 옳은 것은?

① 생체의 모든 세포는 색이 없기 때문에 염색해야 관찰할 수 있다.
② 자일렌으로 조직 내에서 수분을 제거하는 과정을 탈수라고 한다.
③ 고정액으로 10% 포르말린, 글루타르알데히드, 알코올 등이 사용된다.
④ 조직에 묻어 있는 고정액을 염산 완충용액으로 씻어내는 과정을 수세라고 한다.
⑤ 포매를 위해 투명화가 끝난 조직에 70~99.9%의 알코올을 넣어 조직에 침투시킨다.

06. 투명한세포, 조직 등을 관찰하기 위해 색소를 사용하여 착색하는 조직염색 중 기본적인 염색방법은?

① Hematoxyline-eosin 염색
② Masson's trichrome 염색
③ Verhoeff-Van Gieson 염색
④ PAS 염색
⑤ Van Gieson 염색

정답 01 ③ 02 ② 03 ④ 04 ⑤ 05 ③ 06 ①

Chapter 02

세포와 조직

학습목표

1. 세포, 조직 및 기관의 특징을 설명할 수 있다.
2. 세포소기관의 특징을 설명할 수 있다.
3. 세포의 유사분열 과정을 설명할 수 있다.

핵심용어해설

- **세포(Cell)** : 생명체를 구성하는 최소단위를 말하며 원핵세포와 진핵세포로 나뉜다.
- **조직(tissue)** : 같은 기능을 수행하기 위하여 특수화된 세포 집단을 말하며 상피조직, 결합조직, 근육조직, 신경조직으로 나뉜다.
- **기관(organ)** : 서로 다른 조직이 모여서 특수한 기능을 수행하는 기능적 단위로 심장, 폐, 식도, 장 등이 있다.
- **계통(system)** : 몇 개의 기관이 동일한 목적을 위해 서로 연계하여 기능을 영위하는 것을 말하며, 뼈대계통, 근육계통, 순환계통, 호흡계통, 소화계통, 비뇨계통, 생식계통, 내분비계통, 신경계통, 감각계통이 있다.
- **괴사(necrosis)** : 세포 손상의 한 형태로 살아있는 조직의 세포가 바이러스, 세균, 기생충, 독극물, 외상 등의 외부적 요인에 의해 죽음을 맞이하는 것을 말한다.
- **세포자멸사(apoptosis)** : 세포가 일련의 예정된 단계를 통해 자연적으로 죽는 현상을 말한다. 조직의 발생 및 분화 과정이나 신체의 항상성 유지에 불필요해진 세포를 제거하는 데 반드시 필요한 기전이다.
- **세포주기(cell cycle)** : 세포가 성장하여 분열하는 동안 반복하게 되는 주기적 현상으로, 세포분열로 생긴 체세포가 모세포가 되어 세포분열을 하여 새로운 체세포(2개의 딸세포)가 생성될 때까지의 시간을 말한다. 크게 간기(사이기, interphase)와 분열기(mitosis phase)로 나뉜다.
- **체세포분열(somatic cell division)** : 체세포에서 일어나는 세포분열로, 1개의 체세포가 2개의 딸세포로 나뉘어 세포 수가 늘어나는 현상을 말한다.
- **감수분열(meiosis)** : 정자와 난자 등 생식세포에서 일어나는 세포분열로, 두 번의 연속적인 세포분열(제1분열, 제2분열)을 통해 1개의 모세포에서 4개의 딸세포가 형성된다.

1 세포 · 조직 · 기관의 특징

1. 세포

세포는 생물체를 구성하는 가장 작은 단위로 인체는 약 200종류의 약 60~100조 개에 이르는 세포로 구성되며, 이 세포들이 다양한 기능을 수행하여 생명현상이 이루어진다(그림 2-1).

세포(cell)는 1665년 로버트 훅(Robert Hooke)에 의해 처음 발견되었다. 1665년 자신이 만든 현미경으로 코르크의 조직을 관찰하여 그 조직이 벌집과 같은 작은 방으로 이루어졌음을 발견하고 이를 '**세포**(cell)'라고 명명하였다. 세포(cell)는 라틴어의 *cella*가 어원으로 작은 방(small room)을 의미하며 생명체의 가장 작은 단위이다.

세포 중에서 비슷한 세포들이 모여 **조직**(tissue)을 이루고, 이들 조직이 모여서 특수한 기능을 수행하는 **기관**(organ)을 형성한다. 기관은 동일한 목적을 위해 다시 몇 개가 서로 연계하여 **계통**(기관계, system)을 형성한다(그림 2-2).

인체는 다양한 계통으로 구성되며 이 계통이 함께 작용하여 생명과 건강을 유지한다.

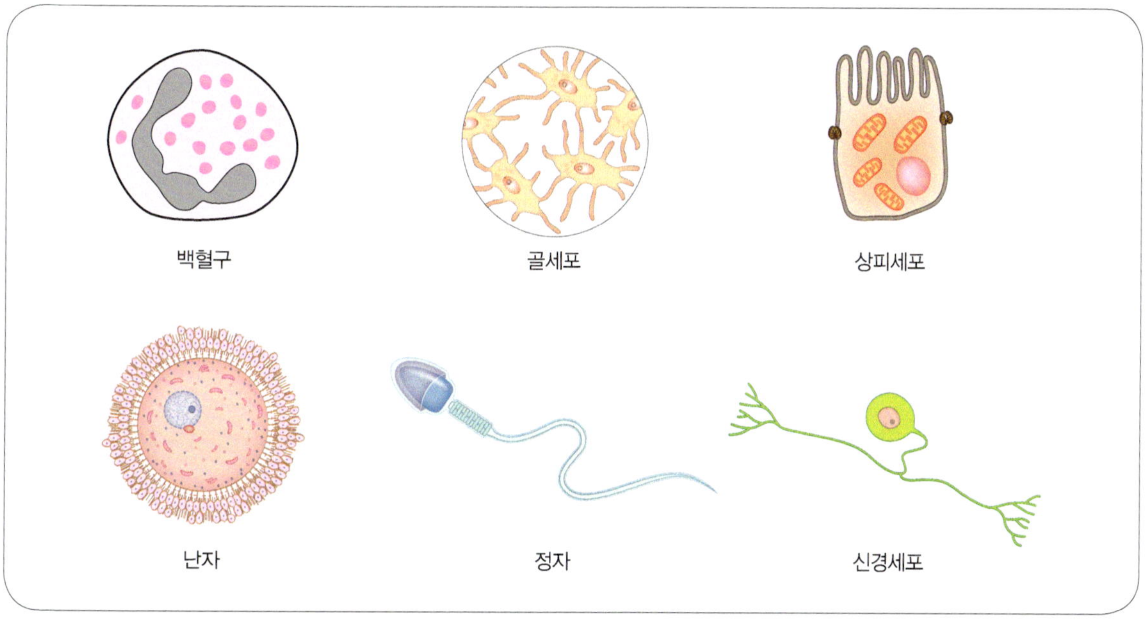

그림 2-1 다양한 종류의 세포

2. 조직

인체를 구성하는 약 200여 종의 세포 중에서 비슷한 세포들이 모여 특정한 기능을 수행하는 세포 집합체인 **조직**(tissue)을 형성한다. 조직은 보통 세포나 섬유 등의 세포외기질, 혈관이나 신경 등의 구조물로 구성된다. 이러한 구성 요소는 서로 유기적으로 연결되어 조직의 구조와 기능을 수행한다. 조직은 크게 상피조직, 결합조직, 근육조직, 신경조직으로 나뉜다(표 2-1).

표 2-1 조직의 종류

종류	구성
상피조직 (epithelial tissue)	신체 표면이나 장기 표면을 덮어 내부를 보호하고 외부에서 가해지는 정보(자극)를 확인하여 흡수 및 분비하는 세포로 구성
결합조직 (connective tissue)	• 각 조직이나 기관 사이를 채워 서로 이어주는 세포로 구성 • 고유결합조직, 연골조직, 골조직, 혈액, 지방조직 등
근육조직 (muscular tissue)	• 기계적인 힘을 발휘하여 운동을 일으키는 근육세포로 구성 • 골격근, 내장근(평활근), 심장근 등
신경조직 (nervous tissue)	• 빠른 정보 연락을 하는 신경세포와 이를 지지하는 신경교세포로 구성 • 중추신경계통과 말초신경계통

3. 기관

몇 개의 조직이 모여 일정한 형태를 유지하고 어떤 활동을 하는 것을 **기관**(organ)이라고 한다. 내부가 비어 있고 관모양이나 그물모양을 나타내는 기관을 속빈기관(중공기관)이라고 하며 내부가 꽉 차 있고 조직이 충실한 기관을 실질기관이라고 한다.

(1) 속빈기관

식도, 위, 창자, 목구멍, 기관, 요관, 난관 등의 기관을 가리킨다. 관강(lumen)의 벽은 3층으로 이루어져 있는데, 안쪽에서부터 점막, 근육층, 장막(또는 바깥막)이다(그림 2-2).

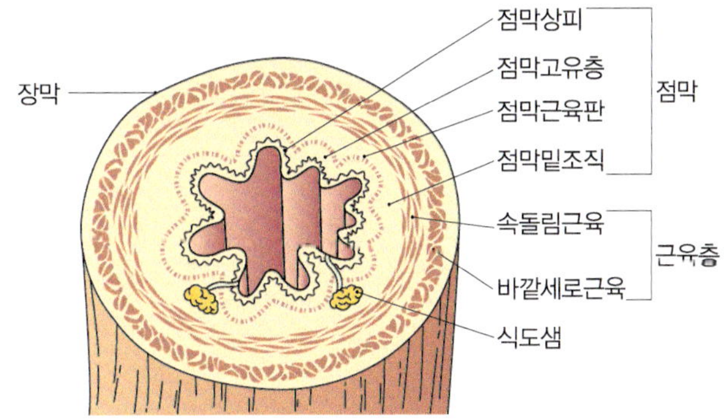

그림 2-2 속빈기관의 구조

(2) 실질기관

간, 신장, 췌장, 폐, 난소(정소), 타액선, 내분비선 등의 기관을 가리킨다. 이들 기관 특유의 기능을 가진 조직인 실질과 실질 사이에 들어 있는 결합조직성 지질(간질, 혈관, 신경 포함)로 이루어진다(그림 2-3). 표면은 결합조직성 또는 장막성 피막으로 둘러싸인다.

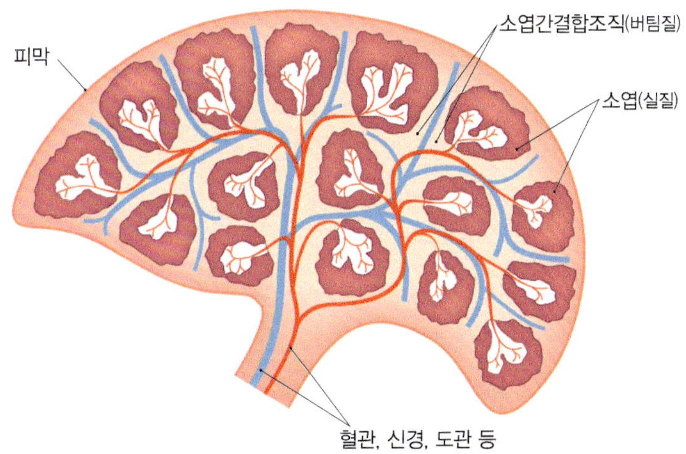

그림 2-3 실질기관의 구조

표 2-2 인체의 다양한 계통

종류	기능
골격계통	인체의 기둥이 되며 수동적인 운동을 함
근육계통	근육의 수축에 의해 능동적인 운동을 함
순환계통	물질운반을 하는 혈액과 림프의 순환이 이루어짐
호흡계통	산소를 체내에 받아들이고 이산화탄소를 방출함
소화계통	음식물을 섭취해서 소화, 흡수하고 배설함
비뇨계통	혈액 중의 노폐물을 배설함
생식계통	종족 유지를 위해서 개체를 번식시킴
내분비계통	신체의 발육, 유지 및 조절을 위해서 호르몬을 분비함
신경계통	각 기관에 연락, 통제를 하며 정신활동도 함
감각계통	외부에서 오는 자극을 받아들여 중추신경에 전달함
피부계통	인체의 보호, 체온조절, 배설(땀), 비타민 합성

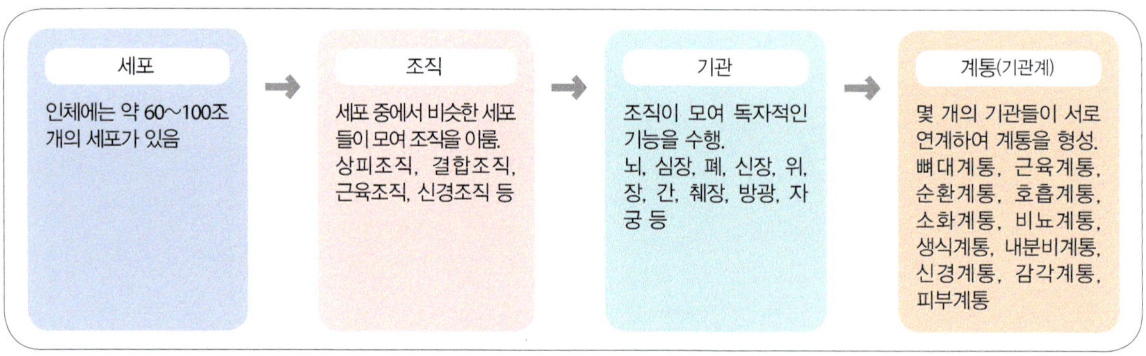

그림 2-4 세포 · 조직 · 기관 · 계통의 관계

2 세포의 구조

세포는 **핵**(nucleus)과 **세포질**(cytoplasm)로 구성되고 그 주위를 **세포막**(cell membrane)이 둘러싸서 세포 안팎을 나눈다. 세포질에는 명확한 형태를 취하지 않는 반유동성의 세포질과 특정한 형태와 기능을 가진 **세포소기관**(cell organelle; 중심소체, 미토콘드리아, 골지체, 소포체 등)이 있다(그림 2-5). 각각의 세포는 종류에 따라 특정한 형태를 유지하는데, 이는 세포골격(cytoskeleton)이 존재하기 때문이다.

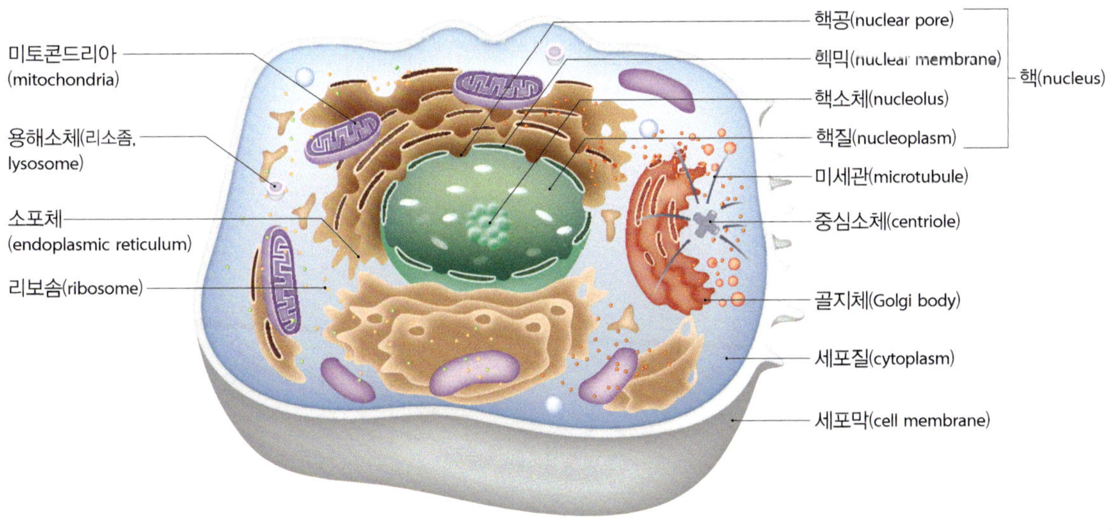

그림 2-5 **세포의 내부구조**

1. 세포막(cell membrane)

세포막(cell membrane)은 세포의 가장 바깥쪽을 둘러싸 세포질과 외부를 구분하는 얇은 막(두께 약 10nm)이다. 세포막은 주로 인지질과 인지질 사이에 묻혀 있는 단백질 분자로 이루어지며, 인지질 분자는 이중층을 만들어 친수성 부분은 바깥쪽으로, 소수성 부분은 안쪽으로 이중으로 배열되어 있다. 인지질의 이중층 막에는 다양한 형태의 단백질 분자가 모자이크 형태로 분포되어 있으며 이 단백질 분자는 이온통로, 능동수송 펌프, 수용체 등의 역할을 하며 효소 등을 함유한다(그림 2-6).

세포로 출입하는 물질은 모두 세포막을 통과해야 하는데 세포막에는 **선택적 투과성**이 있어 특정한 물질만 통과할 수 있다. 예를 들어 물 분자는 잘 통과하지만 설탕 분자는 통과하지 못하는데 이렇게 함으로써 세포 내부와 외부는 다른 환경이 형성된다.

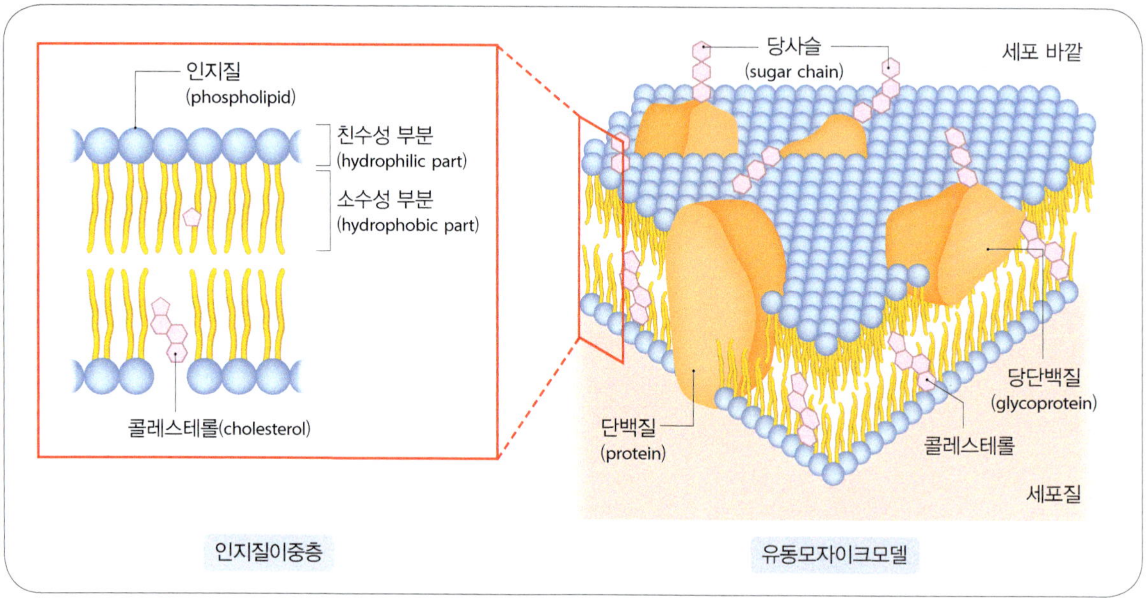

그림 2-6 세포막의 구조

2. 핵(nucleus)

적혈구나 혈소판 등의 특수한 예를 제외하고 대부분의 세포는 1개의 **핵**(nucleus)을 가진다. 지름이 약 10μm로 세포 내에서 가장 크며, 핵 내에는 유전자의 본체인 DNA(데옥시리보핵산, deoxyribonucleic acid)가 들어 있어 세포증식이나 단백질합성에 중요한 역할을 한다.

DNA는 히스톤(histone)이라는 단백질과 결합하여 염색질(chromatin)로서 핵 내에 존재하는데, 세포분열 시기가 되면 응집해서 쌍을 이루는 염색체(chromosome)를 형성한다(그림 2-7).

핵은 핵막, 핵소체, 염색질, 핵질, 핵공으로 구성되어 있으며, 세포의 생명활동을 조절하고, 세포분열이 이루어지며 유전물질을 가지고 있다. 각질화된 세포에서는 찾아보기 힘들다.

(1) 핵막(nuclear membrane)

외막과 내막의 이중막으로 구성된다. 외막과 내막을 관통하는 **핵공**(nuclear pore)이 있으며 이 구멍을 통해 다양한 물질이 출입한다. 즉, 핵질과 세포질 사이에서 물질이동의 통로 역할을 한다. 핵 내에서는 주로 DNA와 RNA의 합성이 일어나고 세포질 내에서는 단백질합성이 일어나는데, 핵막은 이 2종류의 합성과정을 분리하는 역할을 한다.

(2) 핵소체(nucleolus)

핵소체는 둥근 호염기성 구조물로 핵 중앙에 있으며, 여기에 DNA의 작용으로 생긴 리보솜 RNA(rRNA) 입자가 모여 있다. 이것이 핵공을 통해 세포질로 나가 특정 단백질과 결합하여 리보솜을 이루어 단백질합성에 참여한다. 핵소체는 일반적으로 성장기 세포나 단백질합성이 활발한 세포에 발달되어 있다.

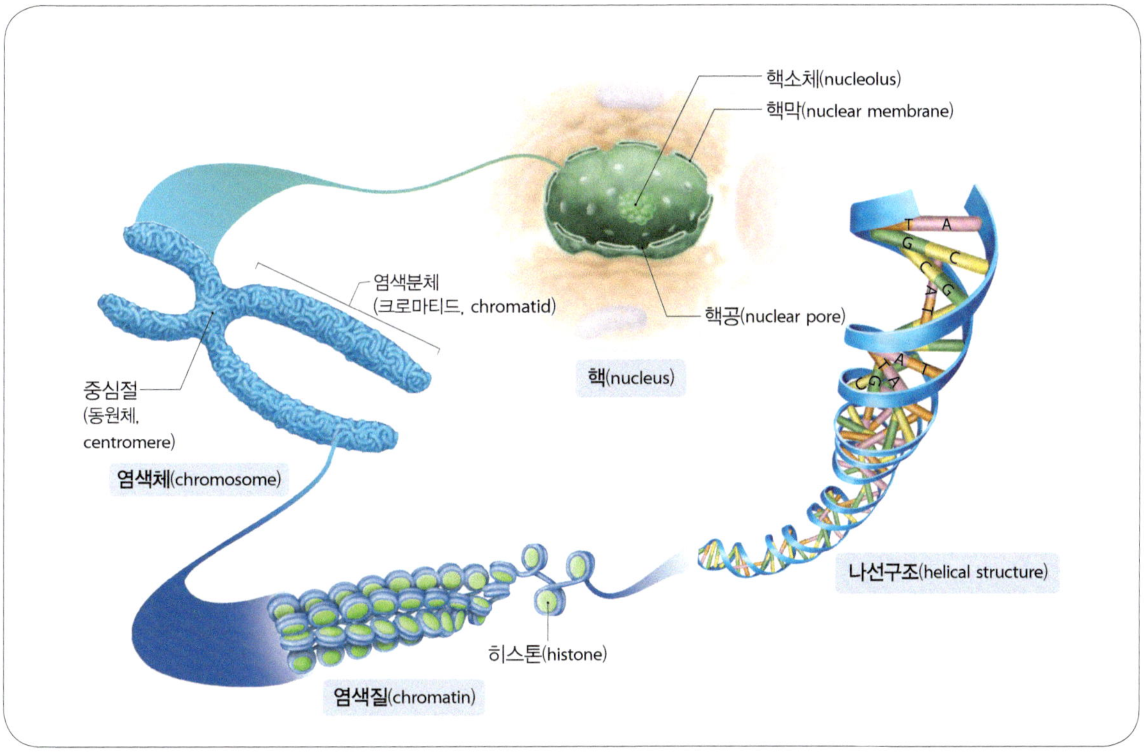

그림 2-7 **핵의 구조**

(3) 염색질(chromatin)

염색체를 물질적으로 염색질이라고 하며, 염색질은 히스톤 단백질과 이중나선 구조의 DNA가 정전기적으로 결합된 구조물이다. 핵 내의 DNA는 세포분열 시 단백질과 함께 염색체라는 구조를 형성한다. 염색체 수는 생물종에 따라 정해져 있으며 각 종마다 특정 수가 존재한다. 사람은 23쌍[22쌍의 상염색체(autosomal chromosome)와 1쌍의 성염색체(sex chromosome)]인 46개(44 + XX 혹은 44 + XY)를 가진다. 염색체가 쌍을 이루는 이유는 23개로 이루어진 한 무리가 부친(정자)에게서, 다른 한 무리가 모친(난자)에게서 유래하기 때문이다.

(4) 핵질(nucleoplasm)

핵을 구성하는 원형질로 염색사와 핵소체 주위 공간을 채우는 반액체성 물질이다.

3. 세포질(cytoplasm)

세포질(cytoplasm)은 세포 내부를 채우는 균일하고 투명한 액상 물질로, 핵을 제외한 **세포기질**(cytosol)과 **세포소기관**(cell organelle)으로 이루어진다.

세포기질은 수분, 염분, 세포소기관을 이루는 분자, 효소로 구성되며, 세포소기관에는 소포체, 골지체, 용해소체, 미토콘드리아, 리보솜, 중심소체, 세포골격 등의 구조물이 있다.

세포소기관에는 막으로 둘러싸인 막성 세포소기관과 막이 없는 비막성 세포소기관이 있다(표 2-3).

표 2-3 세포소기관의 종류와 기능

종류			기능
막성 세포소기관	소포체 (endoplasmic reticulum)	조면소포체	단백질의 운반과 합성
		활면소포체	지질 합성, 해독, 칼슘 저장, 스테로이드호르몬 생산
	골지체(Golgi's apparatus)		단백질의 농축, 저장, 분비
	용해소체(lysosome)		가수분해효소를 함유하여 소화와 분해 작용
	미토콘드리아(mitochondria)		ATP의 합성, 생산 및 소비
비막성 세포소기관	리보솜(ribosome)		단백질의 합성
	중심소체(centriole)		세포분열 시 염색체 이동에 작용
	세포골격(cytoskeleton)		세포형태 유지, 세포 운동, 골격근 수축, 분비과립 이동

1) 막성 세포소기관

(1) 소포체(형질내세망, endoplasmic reticulum)

핵의 외막에서 세포질 안으로 그물 모양으로 펼쳐진 주머니 모양의 소기관이다. 막 표면에 리보솜(ribosome)이라는 작은 입자가 부착된 **조면소포체**(rough endoplasmic reticulum)와 부착되지 않은 **활면소포체**(smooth endoplasmic reticulum)가 있다(그림 2-8).

조면소포체의 역할은 리보솜에 의한 단백질 합성이며, 합성된 단백질은 직접 소포체 내강으로 들어가 농축 및 저장된다. 활면소포체의 역할은 세포에 따라 다른데, 간세포에서는 지질의 합성, 해독, 해당 작용을 하고, 근세포에서는 근소포체로서 칼슘이온(Ca^{2+})을 저장하며, 부신피질세포나 고환의 간질세포 등에서는 스테로이드호르몬을 생산한다.

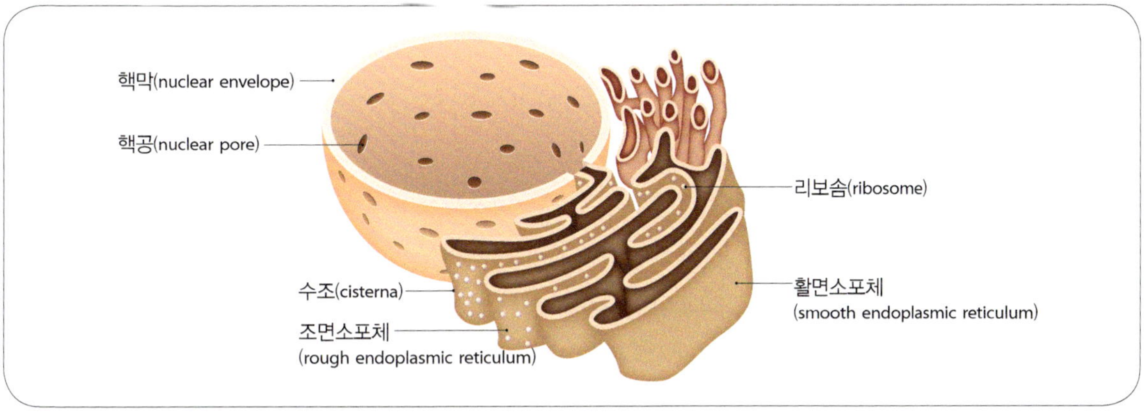

그림 2-8 **활면소포체와 조면소포체의 구조**

(2) 골지체(Golgi body)

편평한 주머니가 겹쳐진 형태의 소기관으로, 핵 가까이에 위치해 있다. 조면소포체에서 만들어진 단백질을 농축 및 저장하였다가 필요에 따라 세포막으로 보내 분비하는 기능을 한다(그림 2-9). 골지체는 특히 분비성 세포나 신경세포에 잘 발달되어 있다.

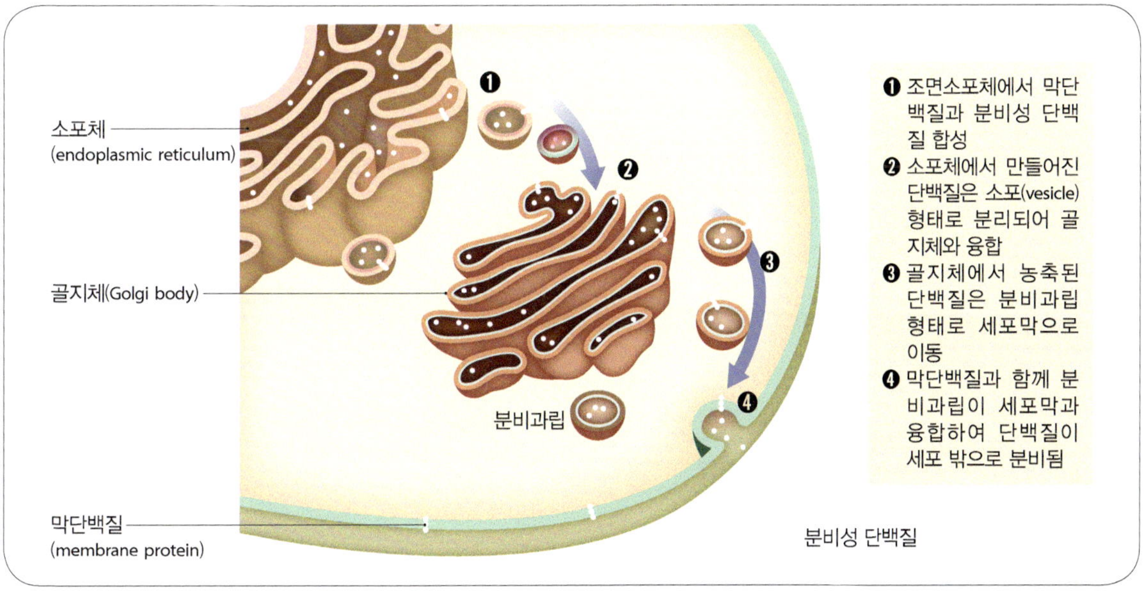

그림 2-9 **골지체의 단백질 분비**

(3) 용해소체(리소좀, lysosome)

막으로 둘러싸인 작은 과립으로, 세포질 내에 흩어져 있다(그림 2-3 참조). 세포 내에서 유일하게 산성 환경(pH 5~6)이며, 고분자(폴리머, polymer)를 단량체(모노머, monomer)로 분해하는데 그 대부분은 세포 내에서 재이용된다. 많은 종류의 가수분해효소를 함유하며, 이들 효소는 세포 자신에게 불필요해진 분자나 구조물, 또는 포식작용(phagocytosis)을 통해 세포 내로 들어온 이물질을 소화 및 분해한다.

(4) 미토콘드리아(mitochondria)

내막과 외막의 이중막으로 덮인 막대 모양의 소기관으로, 내막은 안쪽을 향해 돌출하여 주름(cristae) 모양으로 접혀 있다(그림 2-10). 주름(cristae)에는 작은 과립이 많이 부착해 있는데, 이 과립에서는 구연산회로(TCA 회로), 지방의 산화계, 전자전달계 등 세포 내에서의 산화적 인산화가 이루어지며 고에너지물질인 ATP(아데노신삼인산)가 합성된다.

근육이나 간 등 활발하게 활동하는 장기의 세포에는 많은 양의 미토콘드리아가 있어 ATP가 활발하게 생산 및 소비된다. 미토콘드리아는 에너지를 공급하는 한편, 세포 내부의 호흡을 담당하며, 세포 내에서 일어나는 산화반응 대부분이 여기에서 이루어진다.

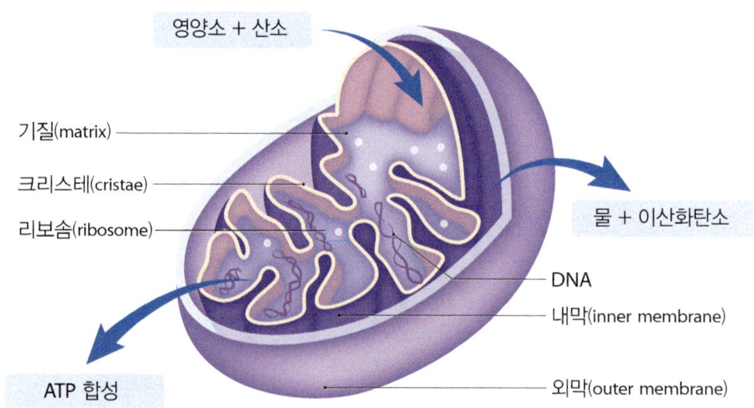

그림 2-10 미토콘드리아

2) 비막성 세포소기관

(1) 리보솜(ribosome)

단백질을 합성하는 세포소기관으로 리보솜 RNA(rRNA)와 단백질로 이루어진다. 모든 세포에 존재하지만 그 수는 세포의 종류와 활성에 따라 다르다. 리보솜은 크게 단백질을 합성하는 **자유리보**

솜(free ribosome)과 소포체(endoplasmic reticulum, ER) 표면에 붙어 막단백질이나 분비단백질 등을 합성하는 **ER-리보솜**의 두 가지로 나뉜다.

리보솜은 핵 내 DNA로부터 유전정보를 운반해 온 전령 RNA(mRNA)를 바탕으로 아미노산 배열을 만들어냄으로써 단백질을 합성하는 장소이기 때문에 **단백질 합성 공장**이라고도 한다.

(2) 중심소체(centriole)

핵 가까이에 위치하는 2개(1쌍)의 짧은 원주 모양 소체로, 서로 직각으로 교차되어 있다(그림 2-3 참조). 세포분열 시 염색체를 양 끝으로 당기는 역할을 하여 방추체의 2개 극이 된다.

(3) 세포골격(cytoskeleton)

단백질이 만드는 세포질 내의 섬유로, 세포의 형태를 유지하고 세포운동을 일으키는 작용을 한다. 지름의 굵기에 따라 **미세섬유**(microfilament), **중간미세섬유**(intermediate filament), **미세관**(microtubule)으로 분류되며 각각 골격근 수축, 피부 탄력성, 분비과립 이동 등에 관여한다(그림 2-11).

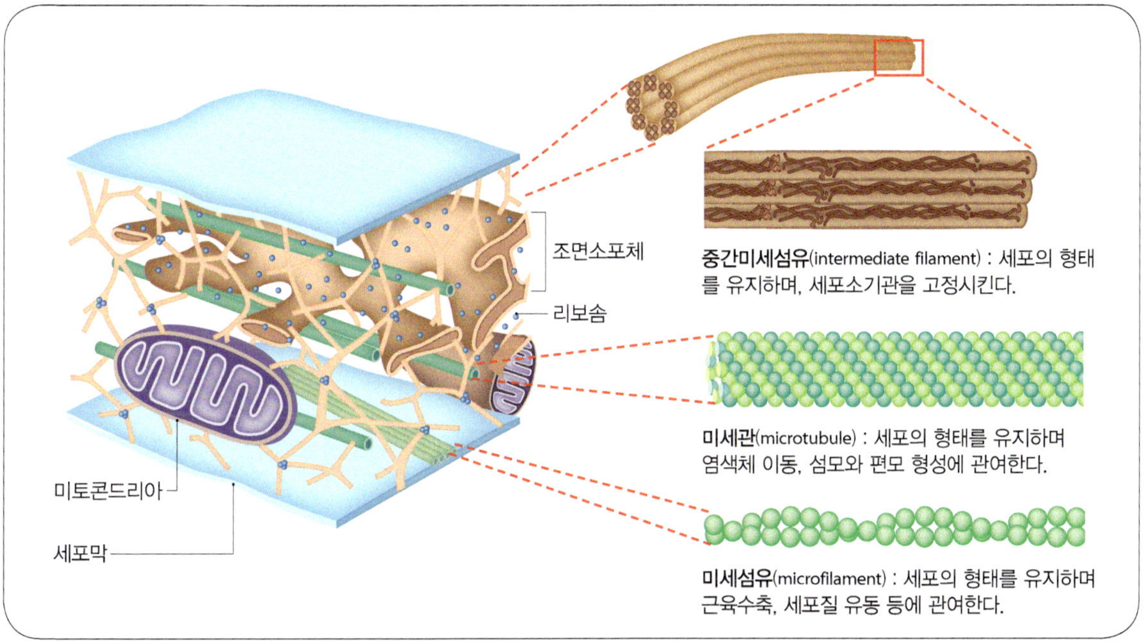

그림 2-11 **세포골격의 구조**

3 세포분열

세포는 **세포분열**(cell division)을 통해 새로운 세포를 만들고 성숙과 분화과정을 거쳐 세포기능을 발휘한 후 퇴화과정을 거쳐 사멸한다.

1개의 세포가 2개의 세포로 늘어나는 생명현상인 세포분열은 단세포생물인 경우 개체의 증식을 의미하고, 다세포생물인 경우 성장과 생식을 의미한다. 세포분열에는 **유사분열**(mitosis)과 **무사분열**(amitosis)이 있는데, 인체에서 관찰되는 분열은 대부분 유사분열이다. 유사분열에는 체세포에서 일어나는 **체세포분열**(somatic cell division)과 생식세포에서 일어나는 **감수분열**(meiosis)이 있다.

1. 세포주기

유사분열을 하는 체세포가 분열을 시작해서 다음 분열을 시작하기까지 반복되는 주기를 **세포주기**(cell cycle)라고 한다. 즉, 세포분열로 생긴 체세포가 모세포가 되고 다시 세포분열을 하여 새로운 체세포(2개의 딸세포)가 생성될 때까지의 시간을 말한다.

세포주기는 크게 **간기**(사이기, interphase)와 **분열기**(mitosis phase)로 나뉜다(그림 2-12).

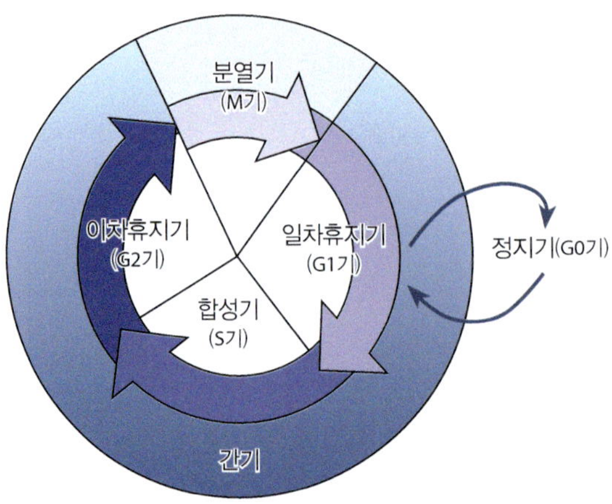

그림 2-12 세포주기

1) 간기(사이기, interphase)

세포분열과 다음 세포분열 사이에 세포가 세포분열을 하지 않는 시기로, 분열기에 들어가기 전 필요한 영양분을 축적하는 등 준비 작업을 하는 기간이다. 간기는 세포의 성장과 성숙이 시작되는 **일차 휴지기**(G1기), DNA가 합성되는 **합성기**(S기), 세포분열을 준비하는 **이차 휴지기**(G2기)가 차례로 진행된다. 또한 일차 휴지기의 어딘가에서 세포주기에서 벗어나 분열이 정지된 상태를 **정지기**(G0기)라고 한다(표 2-4).

표 2-4 **간기의 단계**

단계	작용
일차 휴지기 (G1기, G1 phase)	DNA 합성의 휴지기라는 의미. 증식을 시작하게 되면 RNA를 합성하고 DNA 합성을 위해 단백질과 효소 등을 준비하는 등 세포들의 활동이 활발해지고 단백질합성이 왕성하게 일어나는 기간이다.
합성기 (S기, synthetic phase)	세포의 핵분열이 일어나기 위해 DNA가 합성되는 시기로, DNA 양이 2배로 증가한다. 이때 분열과정에 필요한 효소, 히스톤(histone), 연관 단백질 등도 함께 합성된다.
이차 휴지기 (G2기, G2 phase)	세포분열에 필요한 ATP를 축적하여 에너지를 저장하고, S기에 합성된 여러 단백질이 세포분열을 위해 활동할 자리로 이동한다.
정지기 (G0기, G0 phase)	일차 휴지기 어딘가에서 세포주기에서 벗어나 분열이 정지된 상태이다.

3 세포분열

2) 분열기(mitosis phase)

이 시기에는 유사분열과 세포질분열이 일어나며, 대부분의 세포에서 약 1시간 정도에 종료된다. 유사분열에는 체세포에서 일어나는 **체세포분열**과 생식세포에서 일어나는 **감수분열**이 있다.

(1) 체세포분열(somatic cell division)

염색체의 이동과 분리되는 양상에 따라 **전기**, **중기**, **후기**, **말기**로 나뉜다(표 2-5, 그림 2-13).

표 2-5 **체세포분열의 단계**

단계	작용
전기(prophase)	중심소체가 둘로 나뉘어 세포의 양 끝으로 이동하고 핵 내부에 염색체가 형성된다.
중기(metaphase)	핵막이 파괴되고 염색체는 적도면에 배열되어 세로로 나뉜다.
후기(anaphase)	세로로 나뉜 염색체가 핵의 양 끝으로 당겨진다.
말기(telophase)	양 끝으로 끌려간 염색체는 염색질이 풀어져 형태를 잃고 세포질분열이 일어나 핵막이 형성되면 다시 2개의 핵으로 완전히 분리되어 2개의 딸세포가 형성된다. 막 형성된 딸세포는 작지만 점차 성장한다.

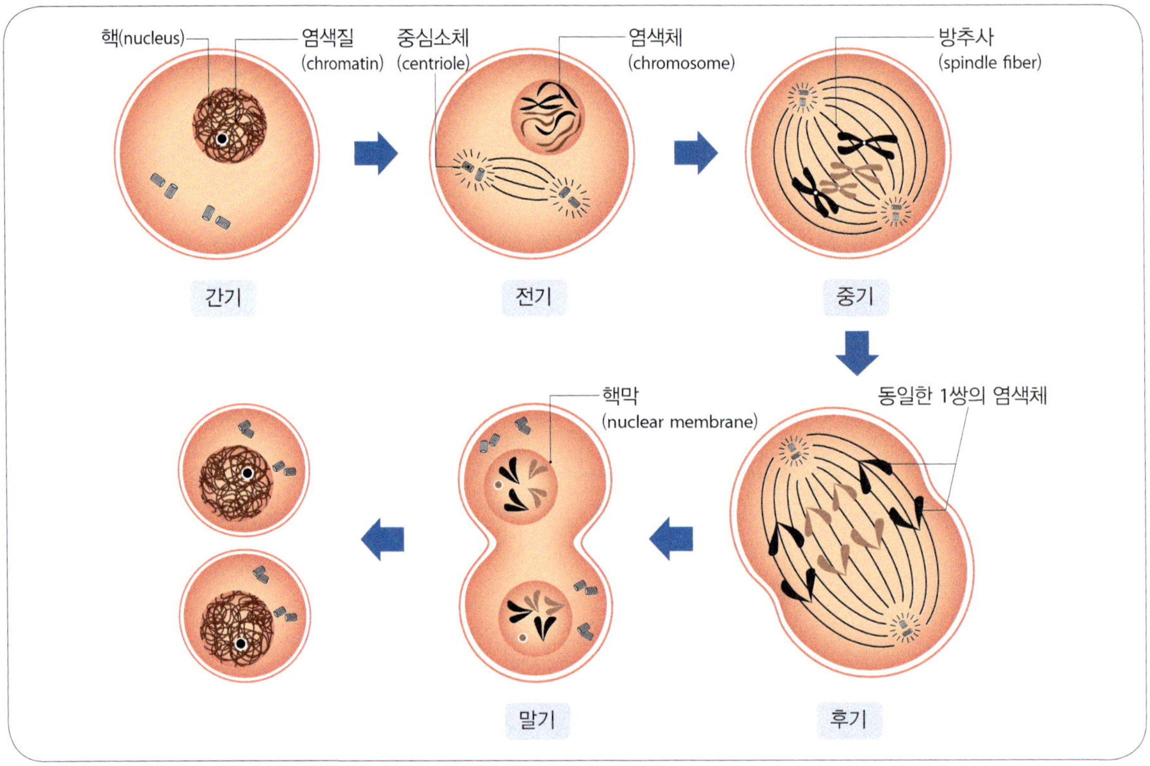

그림 2-13 **체세포분열**

(2) 감수분열(meiosis)

정자나 난자 등 생식세포의 형성과정에서 일어나는 특수한 형태의 세포분열이다. 감수분열은 체세포분열과 같은 단계(전기 → 중기 → 후기 → 말기)를 거치지만 체세포분열과 달리 2번 연속해서 분열(**제1분열**, **제2분열**)하기 때문에 염색체 수가 절반으로 줄어들고 4개의 딸세포가 형성된다. 제1분열에서는 상동염색체 간에 유전자재조합이 일어나고, 제2분열에서는 상동염색체를 구성하는 염색분체가 분배된다.

사람의 경우 염색체 23쌍인 46개가 각각 별도로 분리되기 때문에 23개로 반감한다. 여기서 반감된 염색체 수는 수정(fertilization)을 통해 다시 원래의 수인 46개로 회복된다(그림 2-14).

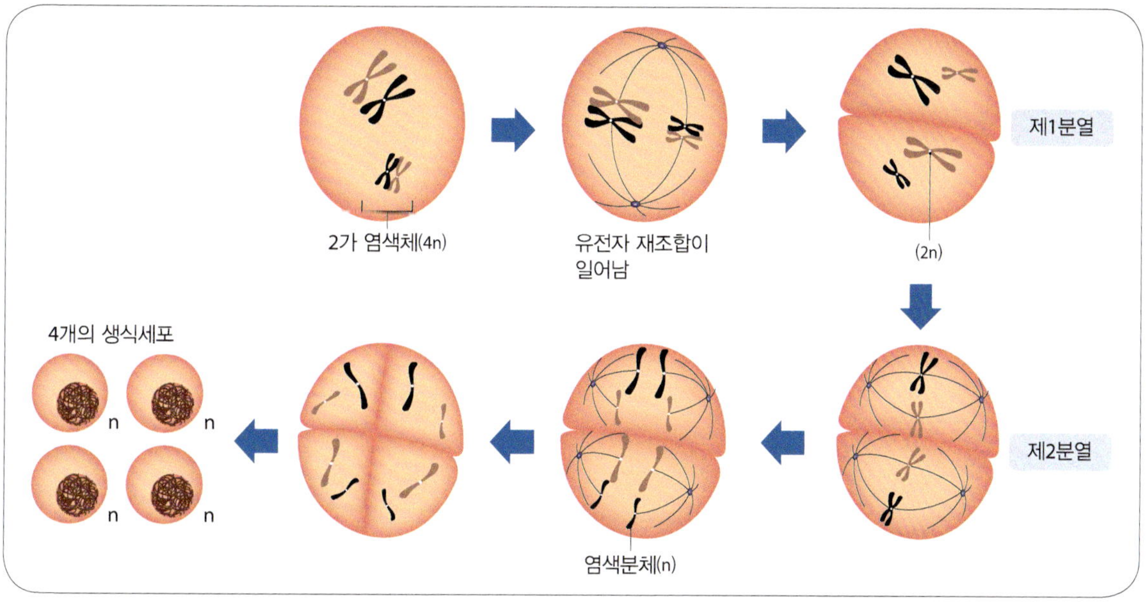

그림 2-14 **감수분열**

2. 세포의 죽음

1) 괴사와 세포자멸사

세포의 죽음은 **괴사**(necrosis)와 **세포자멸사**(apoptosis)로 분류된다. 괴사는 외부에서 가해지는 영향으로 발생하며 화상, 세포용해성 바이러스 감염, 과잉의 약물투여나 방사선 피폭 등에 의해 발생하는 세포의 죽음이다. 이에 비해 세포자멸사는 세포에서 자발적으로 필연적 작용에 의해 생리적으로 일어나는 세포의 죽음으로, 특이적인 유전자발현이 관찰된다. HIV 감염이나 방사선조사 외에 호르몬이나 증식인자의 결핍, 다양한 생리적 상황 하에서 일어나며 세포자멸사가 시작되면 염색질이 절단되고 이어서 세포도 단편화하여 최종적으로는 이물질을 처리하는 세포인 대식세포(macrophage)에 의해 탐식된다(그림 2-15).

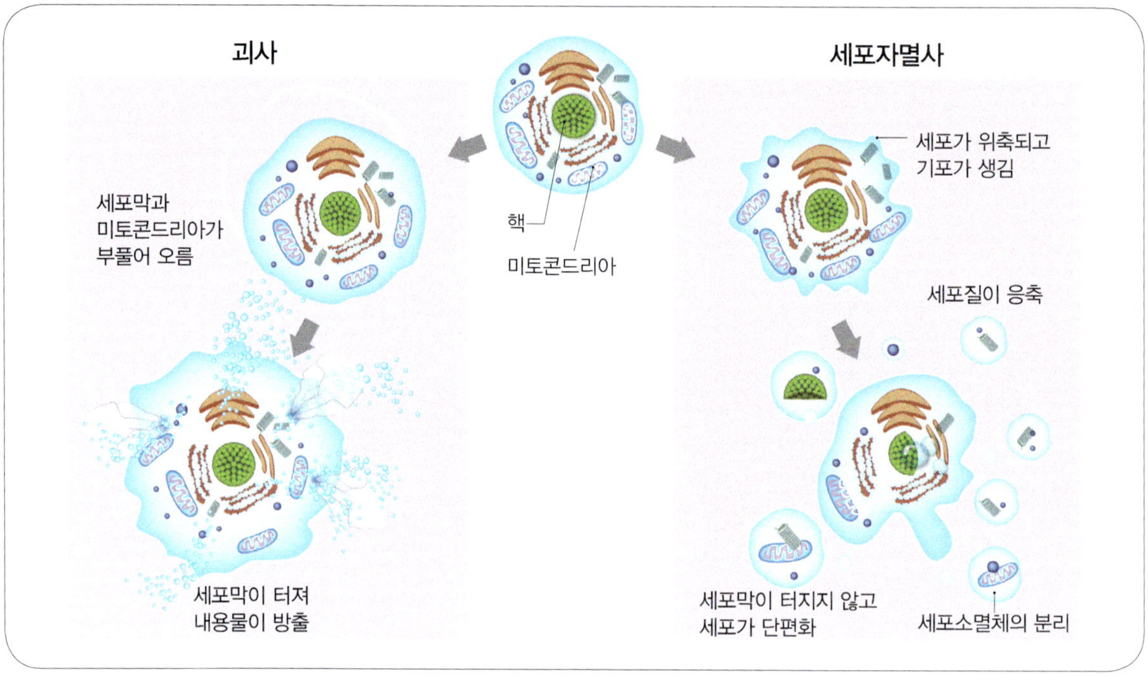

그림 2-15 괴사와 세포자멸사

2) 사람에게서 관찰되는 세포자멸사

생리적 세포자멸사는 인체의 모든 부분에서 관찰된다. 태아기 전기에는 손가락 사이가 붙어 있지만, 세포자멸사로 제거되어 손가락이 분리된다. 또 생식기 형성에 불필요해진 기관의 퇴화, 신경세포 네트워크에서 불필요해진 신경세포의 사멸(신경세포는 생후 얼마 되지 않아 조금씩 감소함), 면역 담당 세포 가운데 자가항원에 대한 세포의 제거, 성장에 따른 흉선(thymus)의 퇴축도 세포자멸사로 일어난다. 또한 복구 불가능한 세포나 암세포도 세포자멸사로 제거되는 등 세포자멸사는 개체의 유지 및 성장 기전으로 볼 수 있다.

4 세포분화

인체의 세포는 발생학적으로 하나의 수정란에서 시작하여 수많은 세포분열 과정을 거치면서 특정 조직과 기관을 구성하는 특수 세포로 변화되는데 이러한 과정을 세포분화(cell differentiation)라고 한다. 이 과정에서 세포는 특수한 형태와 기능을 갖게 되며, 또한 인체를 형성하고 생명현상을 효과적으로 수행할 수 있게 된다.

Review Test

01. 형태와 기능이 비슷한 세포들이 모여서 이룬 구조는?

① 세포 ② 조직 ③ 기관 ④ 계통 ⑤ 개체

02. 세포질 내에 유리되어 있거나 소포체 막에 부착되어 있으면서 단백질을 합성하는 세포소기관은?

① 중심소체 ② 핵막 ③ 용해소체 ④ 리보솜 ⑤ 사립체

03. 세포호흡장치이며 에너지 생성에 관여하는 세포소기관은?

① 세포막 ② 용해소체 ③ 골지장치 ④ 소포체 ⑤ 미토콘드리아

04. 세포 안과 밖으로 물질의 이동을 조절하는 것은?

① 세포막 ② 핵막 ③ 세포질 ④ 핵 ⑤ 미토콘드리아

05. 세포소기관의 종류와 기능이 올바르게 짝지어진 것은?

① 골지체 – 단백질을 운반하고 합성한다.
② 세포골격 – ATP를 합성하고 소비한다.
③ 소포체 – 세포분열 시 염색체 이동에 작용한다.
④ 중심소체 – 단백질의 농축, 저장, 분비 기능을 한다.
⑤ 용해소체 – 가수분해효소를 함유하여 소화와 분해에 작용한다.

06. 세포막을 구성하는 단백질의 기능에 관한 설명으로 옳지 않은 것은?

① 효소로서의 기능
② 에너지 합성 기능
③ 이온통로로서의 기능
④ 능동수송 펌프로서의 기능
⑤ 세포의 형태 유지로서의 기능

07. 다음 괄호 안에 들어갈 단어는?

> 세포분열 과정에서 염색체 수가 변하지 않는 분열을 ( )이라고 한다. 크게 전기, 중기, 후기, 말기로 나뉜다.

① 제1분열 ② 제2분열 ③ 체세포분열 ④ 감수분열 ⑤ 무사분열

08. 세포주기에서 세포의 핵분열이 일어나기 위해 DNA가 합성되는 시기는?

① 정지기 ② 일차 휴지기 ③ 합성기 ④ 이차 휴지기 ⑤ 분열기

09. 체세포분열 단계와 그 설명이 올바르게 짝지어진 것은?

① 간기 – 중심소체가 둘로 나뉘어 세포 양 끝으로 이동한다.
② 전기 – 핵막이 파괴되고 염색체가 적도면에 배열된다.
③ 중기 – 염색체가 핵의 양 끝으로 당겨진다.
④ 후기 – 세포질 분열이 일어난다.
⑤ 말기 – 핵막이 형성되고 2개의 핵으로 분리되어 2개의 딸세포가 형성된다.

10. 감수분열에 관한 설명으로 옳지 않은 것은?

① 감수 제1분열의 결과 염색분체가 분배된다.
② 감수 제2분열의 결과 4개의 생식세포가 만들어진다.
③ 감수 제1분열에서는 상동염색체 간에 유전자재조합이 일어난다.
④ 감수분열로 반감된 염색체 수는 수정을 통해 원래대로 회복된다.
⑤ 정자나 난자 등 생식세포의 형성과정에서 일어나는 세포분열이다.

정답 ▸ 01 ② 02 ④ 03 ⑤ 04 ① 05 ⑤ 06 ② 07 ③ 08 ③ 09 ⑤ 10 ①

Chapter 03

상피조직

학습목표

1. 상피조직의 특징을 설명할 수 있다.
2. 상피조직을 기능과 형태에 따라 분류할 수 있다.

핵심용어해설

- **간극결합(틈새이음, gap junction)** : 인접 세포와 2~3nm 정도의 틈을 두고 근접해 있는 짧은 원통형 구조물로, 세포 사이의 다양한 물질이 이곳을 통해 서로 이동한다.
- **반부착반점(hemidesmosome)** : 상피세포 기저막 아래의 기저판에 부착해 있는 부착반점의 반쪽과 닮은 모양의 구조물로, 기저막을 결합조직과 연결시키는 역할을 한다.
- **부착반점(desmosome)** : 두 세포 사이의 경계에서 세포막을 결합시킨 접합부위의 한 형태이며 원반 모양을 하고 있다.
- **외분비선(exocrine gland)** : 분비세포에서 나오는 분비물을 도관을 통해 내강 또는 체외로 분비하는 선이다. 주로 점액, 효소, 염증성 액체 등을 분비하며, 타액선, 한선, 유선 등이 대표적인 외분비선이다.
- **폐쇄띠(tight junction)** : 인접한 세포와 단단히 부착시켜 세포 사이 공간으로 물질이 유입되는 것을 막아주는 구조물이다.
- **부착띠(zonula adherens)** : 폐쇄띠 바로 아래에 위치하여 상피세포를 완전히 둘러싸는 띠 모양의 구조물로, 세포를 서로 견고하게 부착시키는 역할을 한다.
- **선상피(glandular epithelium)** : 상피가 움푹 패여 관 모양의 구조를 만들고 이 관이 반복적으로 분지하여 복잡한 형태의 선(샘, gland)이 형성되는데 이처럼 선세포로 구성된 상피를 말한다.
- **피복상피(covering epithelium)** : 신체 표면이나 내장 표면, 속빈 기관의 내면을 덮는 상피이다. 외부의 물리적 자극, 열, 자외선으로부터 신체를 보호하기 때문에 보호상피라고도 한다.
- **호흡상피(respiratory epithelium)** : 모세혈관과 폐포 간의 가스교환을 가능하게 하는 폐포의 상피이다.
- **흡수상피(absorptive epithelium)** : 신체 외부로부터 물질의 흡수를 담당하는 상피로, 서로 강하게 접착되어 있어 신체 안팎의 물질수송에 대한 장벽을 형성한다.
- **감각상피(sensory epithelium)** : 외부로부터 물리적, 화학적 자극을 받아들여 신경정보로 교환하는 기능을 가진 상피이다. 망막, 내이의 평형반, 팽대부 능선, 코르티기관 등에 있는 상피가 여기에 해당한다.
- **분비상피(secretory epithelium)** : 혈관계로부터 원료가 되는 물질을 받아들여 특정 물질을 합성하여 분비하는 상피로, 선상피라고도 한다.

1 상피조직의 구조와 특징

1. 상피조직의 구조

상피조직(epithelial tissue)은 신체의 표면 또는 내부에서 장기의 표면을 덮는 조직으로, 혈관이 분포되어 있지 않아 결합조직으로부터 확산에 의해 영양을 공급받는다. 세포들이 서로 밀착되어 세포간질이 거의 없어 한층으로 보이며, 일부는 **선**(샘, gland)을 형성하기도 한다. 외부 환경과 내부 환경의 경계에 위치하여 보호, 분비, 흡수, 감각 등의 다양한 기능을 수행한다.

상피의 한쪽은 외부나 내강(lumen)에 접해서 **자유면**(free surface)을 이루고, 자유면 반대쪽인 **바닥면**(basal surface)은 보통 결합조직에 접해 있다. 따라서 상피세포의 구조에는 분명한 극성(polarity)이 생긴다. 즉, 바닥면에서 자유면을 향해 세포 내 구조가 변하는 경우가 많다.

자유면에는 미세융모나 섬모 등 특수한 분화가 관찰되고, 바닥면에는 상피 아래의 결합조직 사이에 **기저막**(basement membrane)이라는 구조가 만들어진다(그림 3-1).

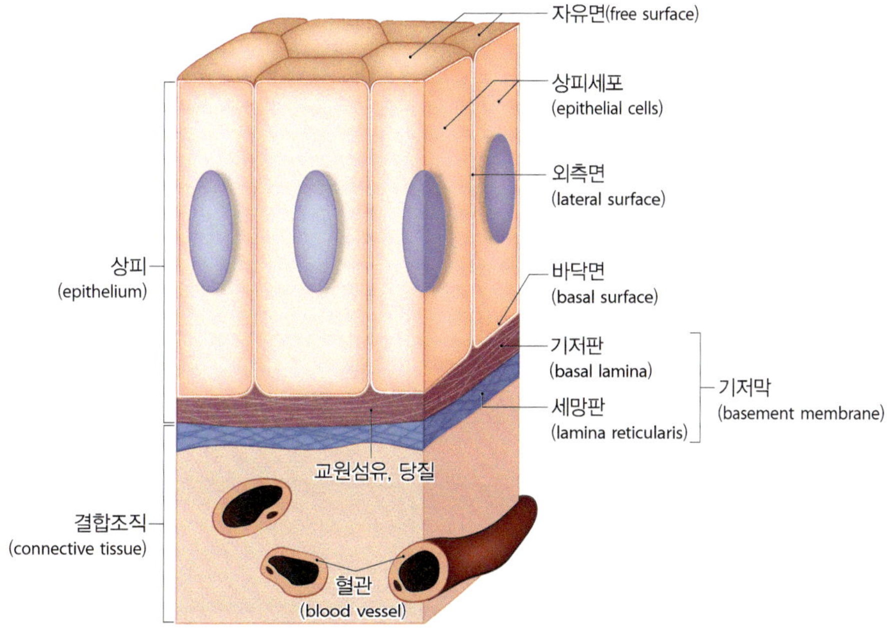

그림 3-1 상피조직의 구조

1) 기저막

상피조직은 기저막(basement membrane) 위에 형성된다. 기저막은 상피조직의 기저부나 근조직, 혈관, 말초신경 등의 주위에 존재하는 필름상 구조로, 주성분은 콜라겐(collagen)이나 라미닌(laminin)이며 세포 성분은 포함되어 있지 않다.

전자현미경으로 기저막을 관찰하면 전자밀도가 낮은 투명판(lamina lucida)과 전자밀도가 높은 치밀판(lamina densa)으로 이루어진 **기저판**(basal lamina)과 **세망판**(lamina reticularis)의 두 층으로 이루어진다(그림 3-1). 기저막의 두께는 100nm 정도인데 부위에 따라 상당한 차이가 있으며 각막 내피나 신장 사구체에서는 두껍다.

기저막은 다음과 같은 기능을 가지고 있다.

① 상피조직에서는 세포의 접착, 극성 유지, 분화와 발달에 관여한다.

② 말초신경이나 근조직에서는 손상 후의 조직 재생이나 축삭 신장에 관여한다.

③ 신장 사구체에서는 혈장의 선택적 여과를 가능하게 한다.

2) 상피조직의 결합구조

상피조직의 외측면에는 세포 사이에 **연접복합체**(junctional complex)라고 하는 특수한 구조가 있어서 세포 사이를 강력하게 부착하고 세포 사이로 물질이 이동할 수 없도록 막아주며 세포 간의 물질과 정보의 이동 통로 역할을 한다(그림 3-2).

(1) 폐쇄띠(tight junction)

세포 꼭대기에 가까운 면을 완전히 둘러싸며 0.1~0.3μm의 폭을 가진 허리띠 모양의 구조물이다. 인접한 세포와 단단히 부착시켜 세포 사이 공간으로 물질이 유입되는 것을 막아준다.

(2) 부착띠(zonula adherens)

폐쇄띠 바로 아래에 위치하여 상피세포를 둘러싸는 띠 모양의 구조물로, 물질의 세포 사이 유입을 통제하기보다는 두 세포를 견고하게 부착시키는 역할을 한다.

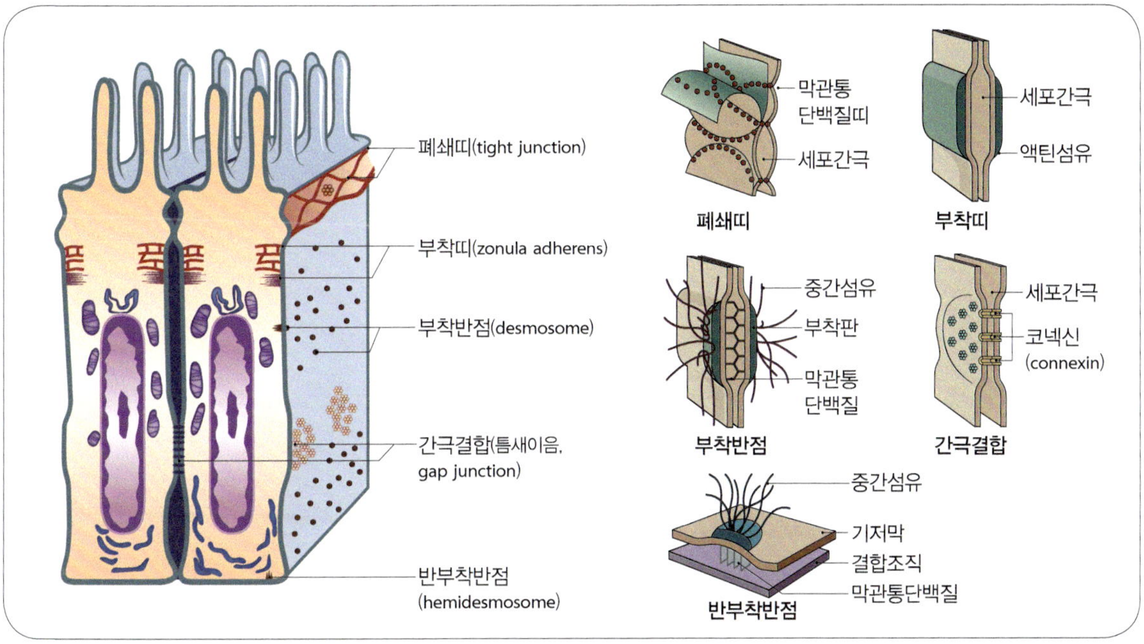

그림 3-2 연접복합체

(3) 부착반점(desmosome)

인접 세포의 세포막에서 세포질 쪽에 위치하며 원반 모양을 한 구조물이다. 부착단백질로 구성되며 미세섬유가 부착반점 속에 삽입되어 있다. 기계적 자극이나 마찰을 많이 받는 곳의 상피에 많이 존재한다.

(4) 간극결합(틈새이음, gap junction)

인접 세포와 2~3nm 정도의 틈을 두고 근접해 있는 짧은 원통형 구조물로, 세포 사이의 다양한 물질이 이곳을 통해 서로 이동한다.

(5) 반부착반점(hemidesmosome)

부착반점의 반쪽과 닮은 모양의 구조물로, 기저막을 하부의 결합조직과 연결시키는 역할을 한다. 피부나 장관 등에 잘 발달해 있다.

2. 상피조직의 특징

① 세포 간 결합력이 강해서 서로 분리되어 움직일 수 없고 세포 간 물질이 거의 존재하지 않는다.
② 상피조직의 형태와 기능은 위치와 역할에 따라 달라지는데, 일반적으로 다면체의 형태로 위쪽 표면에서 보면 다각형으로 관찰된다.
③ 상피조직은 환경 변화에 대한 민감성이 높아 환경에 따라 세포의 모양과 기능이 달라질 수 있다.
④ 상피조직은 기저막 아래에 있는 결합조직에 의해 고정되고 지지된다.
⑤ 상피조직에는 혈관과 신경이 존재하지 않기 때문에 기저막을 통한 확산작용에 의해 결합조직으로부터 산소와 영양분을 공급받는다.
⑥ 각 상피의 표면에는 미세융모나 섬모 등의 특수한 구조가 발달해 있다.
⑦ 상피조직은 세포의 분열능력이 높아 손상된 부분이 빠르게 치유된다.

2 상피조직의 기능

(1) 보호 및 방어기능

신체의 외부 환경과 내부 환경을 분리하고, 외부에서 가해지는 자극과 마찰로부터 보호하며, 수분손실을 방지하고 세균 침입을 방지한다.

(2) 물질의 흡수 및 분비기능

소화관이나 신장 등의 장기에 위치한 상피조직은 영양소, 물 등을 흡수하고, 췌장, 갑상선 등의 장기에 위치한 상피조직은 호르몬, 소화효소 등을 분비한다. 선상피의 경우 대부분의 세포가 분비기능을 가진다.

(3) 물질이동 조절기능

인체를 드나드는 모든 물질은 상피를 통과하는데 이때 투과성을 조절하는 역할을 한다.

(4) 물질의 배설기능

신장에 위치한 상피조직은 노폐물을 선별하여 걸러내는 기능을 수행한다.

(5) 감각의 수용기능

눈, 코, 귀 등의 감각기에 위치한 일부 특수한 상피세포에는 수용기가 있어 외부로부터 자극을 받으면 감각신경을 흥분시켜 감각을 느끼게 해준다.

(6) 재생기능

상피조직은 분화되어 다른 종류의 세포로 분화되거나 손상된 부분을 치유하기 위해 분열하여 새로운 세포를 생성한다. 세포의 분열능력이 높아 손상 부분이 빠르게 치유된다.

TIP

- **상피조직의 발생학적 기원**

상피조직은 다른 조직과는 달리 외배엽, 중배엽, 내배엽의 어디에서나 발생한다. 즉, 신체 표면을 덮거나 선을 이루는 상피는 외배엽에서 유래하고, 관 형태의 대부분 장기 안쪽을 덮는 상피는 내배엽에서 유래하며, 신장 등의 비뇨기계 상피와 체강 상피는 중배엽에서 유래한다.

3 상피조직의 분류

1. 기능적 분류

(1) 피복상피(covering epithelium)

신체 표면이나 내장 표면, 속빈 기관의 내면을 덮는 상피이다. 외부의 물리적 자극, 열, 자외선으로부터 신체를 보호하기 때문에(신체 표면의 중층편평상피) **보호상피**라고도 한다. 일부 피복상피는 독특한 기능을 가지고 있어 흡수상피나 감각상피라고도 불린다.

(2) 흡수상피(absorptive epithelium)

신체 외부로부터 물질의 흡수를 담당하는 상피로, 장상피나 신장의 요세관상피가 여기에 해당한다. 일반적으로 상피세포는 서로 강하게 접착되어 있어 신체 안팎의 물질수송에 대한 장벽을 형성한다. 세포막은 미세융모에 의해 표면적을 늘려 물질수송에 유리하고, 또 선택적 물질수송을 가능하게 하는 다양한 수송체를 갖추고 있다.

(3) 분비상피(secretory epithelium)

혈관계로부터 원료가 되는 물질을 받아들이고 특정 물질을 합성해서 분비하는 상피로, **선상피**(glandular epithelium)라고도 한다. 피복상피의 일부가 간엽 안으로 뻗어 나와 만드는 조직이다. 타액선, 췌장, 한선, 유선 등의 외분비선이나 뇌하수체전엽, 갑상선 등 내분비선의 상피가 여기에 해당한다.

(4) 감각상피(sensory epithelium)

외부로부터 물리적, 화학적 자극을 받아들여 신경정보로 교환하는 기능을 가진 상피이다. 망막, 내이의 평형반, 팽대부 능선, 코르티기관 등에 있는 상피가 여기에 해당한다.

(5) 호흡상피(respiratory epithelium)

가스교환을 가능하게 하는 상피로 폐포 상피가 여기에 해당한다. 폐포의 상피는 얇고 잘 늘어나서 바로 아래에 있는 모세혈관과 폐포 간의 가스교환을 가능하게 한다.

2. 형태적 분류 (표 3-1)

(1) 단층상피(simple epithelium)

단층상피는 세포가 기저막 위에 한층으로 배열되어 형성된 상피로, 주로 내장기관의 표면을 덮는 조직이다. 단층상피는 다양한 종류의 세포로 이루어지며, 그 구조와 기능은 위치와 용도에 따라 달라진다(그림 3-3).

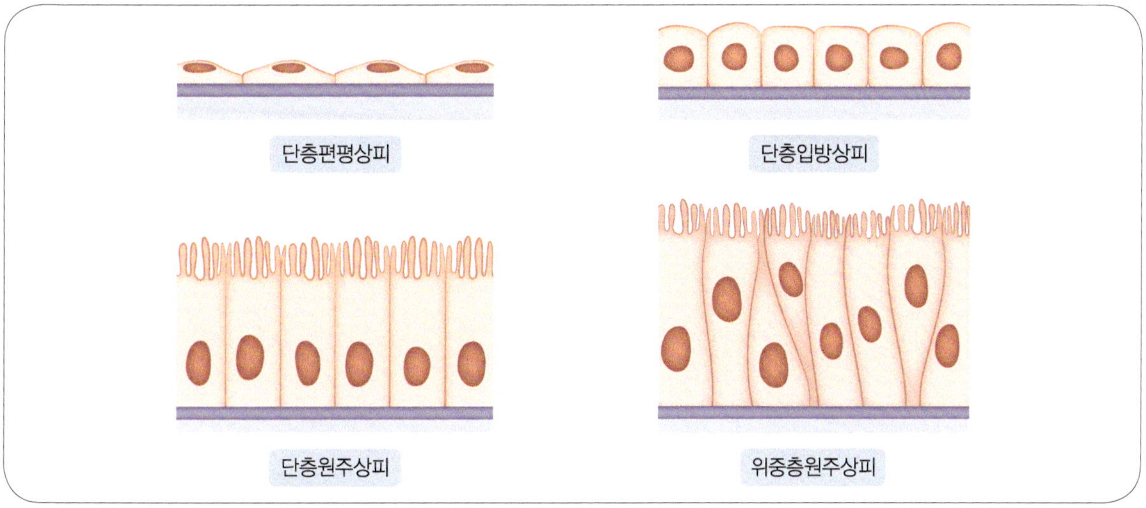

그림 3-3 단층상피

① 단층편평상피(simple squamous epithelium)

단층편평상피는 불규칙한 윤곽의 편평한 판 모양 상피세포로 구성된다. 혈관이나 림프관, 흉막이나 복막, 신장의 보우만낭의 벽, 헨레고리의 가는 부분 등을 덮고 있는 상피이다.

② 단층입방상피(simple cuboidal epithelium)

단층입방상피는 수직단면에서 보면 정사각형으로 보이는 세포로 구성된다. 타액선과 같은 외분비선의 분비관, 갑상선 여포, 난소의 표면, 신장 집합관 등을 덮고 있는 상피이다.

③ 단층원주상피(simple columnar epithelium)

단층원주상피는 세포의 길이가 길고 횡단면은 정사각형이며 세포 전체의 형태는 원주 또는 다각기둥 모양이다. 위에서 직장까지의 소화관 내벽, 난관, 자궁내막 등을 덮고 있는 상피이다.

④ 위중층원주상피(pseudostratified epithelium)

위중층원주상피는 세포의 형태가 다양하고 세포핵의 위치가 달라 저배율 현미경으로 관찰하면 상피세포의 핵이 중층을 이루어 마치 중층상피처럼 보인다. 그러나 고배율의 현미경으로 관찰하면 한 층에 여러 모양의 상피세포가 배열되어 있다. 외분비선의 도관이나 남성 요도의 일부, 상기도 등을 덮고 있는 상피이다. 기도 상피의 대부분을 구성하는 위중층원주상피는 표면에 섬모를 가지고 있다.

(2) 중층상피(stratified epithelium)

중층상피는 상피세포의 가장 아래층만 기저막에 접해 있고 그 위에 여러 층(2개 이상)의 세포가 중층을 형성한다(그림 3-4).

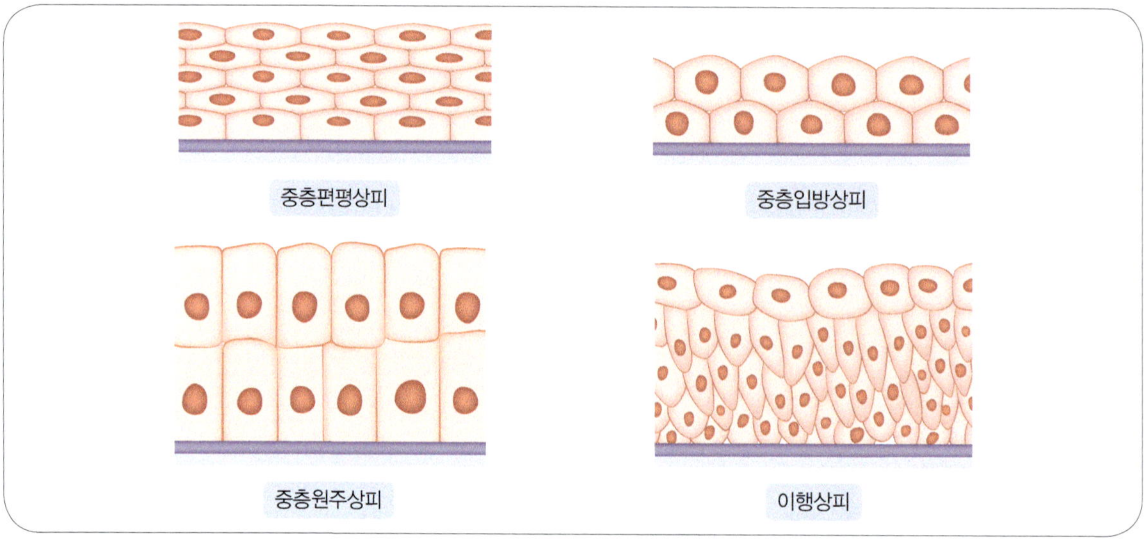

그림 3-4 중층상피

① 중층편평상피(stratified squamous epithelium)

중층편평상피는 인체의 대부분의 상피조직을 형성하는데 피부의 표피와 구강, 인두, 식도, 항문과, 질 등이 여기에 해당한다. 기저부의 세포는 원주형 또는 입방형이지만 표층에 가까워질수록 편평해진다. 중층편평상피의 가장 바깥층은 각화되어 각질(keratin)을 형성한다. 하지만 식도, 각막 등의 중층편평상피는 각화되지 않는다. 물리적 자극이 많은 부분에서 각화가 관찰되는데 각질은 세균의 침입을 막아주고 마찰에 저항한다.

② 중층입방상피(stratified cuboidal epithelium)

중층입방상피는 입방형의 상피세포가 여러 층으로 배열된 상피로, 외분비선의 큰 분비관, 한선의 분비관, 난포세포 등에서 관찰된다.

③ 중층원주상피(stratified columnar epithelium)

중층원주상피는 기저부에 가까운 세포는 입방형이지만 표층의 세포는 원주형이다. 요도 해면체부, 항문점막 일부, 안검결막의 상피가 여기에 해당한다.

④ 이행상피(transitional epithelium)

이행상피는 중층상피의 특수한 유형으로 요관 및 방광 등 비뇨기계에서 관찰되는 상피이다. 신축과 팽창이 가능하며 팽창 정도에 따라 세포의 모양이 변하는데, 팽창되지 않은 상태에서는 입방형, 팽창된 상태에서는 편평한 모양을 나타낸다.

표 3-1 상피의 형태적 분류와 기능

종류		위치	기능
단층	단층편평상피	혈관 내피, 흉막이나 복막, 보우만낭의 벽측 상피, 헨레고리의 가는 부분 등	확산과 여과에 의한 물질이동
	단층입방상피	타액선, 신장의 집합관 상피, 갑상선 여포 상피	배출 및 흡수, 물질수송
	단층원주상피	대부분의 소화관 상피, 난관, 자궁내막 상피	분비(점액과 효소), 흡수
	위중층원주상피	기도 상피(대부분의 세포는 섬모를 가짐)	분비(점액), 운반(섬모성 조직의 점액 운반)
중층	중층편평상피	피부표피, 식도, 구강, 식도, 질 내면 상피	보호, 수분상실 방지 기능
	중층입방상피	외분비선의 큰 분비관, 한선의 분비관, 난포 세포 등	약간의 흡수 및 분비
	중층원주상피	요도 해면체부 상피, 항문점막의 일부 상피, 안검결막 상피	분비, 보호, 흡수 기능
	이행상피	요관 및 방광 등의 상피	조직의 보호 및 팽창성 제공

4 상피세포의 재생

상피세포들은 일반적으로 교체 속도가 매우 빠른데, 이는 위치나 기능 등과 관련이 있다. 표피의 상피세포는 기저층에서 세포분열을 통해 재생되어 표면으로 이동하는데 이 과정을 거치면 수명을 다하여 각질화되어 탈락한다(약 28일). 세포가 탈락하면 다시 새로운 세포가 재생되어 교체되는 과정이 반복된다.

소장을 덮고 있는 상피세포의 재생주기는 이보다 훨씬 빨라 4~6일의 주기로 새로운 세포가 재생되어 교체된다(그림 3-5). 이처럼 세포들은 주기적으로 탈락과 재생을 반복하면서 세포집단을 평생 유지하게 된다.

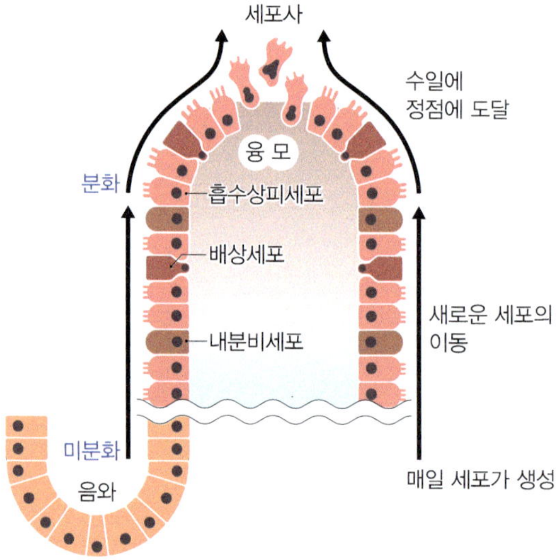

그림 3-5 소장 상피세포의 재생

5 선상피

인체에는 많은 분비선이 있으며 이들은 모두 상피에서 유래한다. 즉, 상피가 움푹 패여 관 모양의 구조를 만들고 이 관이 반복적으로 분지하여 복잡한 형태의 **선**(샘, gland)이 형성된다. 선세포로 구성된 상피를 **선상피**(glandular epithelium)라고 하며, 선상피는 다양한 기준에 따라 분류할 수 있다.

1. 선상피의 분류

1) 세포 수에 따른 분류

(1) 단세포선(monocellular gland)

1개의 선세포가 상피세포 사이에서 분비능력을 가지고 독립적으로 형성되는 선으로, 배상세포(술잔세포), 소화관의 내분비세포 등이 있다.

(2) 다세포선(multicellular gland)

여러 세포가 모여 형성되는 선으로, 인체에 존재하는 대부분의 선은 다세포선이다. 갑상선, 타액선, 한선 등이 있다.

2) 분비물의 종류에 따른 분류

(1) 점액선(mucous gland)

신체에서 점성이 있어 끈적이는 점액(mucus)을 분비하는 선으로, 주로 호흡기, 소화기, 생식기 등 내장기관의 내부에 있다. 다양한 형태와 크기를 가지며, 종류에 따라 분비하는 점액의 양과 성분이 다르다.

(2) 장액선(serous gland)

단백질(효소)을 많이 함유하는 점성이 낮은 액체인 장액(serous fluid)을 분비하는 선으로, 이하선이나 누선, 췌장의 외분비선 등이 여기에 속한다.

(3) 혼합선(mixed gland)

점액세포와 장액세포가 함께 있어 점액과 장액을 모두 분비하는 선으로, 설하선이나 악하선 등이 여기에 속한다.

3) 도관 유무에 따른 분류 (그림 3-6)

(1) 내분비선(endocrine gland)

분비세포에서 나오는 분비물인 호르몬(hormone)을 도관(duct) 없이 직접 혈관이나 림프관으로 분비하는 선이다. 갑상선, 부신, 췌장, 난소 및 고환 등이 대표적인 내분비선이며, 각각 다른 호르몬을 분비하여 신체의 다양한 기능을 조절한다.

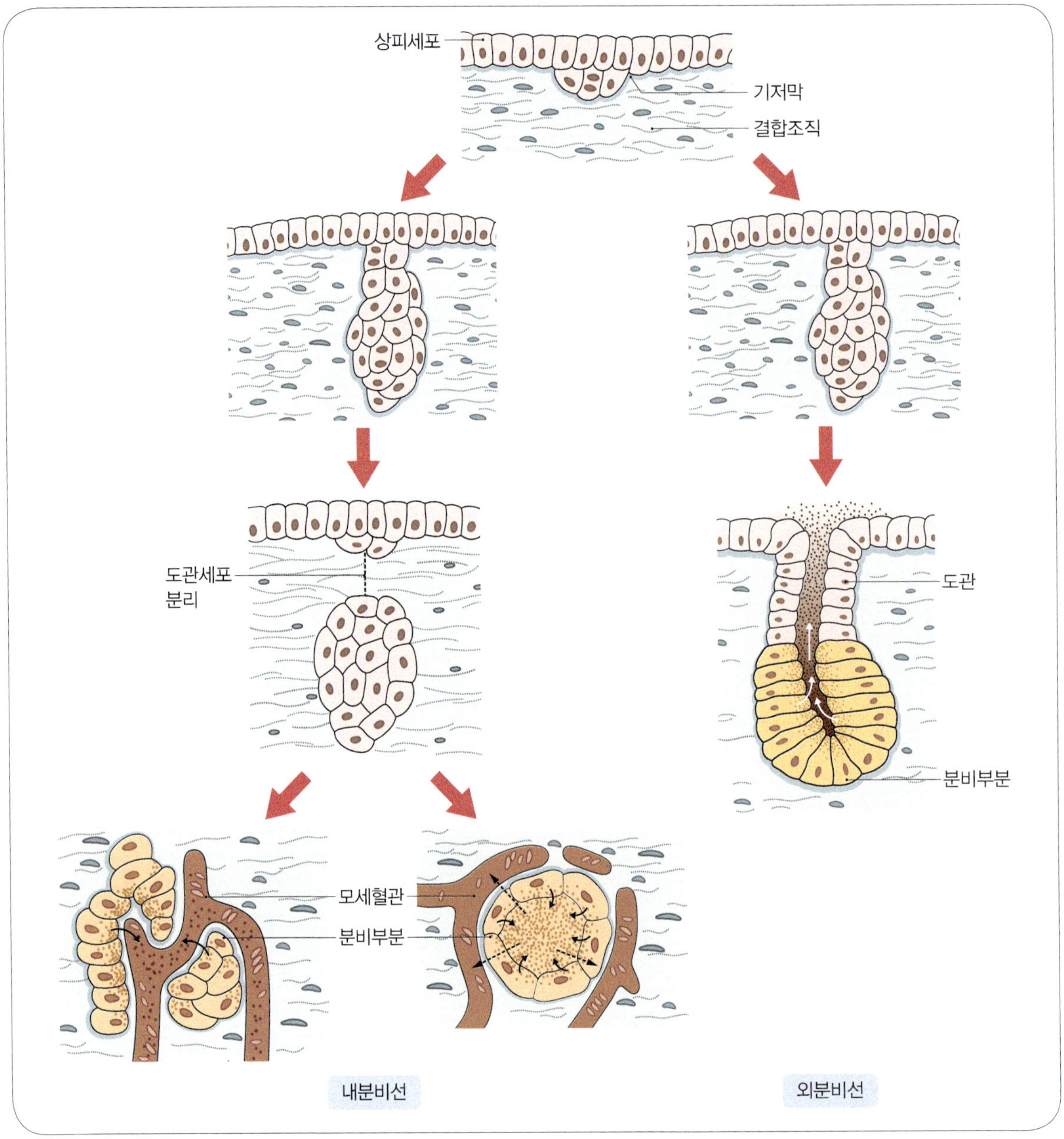

그림 3-6 내분비선과 외분비선의 발생과정

(2) 외분비선(exocrine gland)

분비세포에서 나오는 분비물을 도관을 통해 내강 또는 체외로 분비하는 선이다. 주로 점액, 효소, 염증성 액체 등을 분비하며, 타액선, 한선, 유선 등이 대표적인 외분비선이다.

① 도관 수와 종말부 형태에 따른 분류

다세포로 구성된 외분비선은 일반적으로 도관 수와 종말부 형태에 따라 분류한다(표 3-2). 또한 이들 분류를 조합하여 단순관상선, 단순분지관상선, 단순나선관상선, 단순포상선, 단순분지포상선, 복합관상선, 복합포상선, 복합관상포상선 등으로도 분류할 수 있다(표 3-3).

표 3-2 외분비선의 분류

분류		설명
도관 수	단순선(simple gland)	도관이 분지하지 않고 1개인 선이다.
	복합선(compound gland)	도관이 2개 이상으로 분지한 선이다.
종말부 형태	관상선(tubular gland)	선의 종말부가 관 모양인 선이다.
	포상선(alveolar gland)	선의 종말부가 주머니 모양인 선이다.
	관상포상선(tubuloalveolar gland)	관상선과 포상선이 융합된 선이다.

표 3-3 도관 수와 종말부 형태를 조합한 분류

분류		형태	위치
단순선	단순관상선 (simple tubular gland)	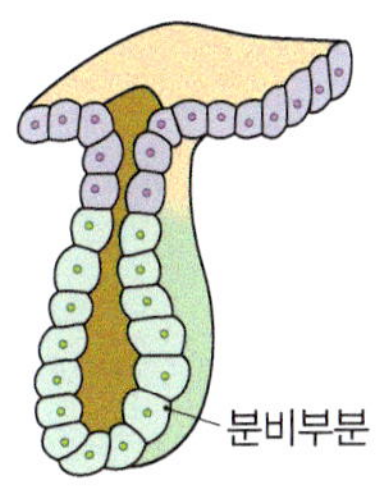	장선, 한선 등
	단순분지관상선 (simple branched tubular gland)	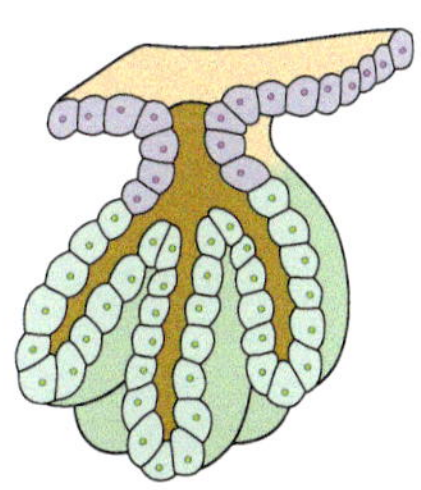	십이지장의 점막하선, 위선 등
	단순나선관상선 (simple coiled tubular gland)	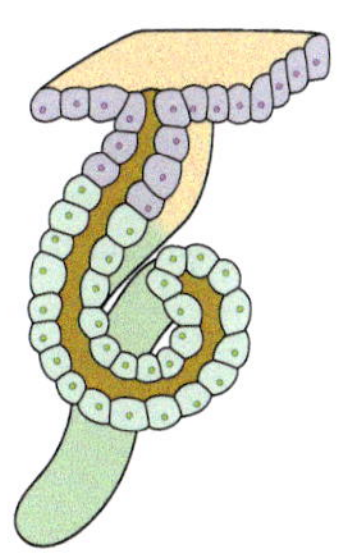	한선 등

표 3-3 도관 수와 종말부 형태를 조합한 분류 (계속)

분류		형태	위치
단순선	단순포상선 (simple alveolar gland)	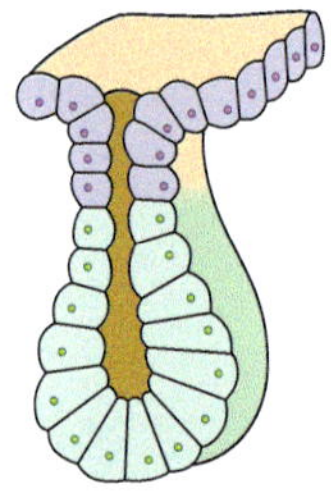	피지선 등
	단순분지포상선 (simple branched alveolar gland)	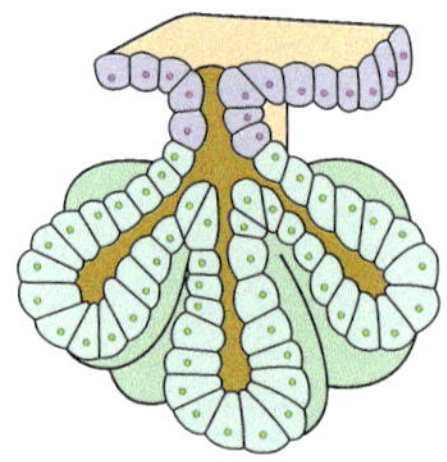	자궁선, 안검판선 등
복합선	복합관상선 (compound tubular gland)	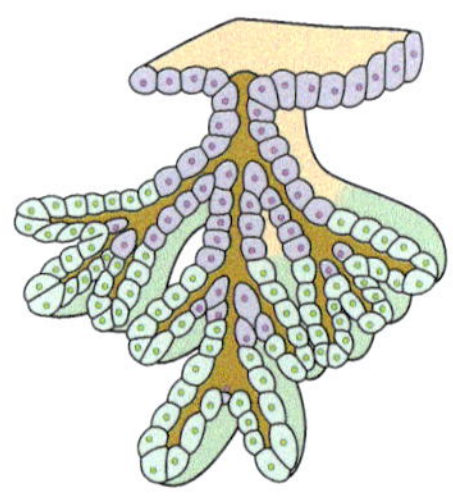	누선 등
	복합포상선 (compound alveolar gland)	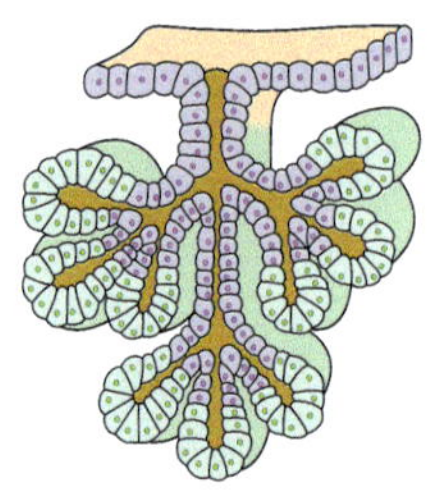	유선, 전립선, 이하선 등
	복합관상포상선 (compound tubuloalveolar gland)	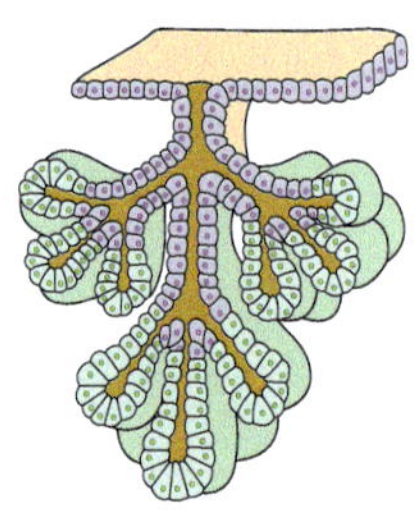	설하선, 악하선, 식도선 등

Review Test

01. 상피조직의 특징에 관한 설명으로 옳은 것은?

① 혈관과 신경이 존재한다.
② 세포간질이 발달해 있다.
③ 선(샘)이 존재하지 않는다.
④ 상피세포 간 결합력이 강하다.
⑤ 세포분열능력이 없어 한 번 손상되면 재생이 불가능하다.

02. 다음 중 상피조직으로 이루어진 것은?

① 연골 ② 뼈 ③ 혈액 ④ 신경 ⑤ 외분비선

03. 다음 보기에서 상피조직의 기능을 모두 고르면?

가. 보호와 방어 나. 물질 흡수 다. 감각 수용 라. 구조적 지지

① 가, 나 ② 다, 라 ③ 가, 나, 다 ④ 가, 다, 라 ⑤ 가, 다, 다, 라

04. 상피세포 간 결합장치에 속하지 않는 것은?

① 부착띠 ② 연접결합 ③ 간극결합 ④ 폐쇄띠 ⑤ 부착반점

05. 상피조직의 기능적 분류에서 피부나 구강의 중층편평상피가 속하는 것은?

① 보호상피 ② 흡수상피 ③ 분비상피 ④ 감각상피 ⑤ 호흡상피

06. 다음 중 상피조직의 형태적 분류에 속하는 것은?

① 선상피 ② 보호상피 ③ 분비상피 ④ 감각상피 ⑤ 이행상피

07. 위나 장 등의 소화관 내벽을 덮고 있는 상피의 형태는?

① 단층편평상피
② 단층입방상피
③ 단층원주상피
④ 위중층원주상피
⑤ 중층편평상피

08. 선상피에 관한 설명으로 옳은 것은?

① 선상피는 세포 수에 따라 단순선과 복합선으로 나눌 수 있다.
② 혈관이 풍부한 외분비선은 분비세포가 서로 밀착해 있으며 종말부에 선내강이 없다.
③ 단세포선은 분비능력을 가진 1개의 선세포가 선을 형성하는 경우로 갑상선, 타액선, 한선 등이 있다.
④ 점성이 있어 끈적이는 액체를 분비하는 선을 장액선이라고 하며, 이하선, 누선, 외분비선이 여기에 속한다.
⑤ 분비세포에서 나오는 분비물이 도관을 통해 내강이나 체외로 분비되는 선을 외분비선이라고 하며, 타액선, 한선, 유선 등이 여기에 속한다.

09. 도관 수와 종말부의 형태를 조합한 선상피 분류에서 설하선, 악하선, 식도선 등의 형태는?

① 복합관상선
② 복합포상선
③ 복합관상포상선
④ 단순나선관상선
⑤ 단순분지포상선

10. 신체의 다양한 기능을 조절하는 호르몬(hormone)은 분비세포에서 나와도 관(duct) 없이 직접 혈관이나 림프관으로 분비한다. 호르몬을 분비하는 선은?

① 외분비선
② 내분비선
③ 점액선
④ 장액선
⑤ 혼합선

정답 01 ④ 02 ⑤ 03 ③ 04 ② 05 ① 06 ⑤ 07 ③ 08 ⑤ 09 ③ 10 ②

Chapter 04

결합조직

학습목표

1. 결합조직의 특징을 설명할 수 있다.
2. 결합조직을 구성하는 세포를 설명할 수 있다.
3. 결합조직을 구성하는 섬유를 설명할 수 있다.
4. 혈관의 특징을 설명할 수 있다.
5. 림프관의 특징을 설명할 수 있다.

핵심용어해설

- **대식세포(macrophage)** : 결합조직 속에 있으며 외부에서 침입한 병원체, 세포 잔해, 암세포 등을 탐식하여 분해하는 세포이다. 말초혈액 속 단핵구가 조직으로 들어가 생성되며, 일정 기간 조직에 있다가 다시 혈액으로 되돌아간다.
- **섬유모세포(fibroblast)** : 결합조직 내에서 가장 많이 관찰되는 세포로, 주로 섬유성 단백질인 콜라겐(collagen)을 합성하여 간질로 분비한다. 염증, 부상, 상처 등에 반응하여 증식하고 조직손상을 치유하는 역할을 한다.
- **결합조직(connective tissue)** : 조직과 조직, 기관과 기관 사이를 결합하고 지지하는 조직으로, 세포 사이에 많은 기질(matrix)을 함유하며 세포는 기질 사이에 흩어져 있다. 여러 기관이나 조직의 틈을 메우고 연결하여 내부 장기를 보호한다.
- **성긴결합조직(loose connective tissue)** : 상피, 혈관, 신경조직의 주위, 피하조직, 점막고유층 등에 널리 분포하는 조직으로, 다양한 세포성분과 비교적 적은 교원섬유, 탄력섬유를 함유한다. 섬유나 세포 사이에 틈새가 많아 수분을 많이 함유하며, 기관이나 조직 사이를 연결하는 역할을 한다.
- **치밀결합조직(dense connective tissue)** : 많은 양의 교원섬유가 치밀하게 배열되며 세포성분은 적다. 힘줄처럼 섬유가 일정 방향으로 배열되는 것(치밀규칙결합조직)과 진피처럼 섬유가 무작위로 배열되는 것(치밀불규칙결합조직)이 있다.
- **탄력섬유(elastic fiber)** : 불규칙한 나사선 모양의 짧은 섬유로, 서로 가교를 이루어 그물 구조를 형성한다. 결합조직의 탄력성은 대부분 탄력섬유에 의해 유지된다.
- **세망섬유(reticular fiber)** : 골수의 조혈조직이나 림프조직에서 그물모양의 구조를 형성하는 섬유로 결합조직 속 섬유 중에서 가장 가늘다.

1 결합조직의 구조와 특징

1. 결합조직의 구조

결합조직(connective tissue)은 조직과 조직, 기관과 기관 사이를 결합하고 지지하는 조직으로, 인체에 가장 넓게 분포한다.

결합조직은 교원섬유나 기질 등의 비세포성분인 세포외기질(extracellular matrix)과 섬유모세포나 혈관, 림프관에서 이동해온 세포성분으로 구성된다. 결합조직의 세포성분은 조직의 기능을 수행하고, 비세포성분은 조직을 지지하고 강도를 제공한다. 또한, 뼈나 근육 등 확실한 형태를 가진 조직 사이를 메우거나 서로 결합시키는 동시에 이들 조직에 분포하는 혈관이나 신경의 통로가 된다(그림 4-1).

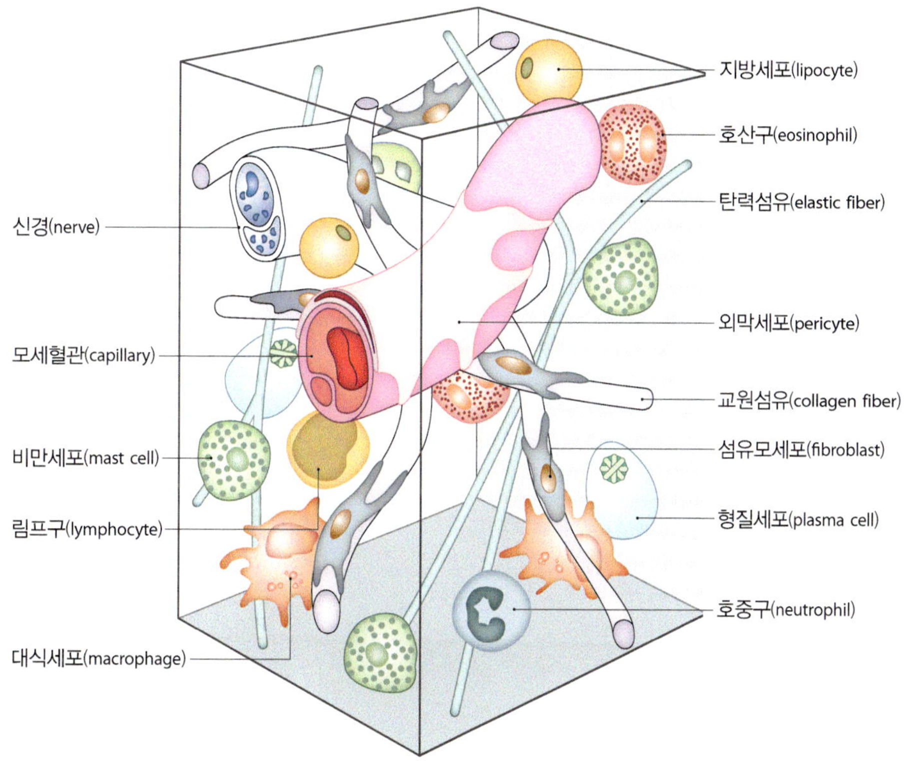

그림 4-1 결합조직의 구조

2. 결합조직의 특징

① 인체의 기본 조직 중에서 가장 많은 무게를 차지한다.
② 결합조직 내의 세포는 조직의 기능을 수행하고, 섬유는 조직을 지지하고 강도를 제공한다.
③ 상피조직과 비교하여 세포가 적고, 세포 사이 간격도 넓으며, 세포간질의 양이 많다.
④ 결합조직 대부분의 세포는 유사분열 능력이 있어 일부가 손상되어도 조직이 회복될 수 있다.
⑤ 조직에 혈관이 분포되어 있어(연골 제외) 이곳으로부터 직접 혈액공급을 받는다.
⑥ 고유판이라는 조직이 존재하는데 세포액이 많고 염증세포가 나타나기도 한다.

2 결합조직의 기능

(1) 지지 및 보호기능

결합조직은 조직과 조직, 기관과 기관 사이를 결합하고, 골과 연골에 의한 골격을 형성하여 인체를 지지한다. 또한 높은 강도와 내구성을 가지기 때문에 일상적인 활동이나 물리적 스트레스에도 견딜 수 있다.

(2) 물질이동 및 저장기능

조직 내 대사산물, 영양소, 산소, 호르몬 등이 혈액을 통해 운반되며, 지방을 저장하는 장소를 제공함으로써 에너지를 저장한다.

(3) 방어기능

결합조직은 세균의 침입이나 파급을 막는 물리적 장벽을 형성함으로써 인체를 보호한다. 이물질이나 세균 등을 포식하는 대식세포, 항원에 대한 항체를 형성하는 면역세포, 염증 조절 물질을 생산하는 각종 세포들이 방어기능에 관여한다.

(4) 수복기능

염증과 외상 회복 후의 흉터를 형성하거나 골절이나 발치 후의 골이나 연골을 형성한다.

3 결합조직의 분류

결합조직은 크게 고유결합조직과 특수결합조직으로 나뉜다. 고유결합조직은 섬유의 조성과 구성에 따라 성긴결합조직, 치밀결합조직, 지방조직, 세망조직 등으로 세분할 수 있고, 특수결합조직은 연골조직, 골조직의 지지성 결합조직과 혈액, 림프의 액체성 결합조직으로 세분할 수 있다(그림 4-2).

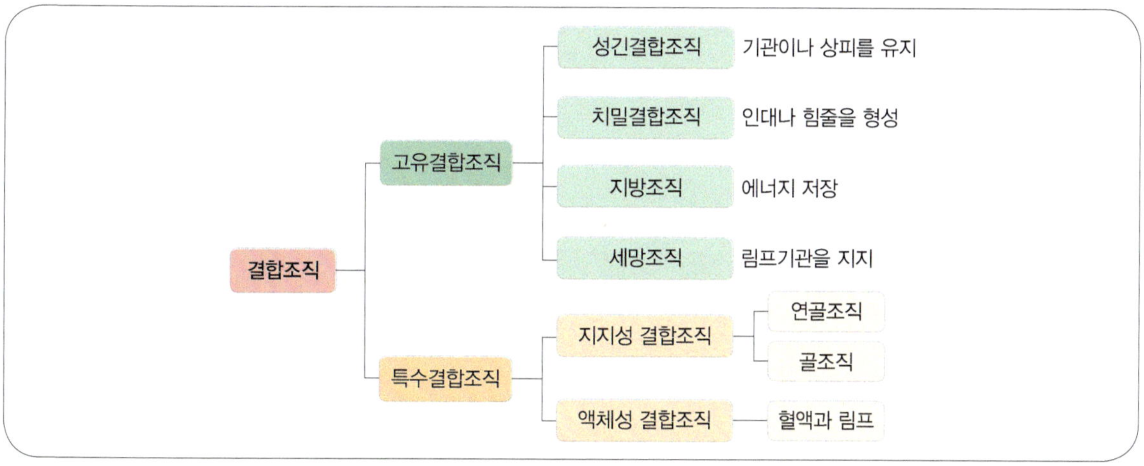

그림 4-2 결합조직의 분류

1) 고유결합조직 (그림 4-3)

(1) 성긴결합조직(loose connective tissue)

상피, 혈관, 신경조직의 주위, 피하조직, 점막고유층 등에 널리 분포하는 조직으로, 다양한 세포 성분과 비교적 적은 교원섬유, 탄력섬유를 함유한다. 또한 섬유나 세포 사이에 틈새가 많아 수분을 많이 함유하며, 기관이나 조직 사이를 연결하는 역할을 한다. 피부의 진피나 구강점막의 고유판의 표층을 구성한다(유두층). 전신에 분포하여 완충작용을 하며 섬유가 비교적 적은 조직이다.

(2) 치밀결합조직(dense connective tissue)

성긴결합조직의 하방에 위치한다. 많은 양의 교원섬유가 치밀하게 배열되며 세포성분은 적다. 피부의 진피, 힘줄, 인대 등에서 확인된다. 치밀결합조직에는 힘줄처럼 섬유가 일정 방향으로 배열되는 **치밀규칙결합조직**과 진피처럼 섬유가 무작위로 배열되는 **치밀불규칙결합조직**이 있다.

(3) 지방조직(adipose tissue)

지방세포로 이루어진 조직으로, 피하조직이나 안와의 결합조직 등에서 관찰된다. 지방세포에는 지방이 저장되어 있어 인체의 주요 에너지 저장소 역할을 하며 단열, 보온, 충격 흡수, 보호 기능을 한다.

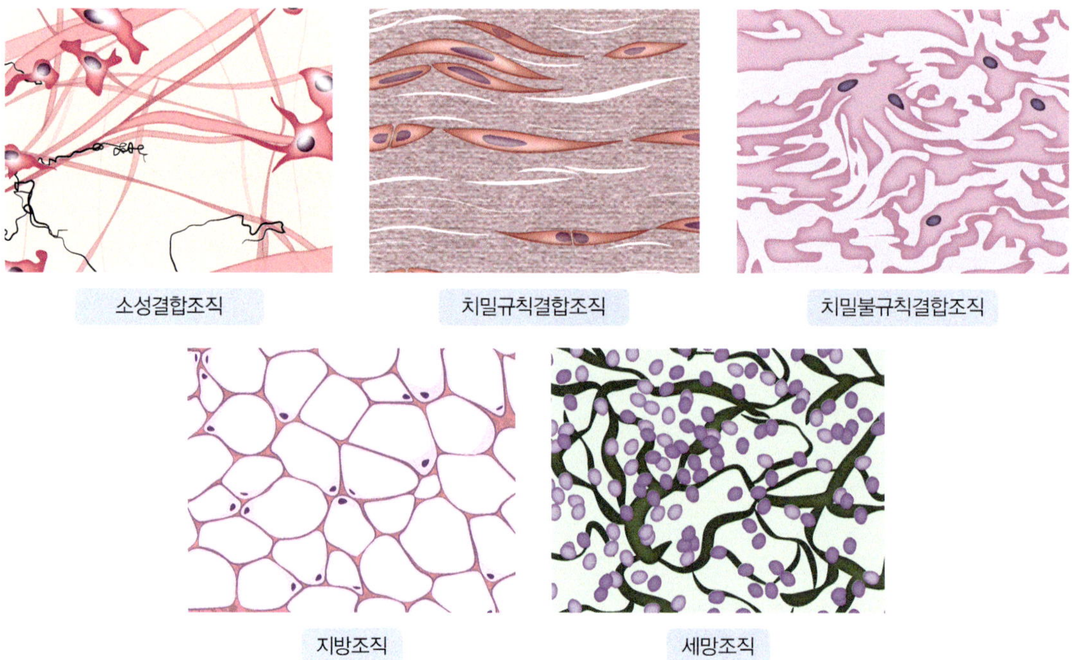

그림 4-3 고유결합조직

(4) 세망조직(reticular tissue)

혈관, 림프관, 신장, 간, 췌장, 비장, 림프절 등에서 관찰되는 조직으로, 세포와 섬유 등으로 이루어진다. 혈관이나 림프관 등의 작은 구조물을 지지하고 혈액이나 림프액을 운반하며 세포 간 물질교환 및 물질의 여과와 배출, 면역반응 등의 역할을 한다.

2) 특수결합조직

(1) 지지성 결합조직

인체의 기본 형태를 만들고 그 형태를 지지하는 **연골조직**과 **골조직**을 말한다. 모두 특수한 기질에 각각 연골세포와 골세포가 흩어진 형태를 나타낸다.

(2) 액체성 결합조직

액상으로 이루어진 기질(혈장, 림프액) 안에 특정 세포 무리(혈구, 림프구)가 떠 있는 조직을 말하며, **혈액**과 **림프**가 있다.

4 결합조직의 세포성분

1) 섬유모세포

섬유모세포(fibroblast)는 결합조직 내에서 가장 많이 관찰되는 세포로, 주로 섬유성 단백질인 콜라겐(collagen)을 합성하여 간질로 분비한다. 세포의 형태는 분비 활성과 주위 조직의 상태에 따라 다르지만, 일반적으로 방추형을 나타내며 타원형의 핵을 가진다. 전자현미경으로 관찰하면 조면소포체와 골지체가 잘 발달되어 있음을 알 수 있다(그림 4-4).

섬유모세포는 염증, 부상, 상처 등에 반응하여 증식하고 콜라겐을 분비하여 조직손상을 치유하는 역할을 한다. 또한 세포외기질을 생성하는데, 이는 조직의 기계적 강도와 유연성을 결정하는 중요한 역할을 한다.

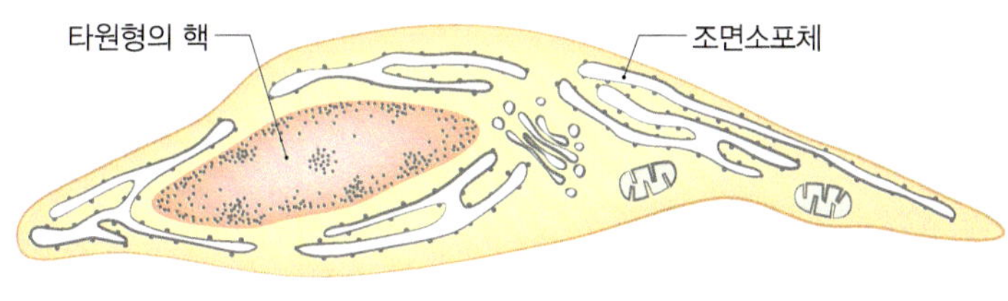

그림 4-4 섬유모세포

2) 대식세포

대식세포(macrophage)는 결합조직 속에 있으며 외부에서 침입한 병원체, 세포 잔해, 암세포 등을 탐식하여 분해한다(포식작용, phagocytosis). 이러한 기능을 통해 면역계에서 항원 제거와 면역반응 조절에 중요한 역할을 한다. 대식세포는 말초혈액 속 단핵구가 조직으로 들어가 생성되는 것으로, 일정 기간 조직에 있다가 다시 혈액으로 되돌아간다. 즉, 혈액 내에 있을 때는 단핵구라고 불리며, 조직 속에 들어가면 대식세포라고 불린다.

대식세포의 가장 큰 특징은 **용해소체**(lysosome)이며, 특히 활성화된 대식세포에는 대형의 포식용해소체(phagolysosome)가 많이 포함되어 있다(그림 4-5).

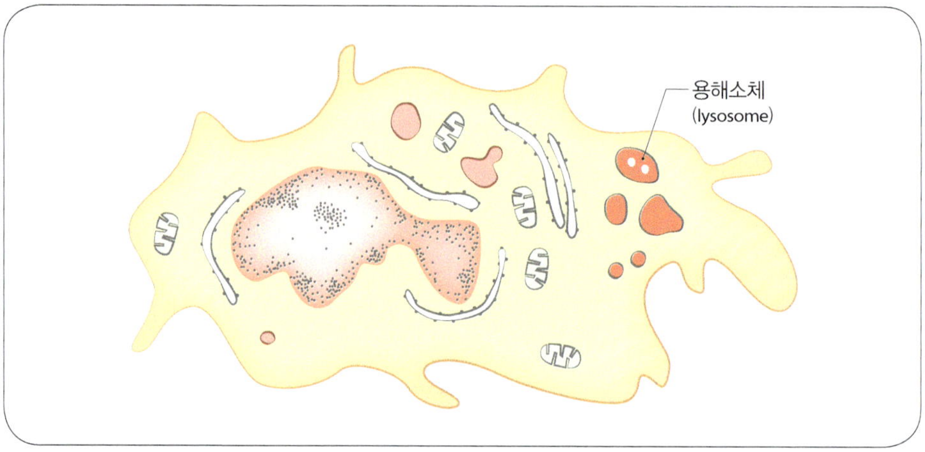

그림 4-5 대식세포

3) 백혈구

백혈구(leukocyte, white blood cell)는 혈관과 조직 안을 이동하면서 염증반응이나 면역반응과 같은 인체의 방어기전에 관여한다. 백혈구는 색소에 잘 염색되는 **과립구**(granulocyte)와 그 외의 **무과립구**(agranulocyte)로 크게 나뉜다. 과립구는 다시 중성, 산성, 염기성의 어떤 색소에 잘 염색되는가에 따라 호중구, 호산구, 호염기구로 나뉘고, 무과립구는 형태와 기능의 차이에 따라 림프구와 단핵구로 나뉜다(표 4-1).

표 4-1 **백혈구의 종류와 기능**

종류			지름 (μm)	비율 (%)	기능
과립구	호중구	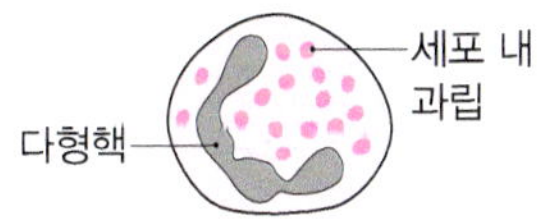	10~16	55~70	• 염증반응 시 가장 먼저 나타남 • 포식작용(세균 등을 탐식하여 분해) • 다형핵 백혈구인
	호산구	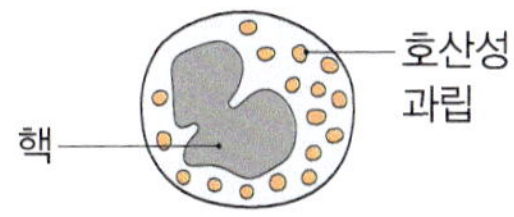	12~18	1~3	알레르기반응 (알레르기질환에서 증가하여 알레르기를 억제하도록 작용)
	호염기구	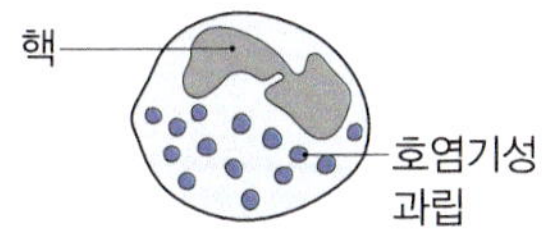	10~16	0.3~0.5	알레르기반응 (호염기구 과립에 포함된 히스타민이 염증부위의 혈관을 확장하고, 헤파린이 혈액응고를 억제하여 호중구의 작용을 지원)
무과립구	림프구	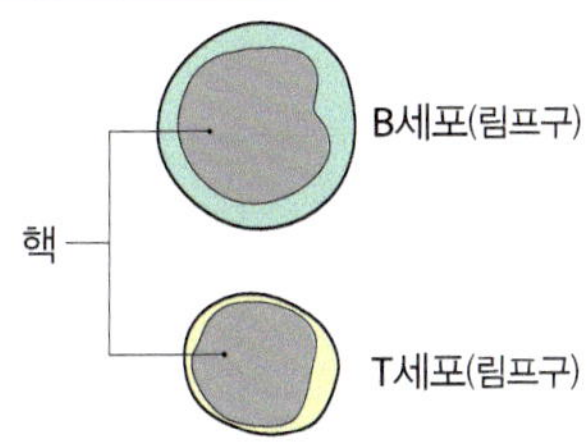	6~10	20~40	면역반응[T세포(T림프구)와 B세포(B림프구)]
	단핵구	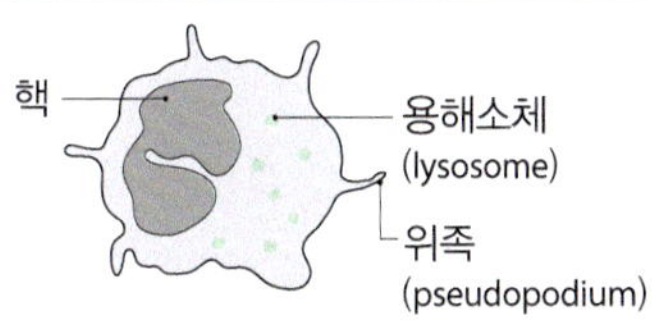	15~20	2~9	식세포작용 (호중구보다 많은 세균을 탐식, 죽은 호중구 처리)

(1) 과립구(granulocyte)

① 호중구(neutrophil)

호중구는 백혈구 전체의 55~70% 이상을 차지하며 가장 많다. 핵은 3~5개로 분절되어 있어서 조직 내에서는 **다형핵백혈구**라고도 한다. 세균감염, 이물질 등에 대항하여 활발한 포식작용을 하며, 염증이 발생하면 염증부위로 이동하여 염증을 조절하는 화학물질을 분비한다.

② 호산구(eosinophil)

호산구는 백혈구 전체의 1~3% 정도를 차지하며 장점막에 많이 존재한다. 2개 분엽된 핵을 가지며, 세포질에서는 붉게 염색되는 호산성 과립이 관찰된다. 호산구는 호중구나 단핵구보다 포식작용은 약하지만 이물질에 대한 해독작용이 강하다. 위장관의 기생충감염이나 알레르기질환 시 그 수가 증가한다. 과립 속의 물질은 기생충알을 손상시키고, 또 히스타민을 중화하여 알레르기 반응을 억제한다.

③ 호염기구(basophil)

호염기구는 백혈구 전체의 0.3~0.5% 이하로 가장 적게 존재하는 과립구이다. 핵은 이분엽이지만 세포질에는 호염기성 과립이 많이 존재하기 때문에 형태를 알기 힘든 경우가 많다. 호염기구는 **히스타민**(histamine)과 **헤파린**(heparin)을 함유한다. 히스타민은 혈관을 확장하고 모세혈관 투과성을 높여서 호중구의 유출이 쉽게 일어나도록 유도하여 염증반응을 일으키고, 헤파린은 혈액응고를 억제한다. 특수한 경우를 제외하고 포식작용이 없는 것으로 알려져 있다.

(2) 무과립구(agranulocyte)

① 림프구(lymphocyte)

림프구는 백혈구 전체의 20~40% 정도를 차지하며, 백혈구 중에서 크기가 가장 작다. 인체에서 일어나는 면역반응에 매우 중요한 역할을 한다. 세균 등의 이물질에 대해 특이적인 면역반응을 나타내며, 이들을 인지하여 항체를 생성한다. 림프구는 크게 **T세포**(T림프구)와 **B세포**(T림프구)로 나뉘는데, T세포는 세포면역에 관여하고 B세포는 체액면역에 관여한다. 그 밖에도 특정 항원에 구속되지 않고 바이러스 감염 세포나 종양세포를 공격하는 자연살해세포(NK세포, natural killer cell)가 있다.

② 단핵구(monocyte)

단핵구는 백혈구 전체의 2~9% 정도를 차지하며, 백혈구 중에서 가장 큰 세포이다. 신장(콩팥) 모양의 핵을 가지며, 핵 염색질(chromatin)이 섬세한 그물구조인 것이 특징이다. 골수에서 생산되며 식세포작용이 가장 강하다. 운동성이 활발하고 조직손상이나 미생물 감염 등이 발생하면 혈관 밖으로 이동해서 대식세포로 분화한다.

4) 비만세포

비만세포(mast cell)는 난원형의 세포로 핵은 중앙에 위치하며 세포질 속에 호염기성의 큰 분비과립을 풍부하게 가지고 있다(그림 4-6). 표피나 기도, 소화관 등 체표와 접해 있는 상피 아래의 결합조직에 많이 분포한다.

비만세포는 대식세포 등과 마찬가지로 조혈계 간세포에서 유래한다. **세로토닌**(serotonin; 혈관 평활근 수축), **히스타민**(histamin; 혈관투과성 항진), **헤파린**(heparin; 항응고) 등의 생리활성물질을 방출함으로써 **염증반응**을 일으켜 생체방어작용을 한다.

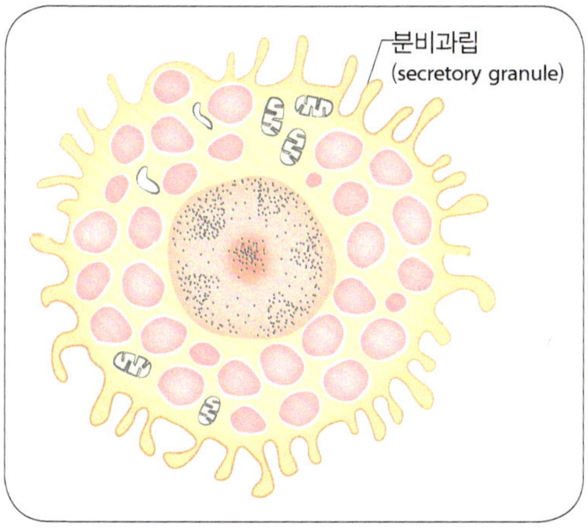

그림 4-6 비만세포

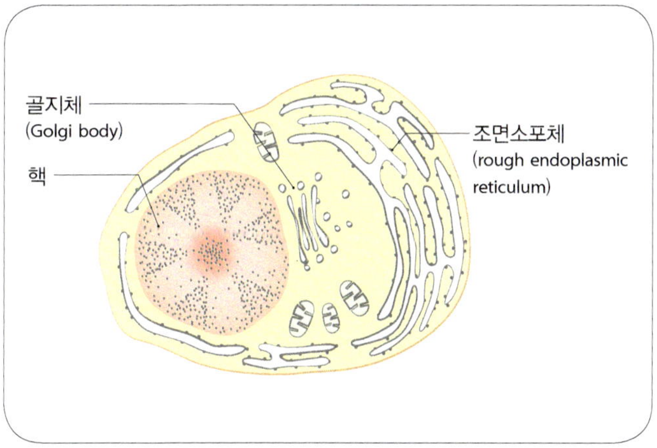

그림 4-7 형질세포

5) 형질세포

형질세포(plasma cell)는 B세포에서 유래하는 **항체 생산 세포**이다. 차바퀴 모양의 핵을 가지며 세포질은 호염기성으로 염색된다. 핵에 비해 세포질의 비율이 큰 것이 특징이며, 한쪽으로 치우쳐 있는 핵 주변에 항체를 생산하여 분비하는 데 필요한 조면소포체와 골지체가 잘 발달해 있다(그림 4-7).

6) 지방세포

전신의 성긴결합조직에는 대부분의 경우 지방세포(adipocyte)가 함유되어 있다. 지방세포는 세포질 내에 커다란 지방방울(lipid droplet)을 포함하며 **지방을 저장**하는 역할을 한다(그림 4-3 참조). 또한 내분비기능을 하는데, 렙틴이나 아디포넥틴 등 식욕이나 에너지 대사를 조절하는 호르몬을 분비한다.

5 결합조직의 섬유성분

1) 교원섬유

교원섬유(아교섬유, collagen fiber)는 섬유모세포에서 분비된 콜라겐(collagen) 분자가 세포 밖에서 모여 형성된 섬유이다. 매우 질기며 탄력이 없고, 매우 큰 인장강도를 나타내며 굴절성도 크다. 힘줄, 인대, 피부와 같은 섬유성 조직에 많이 존재한다. 생체의 전체 단백질 중 30%를 차지하며 콜라겐 단백질의 집합체로 구성되어 있다.

2) 탄력섬유

탄력섬유(elastic fiber)는 불규칙한 나사선 모양의 짧은 섬유로, 서로 가교를 이루어 그물 구조를 형성한다(그림 4-8). 결합조직의 탄력성은 대부분 탄력섬유에 의해 유지된다. 폐포나 동맥벽처럼 항상 신전과 수축을 반복하는 조직의 결합조직에는 탄력섬유가 풍부하게 존재하여 조직 전체에 탄력성을 부여한다. 즉, 탄력섬유는 신축성이 요구되는 혈관벽, 인대, 탄력연골, 피하조직, 점막하조직에 많이 분포되어 있고, 연구개에도 존재한다.

치은을 제외하고 치아와 치아주위조직에는 존재하지 않고, 피부의 진피와 건(힘줄)에는 적다.

탄력섬유는 **엘라스틴**(elastin)과 **미세원섬유**(microfibril)라는 당단백질의 복합체로 이루어지며, 교원섬유보다 수가 훨씬 적고 가늘며 탄성이 많은 섬유이다.

3) 세망섬유

세망섬유(reticular fiber)는 골수의 조혈조직이나 림프조직에서 그물 모양의 구조를 형성하고 신경이나 근육, 혈관 주위 또는 피하조직 등에서도 관찰된다. 결합조직 속 섬유 중에는 가장 가늘어(약 20nm) 굵은 다발을 형성하지는 못한다(그림 4-8). 세망섬유는 레티큘린(reticulin)이라는 단백질로 구성된다.

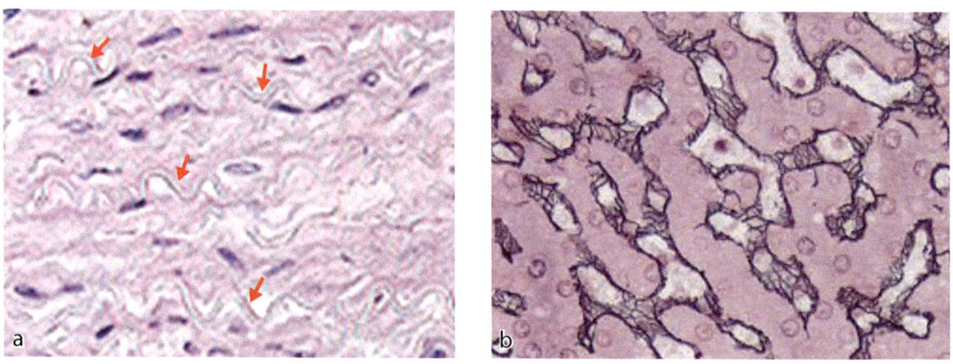

그림 4-8 **탄력섬유(a)와 세망섬유(b)**

a : 화살표로 나타낸 투명한 섬유가 탄력섬유이다(H&E 염색에서 염색되지 않음).
b : 세포를 감싸듯이 그물 모양으로 존재하는 것이 세망섬유이다(도은염색).

Review Test

01. 세포성분과 세포외기질로 이루어지며 인체에 가장 많이 분포하는 조직은?

① 상피조직 ② 결합조직
③ 근육조직 ④ 신경조직
⑤ 지방조직

02. 결합조직의 특징에 관한 설명으로 옳은 것은?

① 인체의 기본 조직 중에서 가장 많은 무게를 차지한다.
② 세포분열능력이 없어 한 번 손상되면 재생이 불가능하다.
③ 세포 표면에는 미세융모나 섬모 등의 특수 구조가 발달해 있다.
④ 세포 간 결합력이 강하고 세포 간 물질이 거의 존재하지 않는다.
⑤ 혈관과 신경이 존재하지 않아서 확산 작용으로 산소와 영양분을 공급받는다.

03. 다음 중 결합조직인 것은?

① 연골 ② 한선 ③ 근육 ④ 신경 ⑤ 내분비선

04. 다음 중 결합조직의 기능은?

① 물질 흡수 ② 감각 수용
③ 감각 전달 ④ 호르몬 조절
⑤ 지지와 보호

05. 결합조직의 세포성분 중 탐식작용에 관여하는 세포는?

① 지방세포 ② 대식세포
③ 비만세포 ④ 형질세포
⑤ 섬유모세포

06. 교원섬유 등 여러 조직의 섬유와 세포간질을 합성하는 세포로 결합조직 내에서 가장 많이 관찰되는 것은?

① 지방세포 ② 대식세포
③ 비만세포 ④ 형질세포
⑤ 섬유모세포

07. 다음 보기는 무엇을 설명하는 것인가?

> 백혈구 전체의 55~70% 이상을 차지하며 가장 많다. 핵은 3~5개로 분절되어 있어서 조직 내에서는 다형핵 백혈구라고도 한다. 세균감염, 이물질 등에 대항하여 활발한 탐식작용을 하며, 염증이 발생하면 염증부위로 이동하여 염증을 조절하는 화학물질을 분비한다.

① 단핵구 ② 림프구 ③ 호염기구 ④ 호중구 ⑤ 호산구

08. 매우 큰 인장강도를 나타내며 굴절성이 큰 섬유로 힘줄, 인대, 피부 등에 많이 존재하는 것은?

① 근원섬유 ② 신경섬유
③ 세망섬유 ④ 탄력섬유
⑤ 교원섬유

09. B세포에서 유래하여 항체를 생산하는 세포는?

①지방세포 ②대식세포
③비만세포 ④형질세포
⑤섬유모세포

10. 히스타민, 헤파린 등의 생리활성물질을 방출하여 염증반응을 일으키며 호염기구와 비슷한 성질을 가진 세포는?

① 지방세포 ② 대식세포
③ 비만세포 ④ 형질세포
⑤ 섬유모세포

정답 01 ② 02 ① 03 ① 04 ⑤ 05 ② 06 ⑤ 07 ④ 08 ⑤ 09 ④ 10 ③

Chapter 05

연골조직과 골조직

학습목표

1. 연골조직의 특징을 설명할 수 있다.
2. 골조직의 구조와 특징을 설명할 수 있다.
3. 골조직 세포의 특징을 설명할 수 있다.
4. 골의 성장 및 흡수과정을 설명할 수 있다.

핵심용어해설

- **막성내골화(intramembranous ossification)** : 골화중심의 중간엽세포에서 골모세포로 분화되면서 칼슘과 미네랄염이 쌓이는 석회화와 해면골을 형성하기 위한 골소주 사이의 틈에 혈관이 생기면서 골막이 발달하여 골이 만들어진다.
- **연골기질(cartilage matrix)** : 연골세포에 의해 합성 및 분비되며 연골에 적절한 탄력을 부여하는 겔상 물질로, 성분의 약 70%는 Na, K, Cl을 함유하는 수분이다.
- **연골성내골화(endochondral ossification)** : 팔다리의 골처럼 장골에서 관찰할 수 있는 골발생 방법으로 초자연골로 된 골의 기본 형태가 갖추어지면 여기에 칼슘이 침착하면서 연골이 서서히 골로 바뀌어간다.
- **연골조직(cartilage tissue)** : 골과 함께 인체의 기본 형태를 만들고 그 형태를 지지하는 지지성 결합조직의 일종으로, 연골세포와 그것을 둘러싼 영역기질으로 구성되는데, 이를 합쳐서 연골단위(연골영역)라고 한다. 다수의 연골단위 사이에 영역간기질이 채워져 있다.
- **섬유연골(fibrous cartilage)** : 연골기질에 다량의 교원섬유를 함유하며, 연골단위의 수는 다른 연골에 비해 적다. 압박이나 장력에 저항하는 기능을 한다.
- **초자연골(유리연골, hyaline cartilage)** : 인체에 가장 많이 분포하는 연골로, 연골기질에 다량의 교원섬유를 함유하며 기질이 균일하고 유리 모양이다. 관절의 마찰력을 감소시켜주고 호흡기관의 구조를 유지하는 기능을 한다.
- **탄력연골(elastic cartilage)** : 연골기질에 탄력섬유를 풍부하게 함유하며, 주로 단일 연골세포로 구성된다. 연조직에 탄력성을 부여하여 휘어지게 하거나 지지하는 기능을 한다.
- **파골세포(osteoclast)** : 골조직을 파괴하고 흡수하는 다핵의 거대세포로, 골 모서리에 접하는 세포 표면에는 골흡수에 중요한 작용을 하는 주름 모양의 구조를 가진다.
- **해면골(cancellous bone)** : 골소주라는 들보 모양의 골기질에 의해 형성되는 입체 그물구조 부분으로, 전체적으로 스펀지 모양을 나타낸다.
- **치밀골(compact bone)** : 골 표층의 단단한 부분을 이루는 피질골을 말하며, 혈관을 중심으로 지름 약 0.2mm의 원기둥 구조(골원)의 집합체로 형성된다.

1 연골조직

1. 연골조직의 구조

연골조직(cartilage tissue)은 골조직과 함께 인체의 기본 형태를 만들고 그 형태를 지지하는 지지성 결합조직의 일종이다. 연골조직은 기본적으로 **연골세포**(chondrocyte)와 그것을 둘러싼 **영역기질**(territorial matrix)로 구성되는데, 이를 합쳐서 **연골단위**(연골영역)라고 한다. 다수의 연골단위 사이에 영역간기질(interterritorial matrix)이 채워져 있다(그림 5-1).

연골조직은 탄력성이 풍부하고 압력에 대해 저항력을 가지며 척추동물에 잘 발달해 있다. 연골조직의 기질은 겔 상태로, 신경 및 혈관이 없기 때문에 통증을 느끼지 못하며 주로 주위 결합조직을 통해 영양을 공급받는다. 기질에는 당이 많이 결합된 글리코사미노글리칸, 프로테오글리칸, 당단백질 등이 함유되어 있어서 점조도가 높다.

성인의 외비(바깥코), 이개(귓바퀴), 인두, 기관과 기관지, 골의 관절면(관절연골), 추간판 등에 존재하며, 태아기에는 몸의 골격을 형성하고, 골의 주형 역할을 하여 나중에 골로 대체되는 데 중요한 역할을 한다.

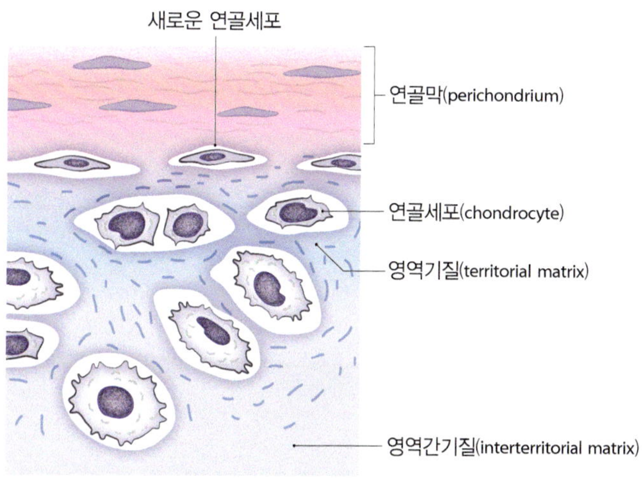

그림 5-1 **연골조직의 구조**

1) 연골조직의 세포

(1) 연골모세포(chondroblast)

연골모세포는 연골막에서 분화하여 연골기질을 생성하는 세포로, 세포질이 호염기성이어서 단백질 합성이 왕성하다.

(2) 연골세포(chondrocyte)

연골세포는 연골모세포에서 발생하며 형성 초기에는 단일의 연골세포이지만, 성장하면서 심층으로 이동함에 따라 연골세포 자신의 세포분열에 의해 복수의 세포가 된다. 연골세포는 **연골소강**(연골세포방, cartilage lacuna)이라는 기질에 둘러싸여 있다.

2) 연골기질

연골기질(cartilage matrix)은 섬유성분과 무형질(ground substance)로 이루어진다. 섬유성분은 치밀한 교원섬유로 구성되는데 일반 교원섬유와 달리 가로무늬가 분명하지 않다. 일부 연골에는 탄력섬유가 풍부하게 함유되어 있는데 탄력섬유에는 엘라스틴이 있기 때문에 교원섬유보다 1.5배 더 잘 늘어난다. 무형질은 단백질당(proteoglycan), 특히 아그레칸(aggrecan)이 주성분을 이룬다.

3) 연골막

연골막은 치밀결합조직으로 이루어져 있으며 혈관이 풍부하다.

2. 연골조직의 특징

① 연골세포는 중배엽에서 기원한다.
② 높은 강도와 탄력성을 가지며 골과 같은 단단한 조직과 관절을 연결하는 역할을 한다.
③ 겔 상태의 기질이 밀도 있게 분포되어 있어 인체 내부의 충격을 완화하며 굴곡 가능성을 감소시킨다.
④ 수분 함량이 높아 압축에 강하고 충격을 완화하는 능력이 있다.
⑤ 신경이 분포하지 않아 감각을 느끼지 못한다.
⑥ 혈관이 분포되지 않아 산소나 영양분을 주위 결합조직으로부터 공급받는다.
⑦ 장골의 성장기에는 연골이 존재하며 이 연골이 후에 골로 전환된다.
⑧ 골조직에 비해 치유속도가 느리다.

3. 연골조직의 기능

(1) 지지 및 보호기능

골과 관절을 연결하는 연골조직은 무게를 지지하며 충격을 흡수한다. 부드러운 운동을 가능하게 함으로써 인체 내부의 관절과 근육을 보호하는데, 이는 강한 충격이나 과도한 운동으로 인한 손상을 방지하는 역할을 한다.

(2) 성장조절기능

연골조직의 연골세포가 골세포와 상호작용하여 골의 형태와 크기를 조절한다.

(3) 상처치유 및 재생기능

부상으로 인한 손상이나 노화로 인한 연골의 손상을 치유하는데, 이는 비록 제한적이지만 연골세포가 조직의 재생에 관여하기 때문이다.

4. 연골의 종류

연골은 기질에 존재하는 섬유의 종류와 배합 형식에 따라 **초자연골**, **탄력연골**, **섬유연골**로 나뉜다(그림 5-2).

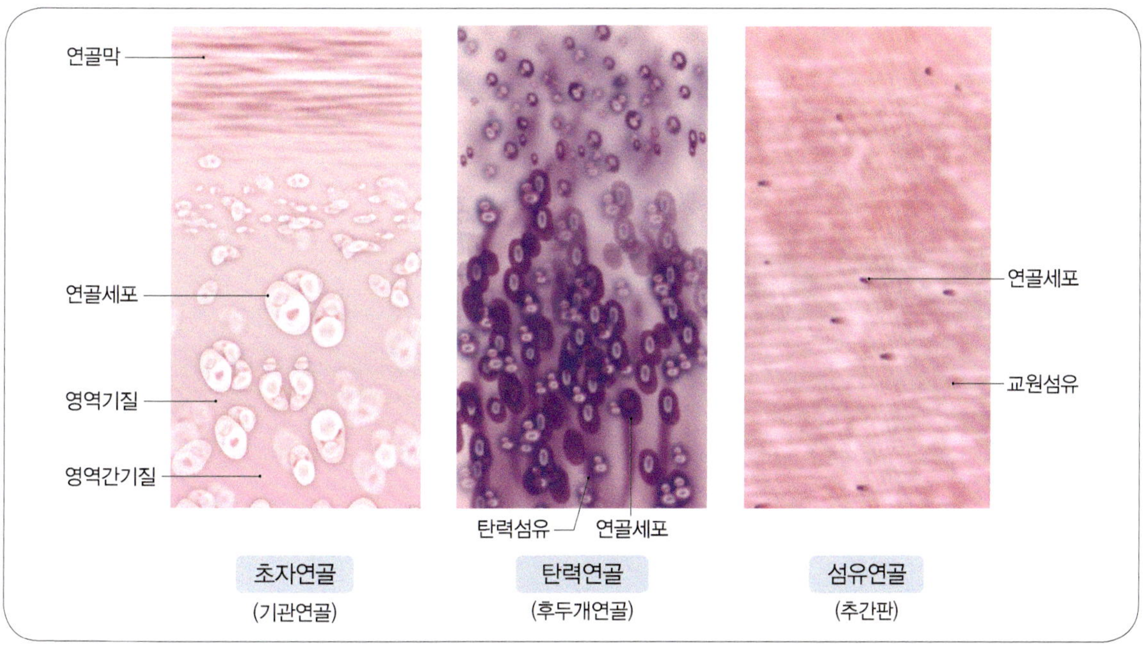

그림 5-2 연골의 종류

(1) 초자연골(유리연골, hyaline cartilage)

인체에 가장 많이 분포하는 연골로, 연골기질에 다량의 교원섬유를 함유하며 기질이 균일하고 유리 모양이다. 관절의 마찰력을 감소시켜주고 호흡기관의 구조를 유지하는 기능을 한다. 태아의 골격, 관절연골, 후두연골, 늑연골, 비연골, 기관연골 등을 구성한다.

(2) 탄력연골(elastic cartilage)

연골기질에 탄력섬유를 풍부하게 함유하며, 주로 단일의 연골세포로 구성된다. 연조직에 탄력성을 부여하며 지지하는 기능을 한다. 외이도, 이관, 후두개 등에 존재한다.

초자연골과 달리 연령 증가에 따른 석회화가 거의 이루어지지 않는다.

(3) 섬유연골(fibrous cartilage)

연골막이 없고 연골기질에 다량의 교원섬유를 함유하며, 연골단위의 수는 다른 연골에 비해 적다. 압박이나 장력에 저항하는 기능이 있다. 건(힘줄)이나 인대와 함께 무게나 힘을 지탱하는 역할을 한다. 독자적으로 존재하지 않고 초자연골, 인대 또는 건에 이어져 있다. 추간판, 치골결합, 관절원판, 힘줄과 골의 이행부 등에 존재한다.

5. 연골의 발생과 성장

(1) 연골의 발생

연골은 중간엽에서 기원하는데 중간엽세포들이 집단을 형성하고 이 세포들이 연골모세포로 분화되어 연골기질을 생성 및 분비한다. 연골세포는 세포분열능력을 가지며 연골소강 내에 세포 집단을 형성한다.

(2) 연골의 성장

연골의 성장방식에는 **간질성장**(interstitial growth)과 **부가성장**(appositional growth)의 2종류가 있다.

간질성장은 연골모세포가 유사분열하여 연골세포 무리를 형성하고 세포 사이에 기질이 축적됨으로써 세포 사이가 벌어져 연골이 커지는 방식이다. 부가성장은 연골막의 섬유모세포가 연골모세포로 분화하고 그 주위에 기질이 축적되면서 연골세포가 되어 연골 표면에 부착함으로써 연골이 커지는 방식이다.

(3) 연골의 재생

연골의 재생은 연골발생능력이 있는 **연골막**(perichondrium)에서만 일어난다. 연골이 손상을 입으면 해당 부위에서 일시적으로 괴사성 및 위축성 변화가 일어난다. 이때 연골막에서 새롭게 형성된 결합조직이 손상 부위를 메우는데, 그 속의 연골발생세포가 연골모세포로 분화되어 새로운 연골을 형성함으로써 재생된다.

(4) 연골의 퇴행

연골의 퇴행성 변화는 초자연골과 섬유연골에서 일어나는데, 특히 초자연골에서 많이 일어난다. 탄력연골에서는 퇴행성 변화가 거의 일어나지 않는다. 초자연골에서는 기질 속 수분이 감소하고 교원섬유가 많아지고 굵어지면서 기질의 석회화와 같은 퇴행성 변화가 일어난다. 섬유연골에서도 퇴행성 변화로 기질의 석회화가 일어나기도 한다.

2 골조직

1. 골의 구조

골은 인체에서 가장 단단한 결합조직으로, 형태에 따라 장골(long bone), 단골(short bone), 편평골(flat bone), 불규칙골(irregular bone) 등으로 나눌 수 있다. 밀도에 따라는 **치밀골**(compact bone)과 **해면골**(cancellous bone)로 나눌 수 있는데, 치밀골은 조직학적으로 일정한 두께의 치밀한 고형조직이고, 해면골은 골돌기가 서로 엉성하게 붙어서 그물 모양을 형성하고 있다.

골은 관절면을 제외하고 **골막**(periosteum)으로 둘러싸이며, 표층에는 치밀골, 심층에는 해면골이 위치한다. 두개관(머리덮개뼈)과 같은 편평골에서는 2층의 치밀골이 내부의 해면골을 사이에 끼운 샌드위치 구조이지만, 장골에서는 통 모양의 치밀골이 해면골을 둘러싸고 그 중심부에 넓은 **골수강**(marrow cavity)이 위치해 있다. 골은 혈관으로부터 영양을 공급받으며, 그 표면에서는 영양 혈관이 진입하는 영양공(nutrient foramen)이 확인된다(그림 5-3).

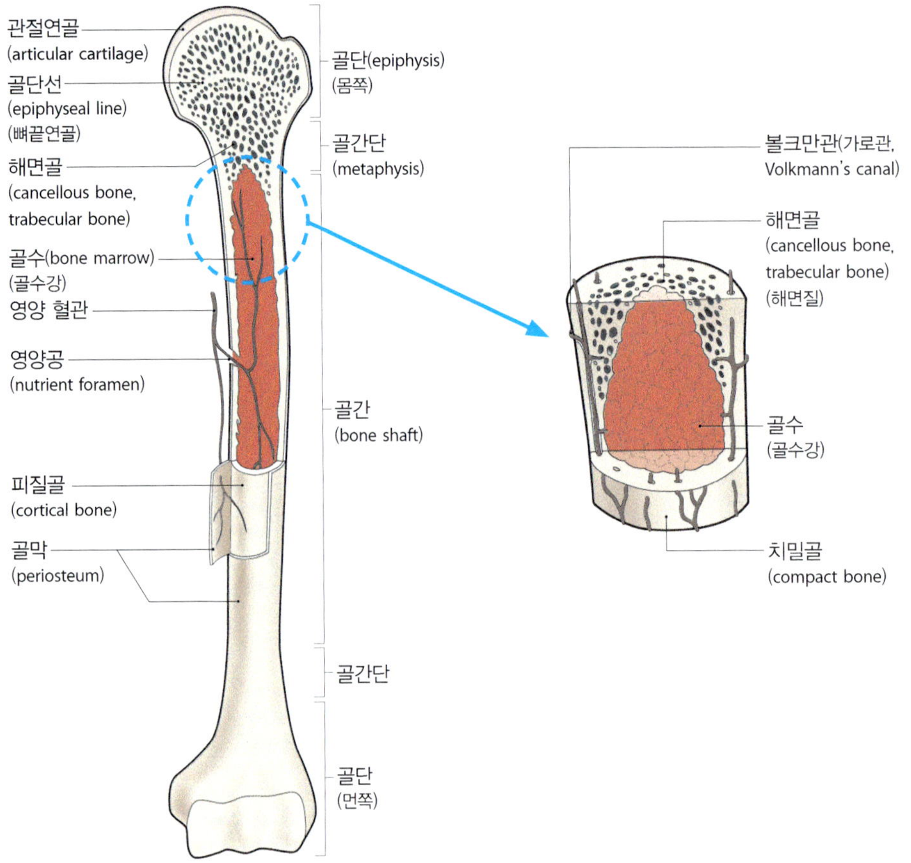

그림 5-3 골의 구조

(1) 골막

골막(periosteum)은 골을 둘러싸는 섬유성 결합조직의 막으로 **샤피섬유**(Sharpey's fiber)를 통해 골 표면에 고착되어 있다. 혈관과 신경이 풍부하고 골을 보호함과 동시에 골의 성장과 재생에 도움을 준다.

골막에는 골모세포로 분화하여 골을 형성하는 세포가 있어 골막에서 골화(ossification)가 일어나 그 두께가 증가한다(장골).

(2) 치밀골

치밀골(compact bone)은 골 표층의 단단한 부분을 이루는 피질골로, 혈관을 중심으로 지름 약 0.2mm의 원기둥 구조(골원)의 집합체로 형성된다(그림 5-4).

골원(뼈단위, osteon)은 혈관을 포함한 하버스관(haversian canal)을 중심으로 주위에 5~20개의 층판

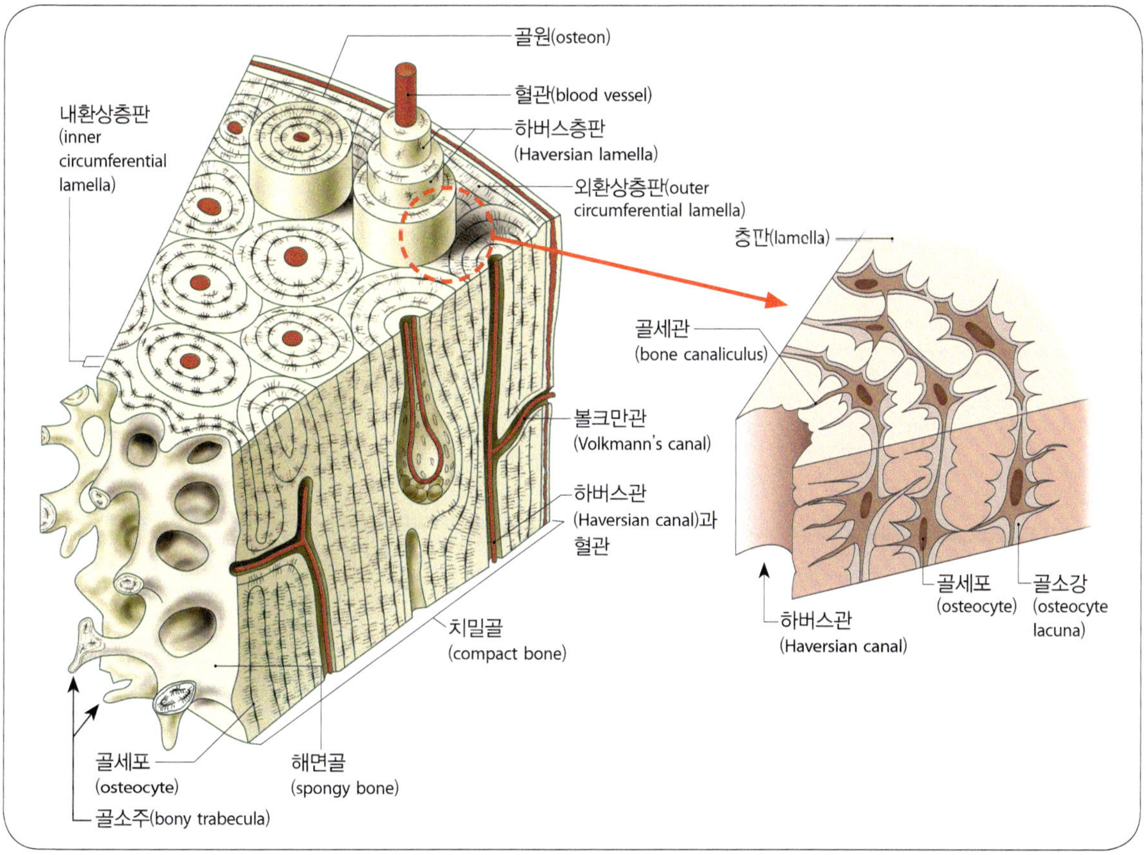

그림 5-4 **골의 미세구조**

(lamellae)이 동심원상으로 배열되어 나이테 모양의 구조를 이루고 있다. 골세포는 골기질에 둘러싸인 골소강(osteocyte lacuna) 내에 있으며 가는 세포질돌기를 통해 서로 연결된다. 그 밖에 골 표면과 하버스관 또는 하버스관 사이를 혈관에 의해 서로 연결되는 볼크만관(가로관, Volkmann's canal)도 관찰된다.

(3) 해면골

해면골(cancellous bone)은 골소주라는 들보 모양의 골기질에 의해 형성되는 입체 그물구조 부분으로, 전체적으로 스펀지 모양을 나타내며, 혈관이 없다.(그림 5-4). 골소주 사이의 공간은 골수세포로 채워져 있으며, 특히 장골의 중심부는 넓은 골수강을 형성한다.

2. 골의 기능

(1) 지지작용

운동의 축으로서 몸의 구조와 형태를 지탱하여 신체의 기둥이 된다.

(2) 보호작용

몇 개의 골이 모여서 골격을 형성하며, 두개강, 흉강, 척주관, 골반강 등의 공간을 만들어 뇌나 내장 등의 중요한 기관을 담아 보호한다.

(3) 수동적 운동작용

골에 부착된 근육의 수축에 의해 가동성이 있는 관절을 지점으로 운동이 이루어진다.

(4) 조혈작용

골 속의 조혈기능이 있는 적색골수로부터 적혈구, 백혈구, 혈소판이 끊임없이 새로 만들어진다.

(5) 전해질 저장작용

칼슘, 인, 나트륨, 칼륨 등의 전해질은 골 속에 저장되었다가 필요에 따라 골에서 인출되어 혈류를 통해 필요한 곳으로 보내진다.

3. 골조직의 구조와 특징

1) 골조직의 구조

골조직(osseous tissue)은 **골세포**(osteocyte)와 그 주위를 채우는 **골기질**(bone matrix)로 구성된다(그림 5-5). 골기질은 교원섬유와 그 주위에 침착한 칼슘과 인 등의 무기질 성분으로 이루어진다. 골세포는 골을 생성 및 유지하고, 골기질의 교원섬유는 골의 강도와 탄성을 제공하며, 골기질의 무기질 성분은 골의 경도와 강도를 결정한다. 즉, 골은 칼슘의 체내 저장부위로서 역할을 하며 파골세포에 의한 칼슘 동원(골흡수)과 골모세포에 의한 칼슘 저장(골형성)의 균형을 통해 유지된다.

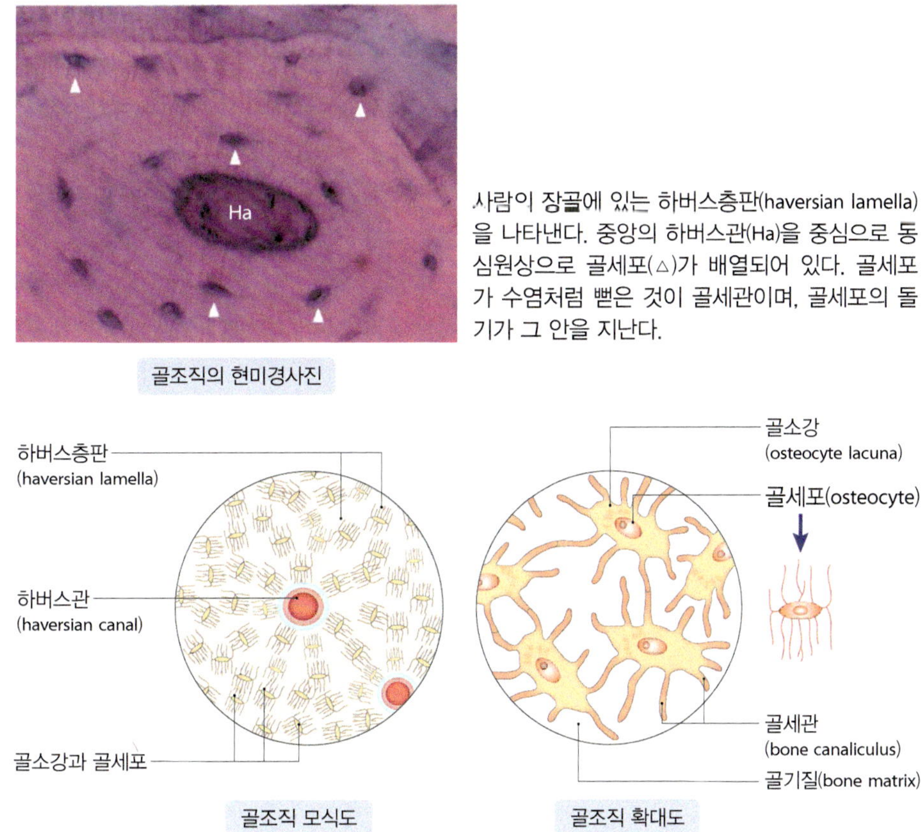

사람의 장골에 있는 하버스층판(haversian lamella)을 나타낸다. 중앙의 하버스관(Ha)을 중심으로 동심원상으로 골세포(△)가 배열되어 있다. 골세포가 수염처럼 뻗은 것이 골세관이며, 골세포의 돌기가 그 안을 지난다.

그림 5-5 **골조직과 골세포**

(1) 골조직의 세포 (그림 5-6)

① 골모세포(osteoblast)

골모세포는 골기질 성분인 교원섬유나 무코다당류를 생산하여 **골형성**에 관여한다. 골모세포는 세포돌기를 형성하며, 성숙한 골모세포는 골기질에 갇혀 석회화가 형성된다.

② 골세포(osteocyte)

골모세포는 스스로 생산하는 골기질에 갇혀 골세포가 된다. 골세포는 골층판 사이에 배열하는 작은 구멍인 골소강 내에 존재하며, 골세관을 통해 다수의 가늘고 긴 세포돌기를 뻗어 인접한 골세포의 세포돌기와 연결된다. 또, 골세포에서는 골기질을 유지하는 데 필요한 화학물질이 분비된다.

③ 파골세포(osteoclast)

골조직을 파괴하고 흡수하는 다핵의 거대세포이다. 골 모서리에 접하는 세포 표면에는 **골흡수**에 중요한 작용을 하는 주름 모양의 구조가 있다. 이곳에서 산이나 단백질분해효소가 분비되어 골흡수가 이루어진다. 파골세포는 골 표면을 흡수하여 함몰된 공간인 침식소강(Howship's lacuna) 내에 위치한다.

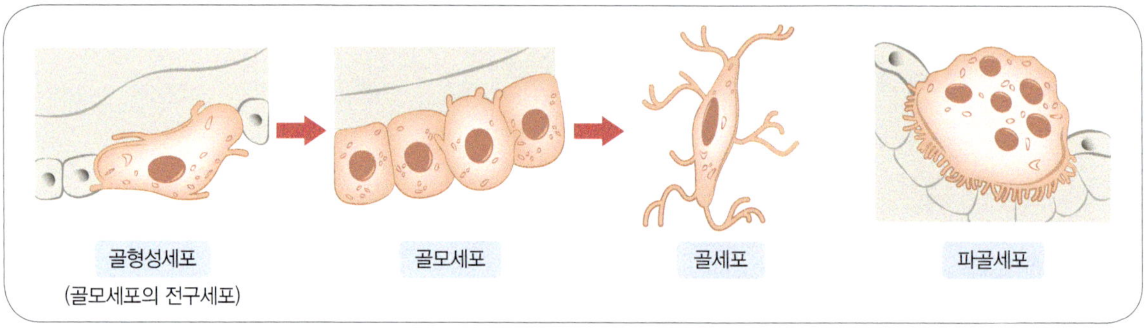

그림 5-6 골조직의 세포

(2) 골기질

골기질(bone matrix)은 무기질과 유기질로 구성되며 무기질 성분의 대부분은 칼슘(calcium)과 인(phosphorus)이다. 칼슘과 인은 기본적으로 수산화인회석(hydroxyapatite)의 결정 형태로 존재하지만, 무정형의 형태로 존재하기도 한다. 골이 단단한 것은 콜라겐(collagen)과 함께 수산화인회석 결정이 존재하기 때문이다. 골기질의 유기질은 콜라겐과 단백질탄수화물 복합체(protein-carbohydrate complex)로 구성된다.

2) 골조직의 특징

① 특수한 형태의 결합조직이다.

② 평생동안 골파괴와 골부가라는 길항적 과정을 통해 끊임없이 개조된다.

③ 혈관과 신경이 풍부하여 재생과 치유가 원활하다.

④ 혈관과 신경이 지나는 하버스관과 볼크만관이 있어 그 자체에서 영양공급을 받으며, 또한 치유가 빠르다.

3) 골의 발생

골발생(ossification, osteogenesis)이란 골이 형성되는 과정을 말하며, 다음과 같은 경우에 일어난다.

- 배아 및 태아의 최초 골 발생
- 성인의 크기에 도달할 때까지 신생아, 유아, 청소년기의 골 성장
- 골의 재형성(일생 동안 오래된 골을 새로운 골조직이 대체할 때)
- 골절 회복 시

또한, 골은 태아기의 미분화된 결합조직에서 **막성내골화**와 **연골성내골화**의 두 가지 방식으로 형성된다. 이는 골 구조의 차이라기보다는 단순히 골이 발달하는 방법의 차이이다.

(1) 막성내골화

막성내골화(intramembranous ossification)는 말 그대로 결합조직의 막이 직접 골로 대체되는 것이다. 연골성골화보다 더 단순한 방법이며 두개골이나 악골 등의 편평골에서 진행된다. 태아의 두개골이 산도를 지날 때 나오기 쉽도록 부드러웠다가 이후에 딱딱해지는 방식이다.

골화중심의 중간엽세포에서 골모세포로 분화되면서 칼슘과 미네랄염이 쌓이는 석회화와 해면골을 형성하기 위한 골소주 사이의 틈에 혈관이 생기면서 골막이 발달하여 골이 만들어지는데(그림 5-7), 이렇게 형성된 골을 막성 골(막뼈, membrane bone)이라고 하며, 두개관의 대부분과 쇄골이 여기에 해당한다.

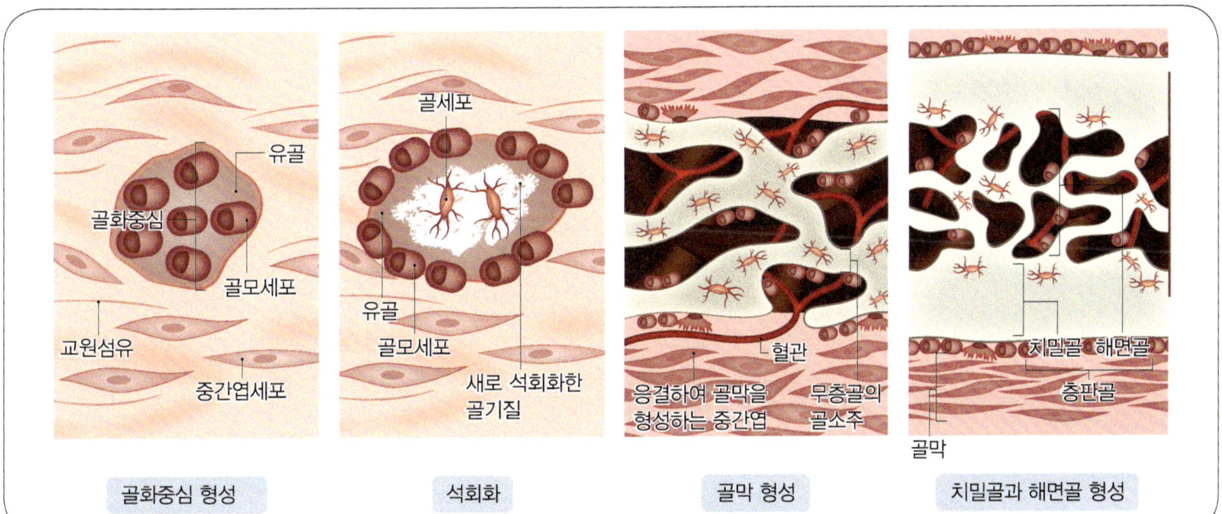

그림 5-7 막성내골화

(2) 연골성내골화

연골성내골화(endochondral ossification)는 두개골을 제외한 나머지 골, 특히 팔다리의 골처럼 장골에서 관찰할 수 있는 골발생 형식이다. 우선 초자연골(hyaline carilage)로 된 골의 기본 형태가 갖추어지면 여기에 칼슘이 침착하면서 연골이 서서히 골로 바뀌어간다. 장골의 경우 흔히 골간(diaphysis) 한가운데에서 골발생이 시작되어 양끝으로 퍼져나가는데, 이곳을 일차골화중심(primary ossification center)이라고 한다. 골발생이 좀 더 진행되면 나중에는 양쪽 골단(epiphysis)에도 골발생이 시작되는 부위가 각각 생겨나는데, 이곳을 이차골화중심(secondary ossification center)이라고 한다. 골발생은 이 두 중심에서 시작하여 전체 골로 진행된다(그림 5-8).

이러한 형식으로 만들어진 골을 연골성골(cartilage bone)이라고 하며, 두개골 중심부의 골과 목에서부터 아래로 이어지는 대부분의 골이 연골성골에 해당한다.

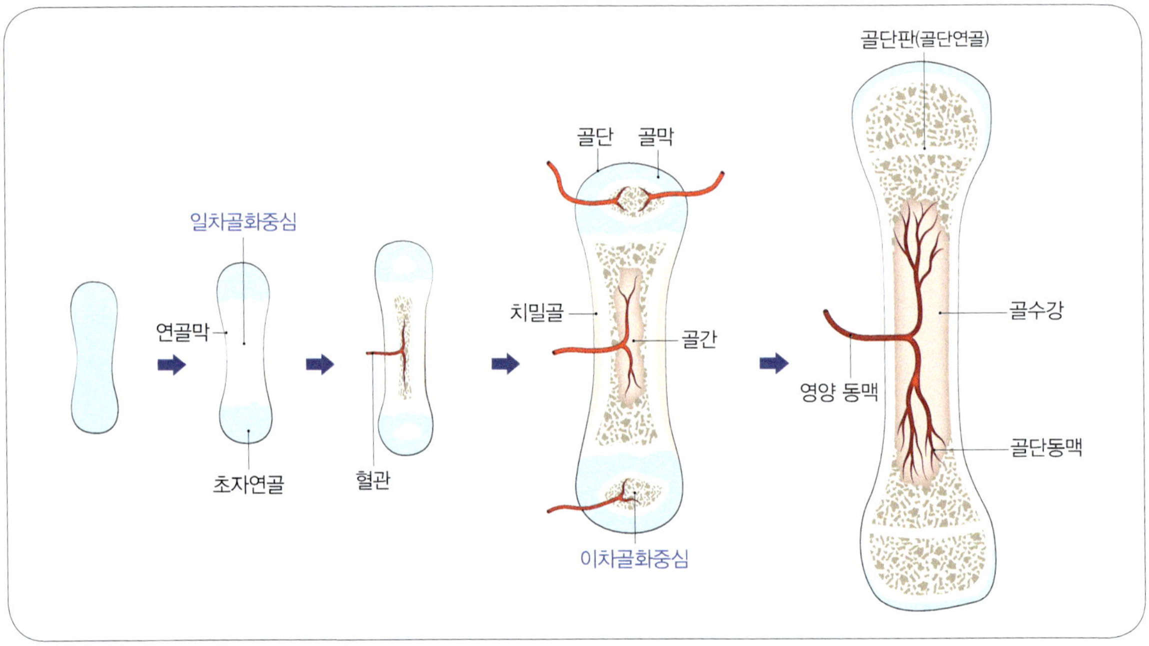

그림 5-8 연골성내골화

4) 골의 성장

대부분의 골은 출생 후에도 계속해서 성장한다. 두개관은 2세가 지나야 완전해지고, 팔이나 다리의 장골은 아동기와 청소년기까지도 성장한다. 골의 성장은 보통 여자 18세, 남자 20세를 전후로 완성된다.

(1) 길이성장

장골의 길이성장은 골단에서 일어난다. 태생기에 연골로서 생긴 장골에는 골간과 골단에서 독립하여 골화(ossification)가 시작되어 연골을 계속 치환하면서 진행된다(연골내골화). 이 과정에서 골간과 골단 경계에 원반 모양으로 마지막까지 연골이 남는데, 이를 **골단연골**(epiphyseal cartilage)이라고 한다. 골단연골에서는 성장기 동안 연골이 골단 쪽에 끊임없이 신생되고(성상선) 골화도 골간 쪽에서 계속 진행된다. 그 결과 길이방향으로 골이 성장한다. 성인이 되면 골단연골 전체에 골화가 이루어져 성장이 멈추는데, 골단연골 부위는 해면질 내에 **골단선**(epiphyseal line)으로서 남는다. 골은 성장기를 지나면 더 이상 길이가 늘어나지 않는다.

(2) 굵기성장

골의 표면은 섬유성 결합조직인 골막으로 덮인다. 골이 굵어지는 것은 골막에서 골형성이 일어나 치밀질 바깥쪽에 새로운 골기질이 추가되기 때문이다. 한편, 골수강 쪽인 치밀질 안쪽에서는 파골세포가 골기질을 흡수함으로써 관벽의 두께를 비교적 일정하게 유지하면서 굵기를 늘릴 수 있다(막성내골화).

5) 골의 재형성

골의 성장이 완료된 후에도 골은 일생에 걸쳐 교체되고 변형될 수 있다. 새로운 골조직이 계속 추가되는 과정을 **골 재형성**(bone remodeling)이라고 하는데, 골침착에 의해 새로운 골이 형성되고 골흡수에 의해 오래된 골이 파괴된다.

골 재형성에는 골에 가해지는 스트레스, 영양소(칼슘, 비타민, 단백질 등) 섭취, 호르몬(성장호르몬, 성호르몬) 등 다양한 요인이 영향을 미친다(그림 5-9).

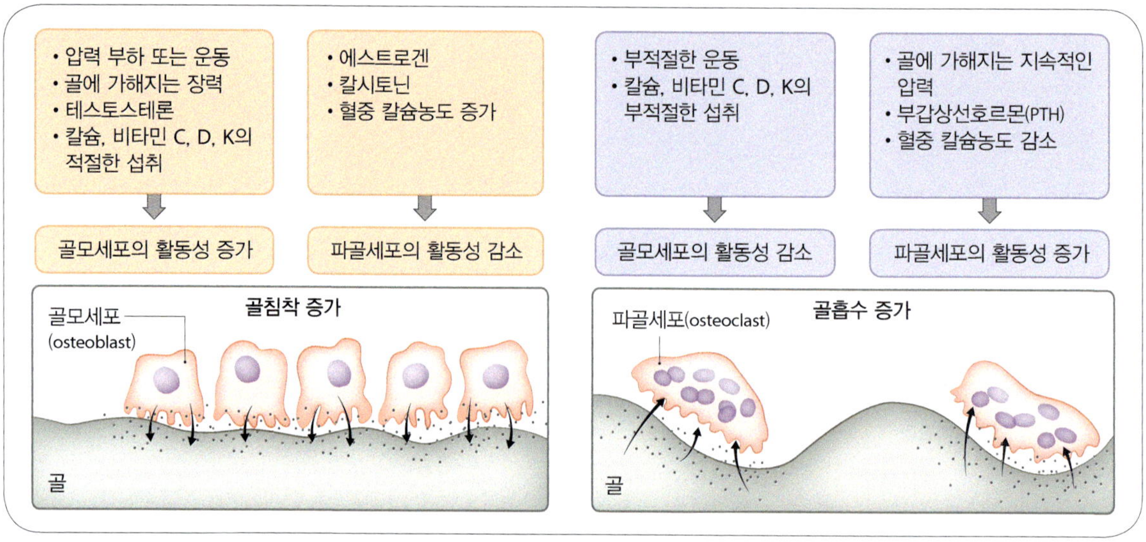

그림 5-9 골 재형성에 영향을 미치는 요인

(1) 골침착

골침착(bone deposition)은 골막과 골내막에 위치한 **골모세포**(osteoblast)에 의해 이루어진다. 골모세포는 골기질의 유기질(교원섬유와 프로테오글리칸)을 만들고 무기질(칼슘과 인)의 형성을 촉진한다.

골모세포는 칼슘이온, ATP, 효소를 함유한 소포를 분비하는데 분비된 소포는 교원섬유와 결합하고 칼슘이온을 결정화하여 석회화 과정이 시작된다.

(2) 골흡수

골흡수(bone resorption)는 **파골세포**(osteoclast)가 골과 인접한 세포외공간으로 분비하는 물질이 골기질을 파괴해서 발생한다. 즉, 파골세포 안의 용해소체에서 분비되는 단백질가수분해효소가 골기질의 유기물질을 화학적으로 분해함으로써 골흡수가 일어난다.

Review Test

01. 연골조직의 특징이 아닌 것은?

① 신경이 분포하지 않아 감각을 느끼지 못한다.
② 세포 간 결합력이 강해서 서로 분리되어 움직일 수 없다.
③ 수분 함량이 높아 압축에 강하고 충격을 완화하는 능력이 있다.
④ 높은 강도와 탄력성을 가지며 골과 관절을 연결하는 역할을 한다.
⑤ 혈관이 분포하지 않아 산소나 영양분을 주위 결합조직으로부터 공급받는다.

02. 다음 보기는 무엇을 설명하는 것인가?

> 인체에 가장 많이 분포하는 연골로, 연골기질에 다량의 교원섬유를 함유하며 기질이 균일하고 유리 모양이다. 관절의 마찰력을 감소시켜주고 호흡기관의 구조를 유지하는 기능을 한다.

① 섬유연골　② 탄력연골
③ 초자연골　④ 연골기질
⑤ 연골세포

03. 여러 개의 층판구조를 가지며 혈관과 신경이 분포하는 조직은?

① 골조직　② 결합조직
③ 연골조직　④ 상피조직
⑤ 신경조직

04. 골의 기능이 아닌 것은?

① 신체의 지지작용
② 내장의 보호작용
③ 수동적 운동작용
④ 에너지원의 저장작용
⑤ 골 내 골수의 조혈작용

05. 골의 구조에 관한 설명으로 옳지 않은 것은?

① 골막에는 혈관과 신경이 풍부하다.
② 골막은 섬유성 결합조직의 막이다.
③ 치밀골의 작은 구멍은 골수로 채워져 있다.
④ 하버스관은 볼크만관과 서로 연결되어 있다.
⑤ 골의 표층에는 치밀골, 심층에는 해면골이 위치한다.

06. 골 주위를 둘러싸는 결합조직으로 골의 발생, 성장, 재생에 중요한 역할을 하는 것은?

① 인대　② 연골
③ 골막　④ 치밀골
⑤ 해면골

07. 골조직에 관한 설명으로 옳은 것은?

① 치밀골과 해면골로 구성된다.
② 완전히 발육된 골의 주된 세포는 골모세포이다.
③ 골층판(하버스층판) 중심에 있는 관은 볼크만관이다.
④ 골기질은 탄력섬유와 수산화인회석 결정으로 이루어진다.
⑤ 골모세포에 의한 골흡수와 파골세포에 의한 골형성의 균형을 통해 골이 유지된다.

08. 골에 저장되는 무기질로 맞게 짝지어진 것은?

① 칼슘과 인
② 칼슘과 칼륨
③ 나트륨과 인
④ 칼슘과 나트륨
⑤ 칼륨과 나트륨

09. 골단선은 언제 나타나는가?

① 골 골절 시
② 골 재생 시
③ 골 지름의 성장이 시작될 때
④ 골단연골의 성장이 시작될 때
⑤ 골단연골의 성장이 끝났을 때

10. 다음 보기는 무엇을 설명하는 것인가?

> 골소주라는 들보 모양의 골기질에 의해 형성되는 입체 그물구조 부분으로, 전체적으로 스펀지 모양을 나타낸다. 골소주 사이의 공간은 골수세포로 채워져 있으며, 특히 장골의 중심부는 넓은 골수강을 형성한다.

① 골막 ② 해면골
③ 치밀골 ④ 골단선
⑤ 파골세포

정답 01 ② 02 ③ 03 ① 04 ④ 05 ④ 06 ③ 07 ① 08 ① 09 ⑤ 10 ②

Chapter 06

근육조직과 신경조직

학습목표

1. 근육조직의 구조를 설명할 수 있다.
2. 골격근, 평활근, 심장근의 차이를 설명할 수 있다.
3. 신경계통의 구성을 설명할 수 있다.
4. 신경세포의 구조를 설명할 수 있다.

핵심용어해설

- **간극결합(틈새이음, gap junction)** : 인접 세포와 2~3nm 정도의 틈을 두고 근접해 있는 짧은 원통형 구조물로, 세포 사이의 다양한 물질이 이곳을 통해 서로 이동한다.
- **수상돌기(dendrite)** : 신경세포체에서 뻗어 나온 나뭇가지 모양의 짧은 돌기이다. 다른 신경세포에서 보내오는 전기화학적 신호를 받아들여 신경세포체에 전달하는 역할을 한다.
- **신경세포(뉴런, neuron)** : 신경계통의 구조적 최소단위이면서 물리화학적 자극에 반응하는 흥분성과 이를 다른 세포에 전달하는 전도성을 지닌 기능적 단위이다. 큰 핵을 가진 신경세포체, 수상돌기, 축삭으로 구성된다.
- **신경교세포(neuroglial cell)** : 신경세포 사이에서 신경세포를 구조적으로 지지하는 역할을 하며 신경세포와 혈액 사이에서 영양이나 대사산물 등의 물질교환에 관여한다.
- **연접(시냅스, synapse)** : 신경섬유의 종말부가 다른 신경세포, 근섬유 또는 선세포와 접합하여 흥분전달에 관여하는 부위를 말한다.
- **운동종말판(motor end plate)** : 운동신경의 말단과 근섬유가 접하는 부분에 있는 특수한 신경구조로, 신경에서 오는 자극을 근육에 전달한다.
- **축삭(axon)** : 신경세포체에서 뻗어 나온 하나의 긴 돌기이다. 해당 신경세포의 흥분을 세포체 반대방향에 있는 인접 세포에 전달한다.
- **골격근(skeletal muscle)** : 운동신경의 지배를 받으며 자신의 의지대로 움직일 수 있는 수의근이다.
- **평활근(smooth muscle)** : 심장을 제외한 위, 방광, 자궁 등의 내장이나 혈관의 모든 내장근으로, 의지에 따라 움직일 수 없는 불수의근이며 횡문이 없다.
- **횡문근(striated muscle)** : 골격근이나 심장근과 같이 근섬유에 횡문(가로무늬)이 있는 근육을 말한다.
- **심장근(cardiac muscle)** : 심장벽의 중간층을 형성하는 두꺼운 근육으로, 횡문근이면서 자율신경의 지배를 받는 불수의근이다. 심장근에는 스스로 박동하는 자동성이 있어 쉽게 피로해지지 않는다.
- **수의근(voluntary muscle)** : 의식적으로 움직임을 조절할 수 있는 근육으로, 골격근 외에 피부 내의 피부근, 관절낭에 부착한 관절근 등이 여기에 속한다.
- **불수의근(involuntary muscle)** : 자신의 의지로 움직임을 조절할 수 없는 근육으로, 심장근, 소화기관이나 생식기관의 근육, 혈관벽의 근육 등이 여기에 속한다.

1 근육조직

근육조직(muscular tissue)은 체중의 40~45%를 차지하며 수축과 이완을 통해 인체에서 일어나는 모든 움직임을 담당하는 조직이다. 근육조직은 신체의 움직임뿐만 아니라 호흡, 심장박동, 혈관과 림프관의 수축, 소화계통, 호흡계통, 비뇨계통 등의 운동, 선의 분비작용 등을 담당한다.

1. 근육의 종류

근육조직은 구조와 기능에 따라 횡문을 가진 **골격근**(skeletal muscle), **심장근**(cardiac muscle)과 횡문이 없는 **평활근**(smooth muscle)의 3종류로 나뉜다. 심장근을 제외한 모든 내장근은 평활근에 속한다. 또한, 골격근은 운동신경의 지배를 받아 자신의 의지에 따라 움직일 수 있는 **수의근**(voluntary muscle)이지만, 심장근과 평활근은 자율신경계의 지배를 받아 자신의 의지대로 움직일 수 없는 **불수의근**(involuntary muscle)이다(표 6-1, 6-2).

2. 근육의 구조

표 6-1 근육조직의 종류와 구조

종류		구조	
횡문근	골격근	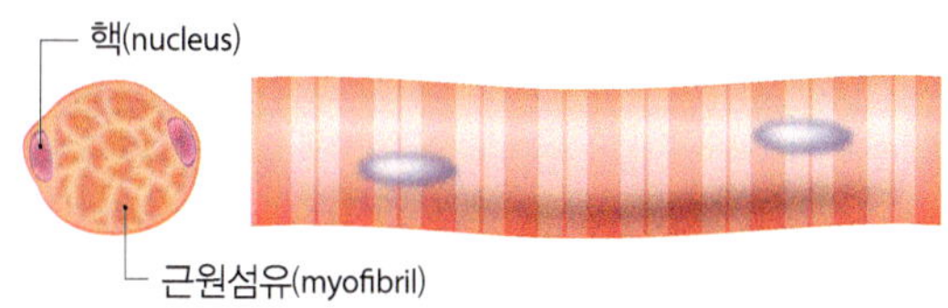	긴 원주형의 다핵세포로 이루어져 있으며 수축단백질이 규칙적으로 배열되어 있고 횡문이 관찰된다.
	심장근	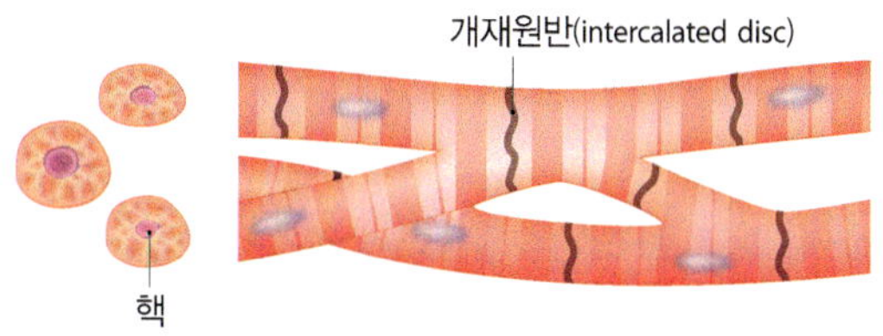	심장의 근육층을 형성하는 근육으로 횡문이 관찰된다. 세포가 개재원반에 의해 강하게 결합되어 전체적으로 그물구조를 만든다.
평활근	내장근	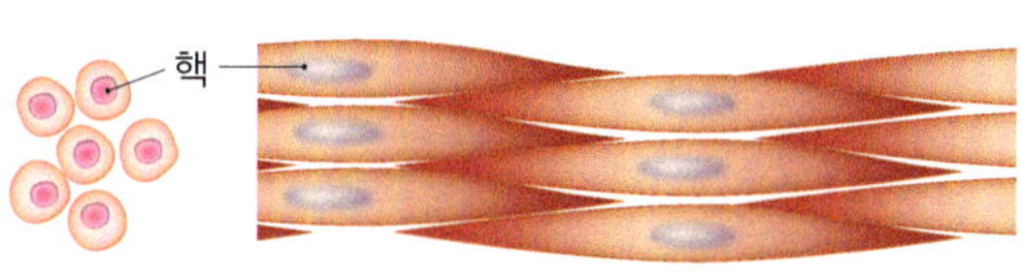	가늘고 긴 방추형 세포로 이루어져 있으며 내장의 근육층을 형성하는데 횡문은 보이지 않는다.

표 6-2 골격근, 심장근, 평활근의 비교

구분	골격근	심장근	평활근
세포 형태	긴 원주형	부정형	긴 방추형
핵	다핵(주변에 위치)	1~2개(중심에 위치)	1개(중심에 위치)
횡문	있음	있음	없음
운동성	수의적	불수의적	불수의적
재생능력	있음	없음	있음
피로	쉽게 피로해짐	쉽게 피로해지지 않음	쉽게 피로해지지 않음
위치	골격	심장	위, 방광, 자궁 등의 내장, 혈관

1) 골격근의 구조

골격근(skeletal muscle)은 운동신경의 지배를 받아 자신의 의지대로 움직일 수 있는 **수의근**이며, 횡문이 있는 횡문근이다. 이 근육은 다른 근육보다 훨씬 빠르고 강력하게 수축할 수 있지만 그만큼 쉽게 피로해진다. 일반적으로 골격근의 끝은 건(힘줄, tendon)을 통해 서로 다른 골격에 부착되어 있어 근육이 수축하면 양쪽 뼈가 서로 가까워진다. 그러나 일부 근육에서는 뼈에서 피부로 이어지는 경우도 있고, 안면근과 같이 뼈나 근막에서 피부로 이어지는 경우도 있다.

골격근은 **근육섬유**(myofiber)로 이루어져 있으며 이 근육섬유는 주로 **근원섬유**(myofibril)로 구성되어 있고, 근원섬유 주변은 세포의 다른 소기관이 둘러싸고 있다. 각 근원섬유는 **액틴**(actin)과 **미오신**(myosin)의 더 작은 근세사(myofilament)로 이루어진다(그림 6-1).

근육섬유는 길이 5~12cm, 굵기 100μm에 달하는 원통 모양으로, 운동신경섬유와 결합해 있어 자신의 의지대로 움직일 수 있다. 신경과의 접합부는 운동종말판(motor end plate)이라는 특수한 구조로 되어 있다. 신경을 지나온 전기적 자극은 운동종말판의 신경종말에서 **아세틸콜린**(acetylcholine)을 분비시키고, 분비된 아세틸콜린에 의해 근세포의 수축이 유도된다.

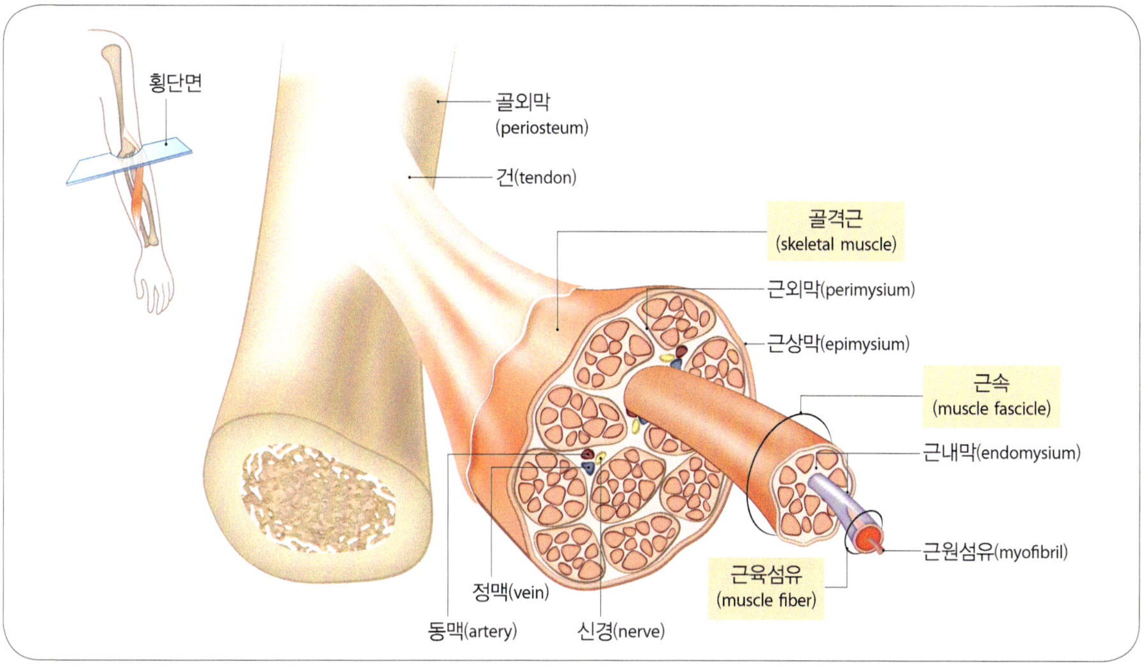

그림 6-1 골격근의 구조

2) 심장근의 구조

심장근(cardiac muscle)은 심장벽의 중간층을 형성하는 두꺼운 근육이다. 골격근과 마찬가지로 횡문이 있는 **횡문근**이면서 평활근처럼 자율신경의 지배를 받는 **불수의근**이다. 따라서 심장근은 골격근과 평활근의 특징을 모두 가지고 있으나 골격근과 크게 다른 점은 심장은 스스로 박동하는 자동성이 있고 쉽게 피로해지지 않는다는 것이다. 심장근의 기능적인 특징은 율동성, 전도성, 흥분성, 수축성이다.

심장근세포는 형태적으로는 분리되어 있지만 기능적으로는 결합되어 있다. 근섬유는 **개재원반**(intercalated disc)에 의해 강하게 결합되어 전체적으로 그물구조를 형성하고 있다(그림 6-2, 표 6-1 참조).

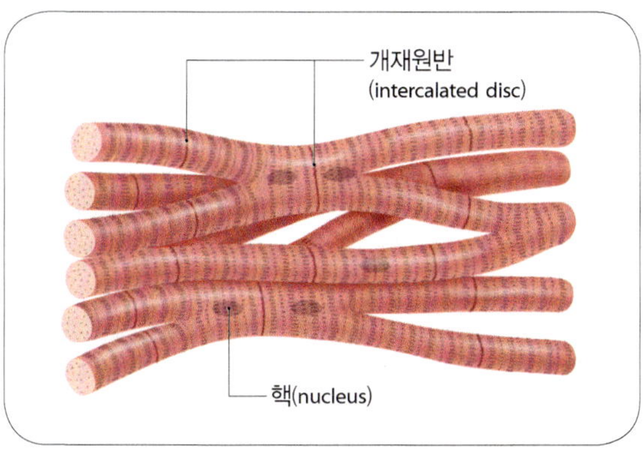

그림 6-2 심근세포

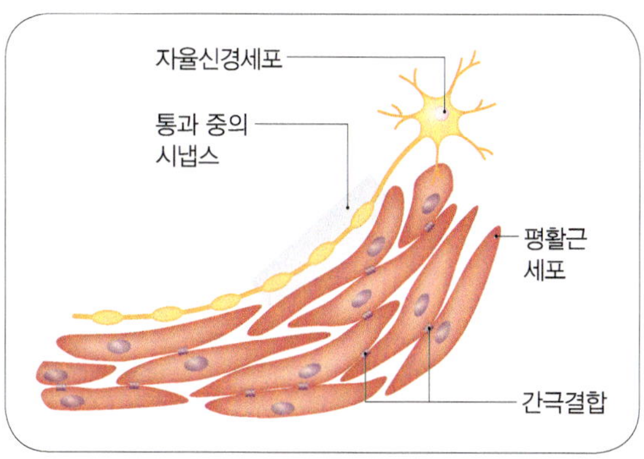

그림 6-3 평활근세포

3) 평활근의 구조

심장을 제외한 위, 방광, 자궁 등의 내장이나 혈관의 모든 내장근이 평활근이다. **평활근**(smooth muscle)은 의지에 따라 움직일 수 없는 **불수의근**으로 횡문이 없다. 평활근의 수축은 피로하지 않게 이루어지며 약간의 에너지만 소비하므로 장시간 지속되는 수축에 적합하다. 평활근은 자율신경의 이중지배(교감신경과 부교감신경)를 받는다.

골격근이나 심장근에 횡문이 관찰되는 것은 액틴과 미오신의 근세사가 규칙적으로 배열되어 있기 때문인데, 평활근에서는 이들 근세사의 배열이 불규칙하기 때문에 횡문으로서 관찰되지 않는다.

평활근은 세포 사이가 **간극결합**(틈새이음, gap junction)으로 연결된 구조이다(그림 6-3).

평활근은 골격근보다 수축속도도 느리고 장력도 약하다.

3. 근육조직의 기능

① 운동기능

근육은 뼈를 움직여서 몸을 움직이는 역할을 한다. 근육의 수축과 이완에 따라 다양한 움직임이 가능하다.

② 자세유지기능

일상생활에서 서 있거나 앉아 있는 동안에도 근육은 지속적으로 수축과 이완을 반복하여 자세를 유지한다.

③ 체온조절기능

근육의 수축은 열을 생성하기 때문에 신체의 온도를 유지하는 역할을 한다.

④ 내장기관 조절기능

평활근은 내장기관의 움직임을 조절하는 역할을 한다. 혈관이나 소화기 등을 조절함으로써 신체의 균형을 유지한다.

⑤ 보호기능

근육은 신체 내부의 기관이나 뼈를 보호한다. 일부 근육은 목이나 복부의 내장기관을 보호하기 위해 발달된다.

2 신경조직

1. 신경조직의 구조

신경조직(nervous tissue)은 전기화학적인 신경신호를 수용하고 전달할 수 있게 특수화된 **신경세포**(뉴런, neuron)와 이 세포를 지지하고 영양을 공급하는 **신경교세포**(neuroglial cell)로 구성된다.

신경조직을 구성하는 신경세포의 종류는 매우 다양하지만, 공통적으로 하나의 신경세포가 감지한 활동전위의 신호를 인접 신경세포로 전달하고 이러한 신경세포의 다발이 모여 신경(nerve)을 형성하게 된다.

1) 신경세포

신경세포(뉴런, neuron)는 신경계통의 구조적 최소단위이면서 물리화학적 자극에 반응하는 흥분성과 이를 다른 세포에 전달하는 전도성을 지닌 기능적 단위이다. 신경세포는 큰 핵을 가진 **신경세포체**(nerve cell body), **수상돌기**(dendrite), **축삭**(axon)으로 구성된다(그림 6-4). 축삭은 실처럼 가늘고 길어서 신경섬유라고도 불린다.

(1) 신경세포체(nerve cell body)

세포의 대사가 일어나는 중심부로, 중추신경계통에서는 회색질(gray substance)을 형성하고, 말초신경계통에서는 신경절(neuroganglion)을 형성한다.

(2) 수상돌기(dendrite)

신경세포체에서 뻗어 나온 여러 개의 비교적 짧은 돌기로, 외부 환경으로부터 오는 자극이나 다른 세포의 신경정보를 신경세포체 방향으로 전달한다. 수상돌기 표면에는 다른 신경세포의 신경종말이 연결되어 **연접**(시냅스, synapse)을 형성한다.

(3) 축삭(axon)

신경세포체에서 뻗어 나온 1개의 긴 돌기로, 해당 신경세포의 흥분을 신경세포체 반대방향에 있는 인접 세포에 전달한다. 축삭 말단에는 신경종말(nerve terminal)이 형성되어 있고, 축삭 외부는 절연성을 지닌 수초(myelin sheath)로 덮인 것도 있고 덮이지 않은 것도 있다. 이러한 수초의 존재 여부에 따라 **유수신경섬유**(myelinated nerve fiber)와 **무수신경섬유**(nonmyelinated nerve fiber)로 구분한다. 그러나 유수신경섬유라도 축삭 전체가 수초에 덮여 있는 것은 아니며 일정한 간격으로 수초가 존재하지 않는 부위가 있는데, 이 부위를 **랑비에결절**(node of Ranvier)이라고 한다.

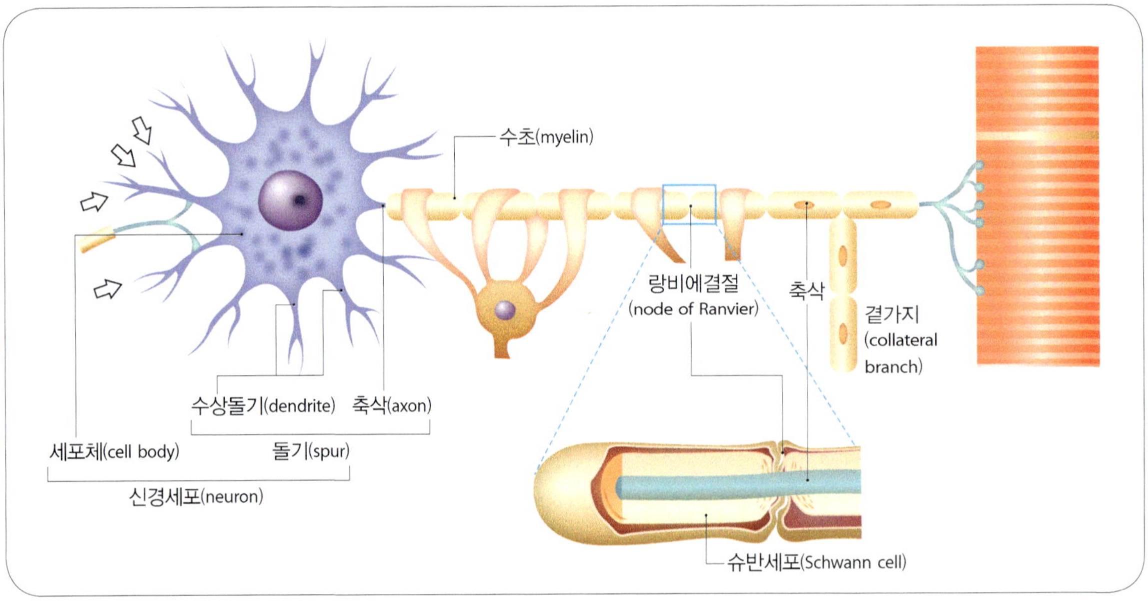

그림 6-4 신경세포의 구조

2) 신경교세포

신경교세포(neuroglial cell)는 신경세포 사이에서 신경세포를 구조적으로 지지하는 역할을 하며 신경세포와 혈액 사이에서 영양이나 대사산물 등의 물질교환에 관여한다. 신경교세포의 종류에는 중추신경계통의 성상세포(astrocyte), 미세교세포(microglia), 뇌실막세포(ependymal cell), 희돌기교세포(oligodendrocyte)와 말초신경계통의 슈반세포(Schwann cell) 등이 있으며, 이들은 신경세포의 기능을 보조하여 신경계통이 원활하게 기능하도록 한다(그림 6-5).

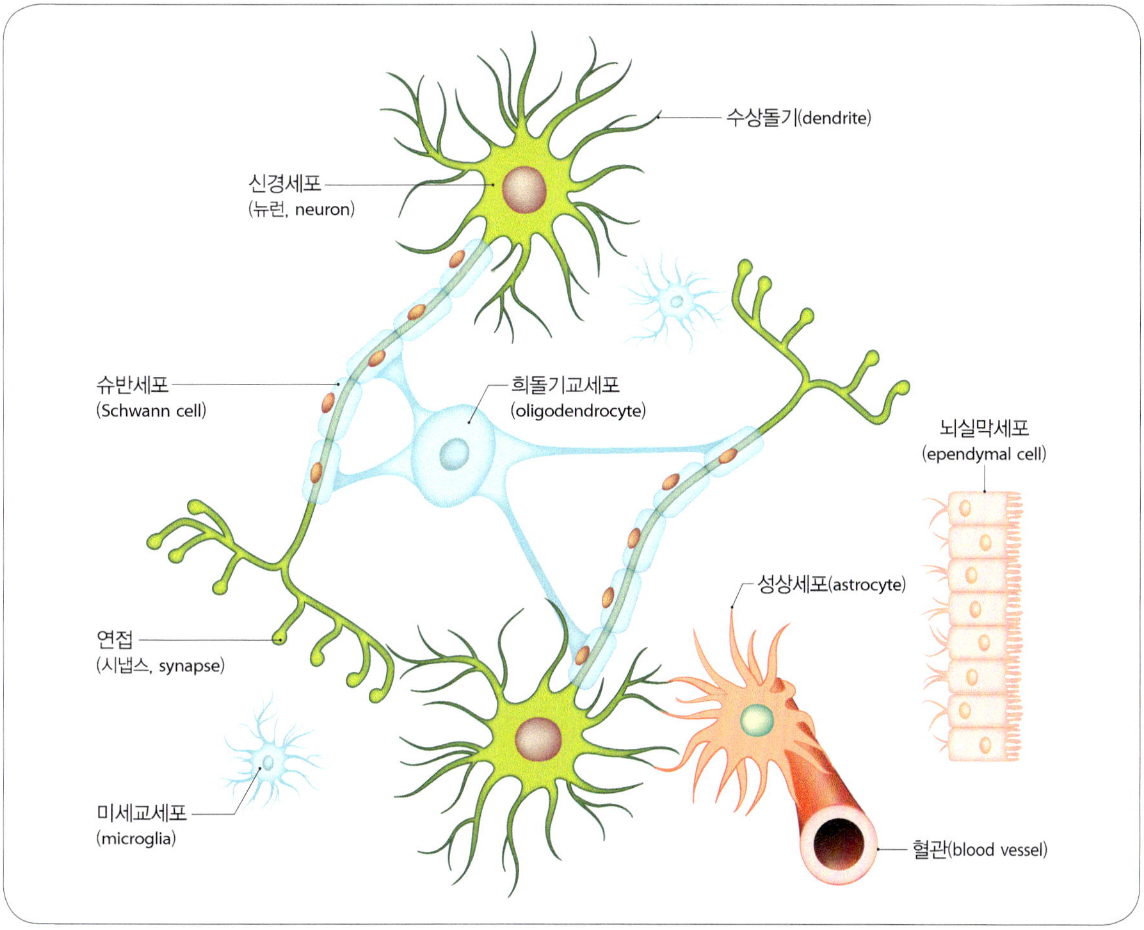

그림 6-5 신경교세포의 종류

2. 신경계통의 구성

신경계통은 내분비계통과 함께 인체를 구성하는 각 기관, 조직, 세포의 활동을 몸 전체로서 통합성을 가지고 기능할 수 있도록 조절한다. 즉, 내부 환경이나 외부 환경에 관한 정보를 수용체(receptor)에서 받아들여 중추로 보내고, 중추는 수용체로부터 들어온 정보를 통합해서 근육이나 분비선 등의 효과기(effector)에 그 기능을 조절하는 신호를 내보낸다.

신경계통은 해부학적 역할에 따라 **중추신경계통**(central nervous system, CNS)과 **말초신경계통**(peripheral nervous system, PNS)으로 나뉜다. 중추신경계통은 뇌(brain)와 척수(spinal cord)로 구성되고, 말초신경계통은 뇌에 연결된 뇌신경(cranial nerve)과 척수에 연결된 척수신경(spinal nerve)으로 구성된다.

또 말초신경계통은 기능에 따라 **체성신경계통**(somatic nervous system, SNS)과 **자율신경계통**(autonomic nervous system, ANS)으로 나뉜다. 체성신경계통은 주로 의식을 통해 작용하며 감각신경(sensory nerve)과 운동신경(motor nerve)으로 구분되고, 자율신경계통은 의지와는 상관없이 자동으로 작용하며 교감신경(sympathetic nerve)과 부교감신경(parasympathetic nerve)으로 구분된다.

Review Test

01. 다음 중 근육조직에 관한 설명으로 옳지 않은 것은?

① 심장근은 횡문근이며 수의근이다.
② 골격근은 횡문근이며 수의근이다.
③ 골격근은 근섬유로 이루어진다.
④ 평활근은 불수의근이며 자율신경의 지배를 받는다.
⑤ 근원섬유는 액틴과 미오신으로 이루어진다.

02. 다음 중 심장근의 특징으로 옳지 않은 것은?

① 횡문근이다.
② 불수의근이다.
③ 자동성을 가진다.
④ 쉽게 피로해진다.
⑤ 기능적 융합체이다.

03. 다음 중 평활근에 관한 설명으로 옳지 않은 것은?

① 불수의근이다.
② 횡무늬가 관찰된다.
③ 근소포체가 존재한다.
④ 자율신경의 지배를 받는다.
⑤ 내장의 근육층을 형성한다.

04. 다음 보기가 설명하는 것은?

> 운동신경의 지배를 받아 자신의 의지대로 움직일 수 있는 수의근이며, 횡문이 있는 횡문근이다. 이 근육은 다른 근육보다 훨씬 빠르고 강력하게 수축할 수 있지만 그만큼 쉽게 피로해진다.

① 골격근 ② 심장근 ③ 내장근 ④ 평활근 ⑤ 자궁근

05. 근육조직의 기능이 바르게 열거된 것은?

가. 운동기능　　　　나. 체온조절기능
다. 보호기능　　　　라. 성장조절기능

① 가, 나　　② 다, 라
③ 가, 나, 다　　④ 나, 다, 라
⑤ 가, 나, 다, 라

06. 말초신경의 수초를 둘러싸고 있는 것은?

① 섬유모세포　　② 슈반세포
③ 대식세포　　④ 세망세포
⑤ 성상세포

07. 다음 괄호 안에 들어갈 단어를 순서대로 연결한 것은?

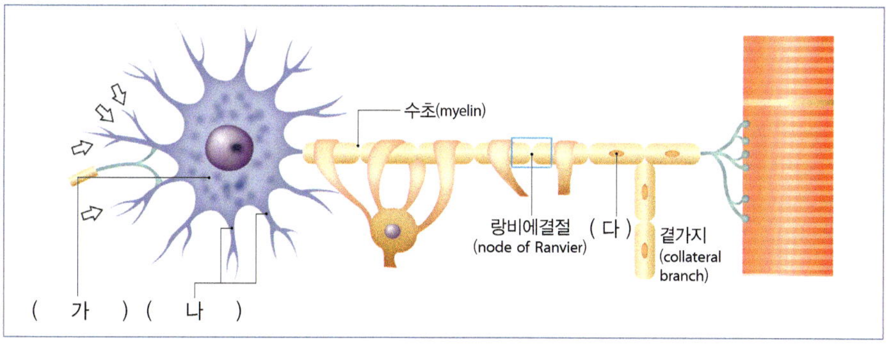

	(가)	(나)	(다)
①	신경세포체	신경돌기	슈반세포
②	신경돌기	신경세포체	신경종말
③	신경교세포	신경돌기	유수신경섬유
④	신경세포체	수상돌기	축삭
⑤	수상돌기	신경세포체	축삭

08. 다음 중 랑비에결절에 관한 설명으로 옳은 것은?

① 활동전위가 시작되는 뉴런 부위이다.
② 시냅스이후막에 위치하는 수용체 단백질 무리이다.
③ 신경세포를 구조적으로 지지하는 역할을 하는 세포이다.
④ 시냅스 말단에 위치하며 신경전달물질이 들어 있는 소포이다.
⑤ 슈반세포의 축삭 외부에 수초가 존재하지 않는 절연 부위이다.

O× 문제

09. 뇌신경(cranial nerve)과 척수신경(spinal nerve)은 중추신경계통이다. (   )

10. 교감신경(sympathetic nerve)과 부교감신경(parasympathetic nerve)은 의식을 통해 작용한다. (   )

정답 01 ① 02 ④ 03 ② 04 ① 05 ③ 06 ② 07 ④ 08 ⑤ 09 × 10 ×

Chapter 07

피부

학습목표

1. 피부의 기본 구조와 기능에 대하여 설명할 수 있다.
2. 표피를 형성하는 구조물의 특징을 설명할 수 있다.
3. 진피를 형성하는 구조물의 특징을 설명할 수 있다.

핵심용어해설

- **각질층(horny layer)** : 표피에서 가장 위에 있는 층으로, 핵이 없고 케라틴(keratin)으로 채워진 20~30겹의 각질형성세포가 밀착해 있어서 미생물의 침입을 막고 수분 증발을 억제하는 장벽 역할을 한다.
- **과립층(granular layer)** : 세포질 속에 뚜렷한 입자가 있는 3~5겹의 각질형성세포층으로, 투명층 바로 아래에서 관찰되며 이 층에서 각질화가 시작된다.
- **관상선(tubular gland)** : 선세포가 모여 있는 종말부가 관 모양으로 생긴 외분비선의 하나로, 타액선 등이 있다.
- **기저층(basal layer)** : 표피에서 가장 아래에 있는 층으로, 1겹의 입방세포 또는 짧은 원주세포가 배열되어 있다. 각질형성세포, 멜라닌세포, 랑게르한스세포, 메르켈세포 등이 있다.
- **망상층(reticular layer)** : 진피의 대부분을 차지하는 층으로 유두층 아래에 있으며 불규칙한 치밀결합조직으로 이루어진다. 교원섬유와 탄력섬유가 풍부하며 모낭, 피지선과 한선, 신경, 혈관 등이 분포한다.
- **멜라닌세포(melanocyte)** : 멜라닌(melanin) 색소를 생성하여 다수의 멜라닌 과립을 형성함으로써 피부, 털 등에 흑색이나 갈색의 색을 부여하는 세포이다.
- **유극층(spinous layer)** : 표피에서 가장 두꺼운 층으로, 여러 겹의 각질형성세포가 부착반점을 통해 서로 결합되어 있다. 세포와 세포 사이에 림프액이 흘러 피부세포에 영양을 공급한다.
- **유두층(papillary layer)** : 진피의 상층으로 성긴결합조직으로 이루어지며, 진피유두를 형성하여 표피와 진피를 잇는 역할을 한다. 모세혈관이 많아 표피의 기저층에 산소와 영양을 공급하고, 여러 종류의 신경종말이 분포한다.
- **진피(dermis)** : 표피 아래에 있는 가장 두꺼운 층으로 표피 두께의 약 15~40배 정도이다. 교원섬유와 탄력섬유가 많은 결합조직이며 혈관과 신경이 풍부하다. 면역세포를 함유하고 있어 생체방어기전에도 관여한다.
- **투명층(clear layer)** : 각질층 바로 아래에 위치하는 층으로 생명력이 없는 무색 무핵의 세포로 구성되며, 손바닥과 발바닥에만 존재한다.
- **피하조직(hypodermis)** : 진피보다 더 심층에 위치하는 결합조직층으로, 대부분 지방세포로 구성된다. 체온 저하를 방지하고 외부로부터 받은 충격에 대한 쿠션 역할을 한다.

1 피부

인체의 전체 표면을 덮는 피부와 피부 부속기관을 일컬어 외피(integumentum)라고 한다. 피부의 총면적은 약 1.6m²이고, 무게는 피하조직을 포함해서 약 9kg으로 체중의 약 15%를 차지한다. 피부는 외부 환경으로부터 인체를 보호하는 큰 기관 중 하나로, 화상으로 인해 피부의 상당 부분이 손상되면 체액을 상실하여 생명이 위험해진다. 또한 피부에는 수분이나 지방을 축적하는 능력이 있으며 피부 혈관의 확장과 수축, 발한을 통해 체온을 조절하는 능력이 있다. 피부에는 다수의 신경종말(nerve ending)이 존재하는데, 이들 신경종말은 통각, 온 · 냉각, 일반 촉각 등에 관여한다(그림 7-1).

피부의 두께는 약 1~4mm로, 얇은 곳은 안검, 이개, 귀두, 음낭 등이고, 두꺼운 곳은 손바닥과 발바닥의 발꿈치이다. 남성보다 여성, 성인보다 소아가 일반적으로 피부가 얇다.

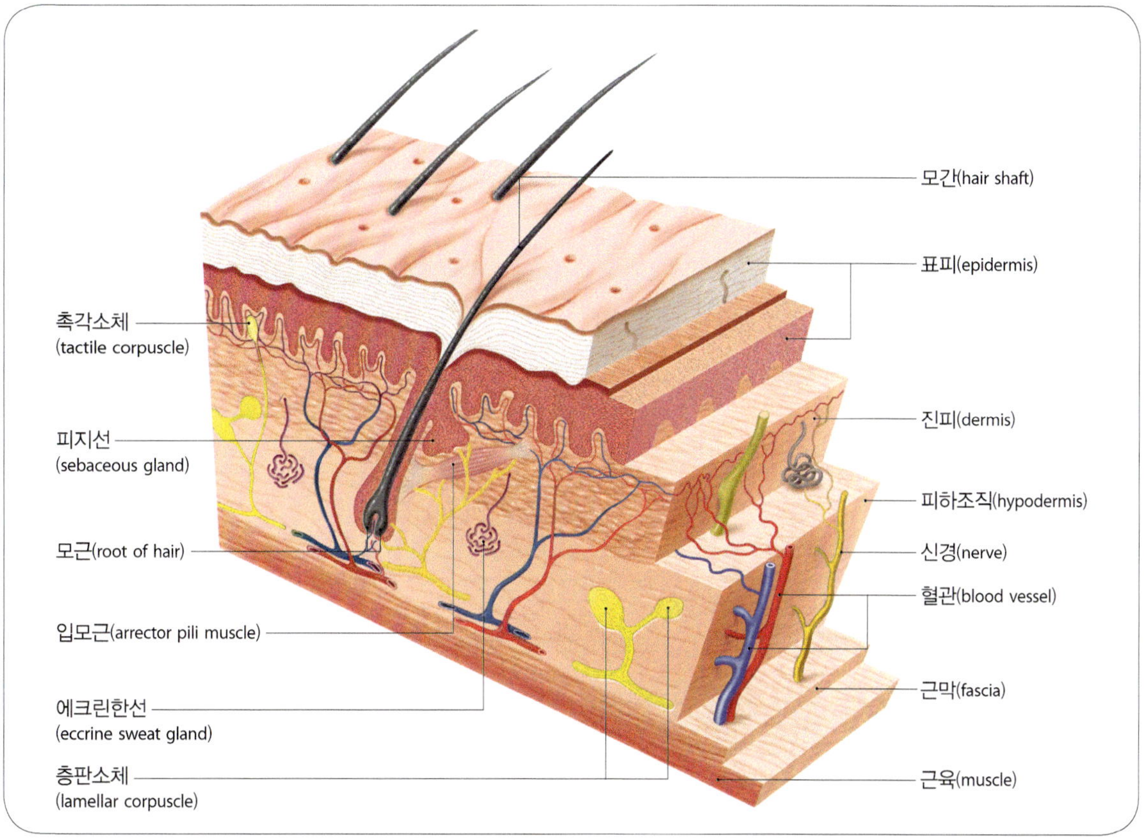

그림 7-1 피부의 구조

1. 피부의 구조

피부는 표면에서부터 **표피**(epidermis), **진피**(dermis), **피하조직**(hypodermis)의 3층으로 구성된다. 표피에는 다양한 피부 부속기관이 있는데, 털이 대표적이며 한선, 피지선 등도 분포한다. 또한 손발톱도 표피에서 유래한다.

피부 표면은 매끄럽지 않으며 가는 고랑이나 주름, 융기가 있다. 규칙적인 융기와 고랑이 손바닥이나 발바닥에서 관찰되며 이것이 지문과 손금을 만든다. 개인차가 커서 개인 식별에 이용된다.

피부의 색은 피부에 존재하는 색소세포(멜라닌세포, melanocyte)가 생산하는 멜라닌(melanin)의 양에 따라 달라지는데, 멜라닌을 생산하는 세포의 양이 너무 많으면 피부가 착색되며 점(모반, nevus)이 생기기도 한다.

1) 표피

피부의 가장 바깥층인 **표피**(epidermis)는 0.1~1mm 두께의 **각질중층편평상피**(keratinized stratified squamous epithelium)로 이루어진다. **각질화**(cornification; 케라틴을 세포 안에 축적하여 경화하는 현상)를 통해 외부에서 가해지는 침습에 대해 신체를 보호한다. 가장 심부에 있는 기저층에서는 분열을 일으켜 새로운 표피세포가 만들어지고, 그 세포가 케라틴을 생성하면서 표층으로 이동하여 결국 때로 벗겨진다.

표피의 조직은 심층에서부터 **기저층**(basal layer), **유극층**(spinous layer), **과립층**(granular layer), **투명층**(clear layer), **각질층**(horny layer)으로 구분할 수 있다. 표피의 모세포 외에 기저층에는 멜라닌색소를 생성하는 멜라닌세포(melanocyte)가 관찰된다. 표피에는 혈관이 분포하지 않는다(그림 7-2).

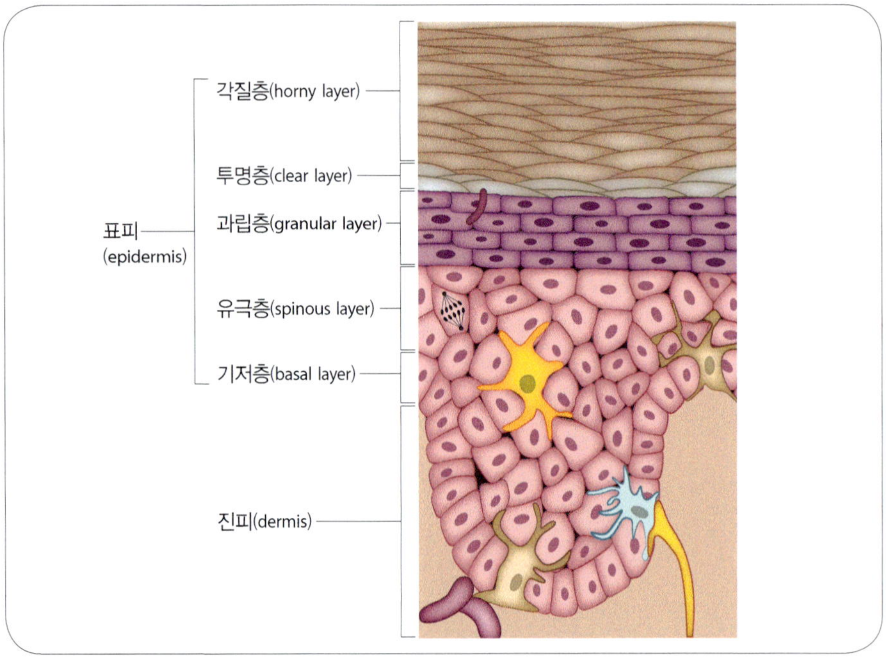

그림 7-2 **표피의 구조**

(1) 각질층(horny layer)

표피에서 가장 위에 있는 층으로, 핵이 없고 케라틴(keratin)으로 채워진 20~30겹의 각질형성세포가 밀착해 있다. 각질층은 매우 건조하고 매우 단단하게 결합해 있어 미생물의 침입을 막고 수분 증발을 억제하는 방어벽 역할을 한다. 표피에 가까울수록 세포간 결합이 느슨해져 탈락한다(부착반 상실). 각질층은 손바닥이나 발바닥에서 가장 두껍고 눈꺼풀에서 얇다.

(2) 투명층(clear layer)

각질층 바로 아래에 위치하는 층으로 생명력이 없는 무색 무핵의 세포로 구성되며, 손바닥과 발바닥에만 존재한다.

(3) 과립층(granular layer)

세포질 속에 뚜렷한 입자가 있는 3~5겹의 각질형성세포층으로 각질을 구성하는 전구물질이며 호염기성 과립이 나타난다. 투명층 바로 아래에서 관찰되며 이 층에서 각질화가 시작된다.

(4) 유극층(spinous layer)

표피에서 가장 두꺼운 층으로, 여러 겹의 각질형성세포가 부착반점을 통해 서로 결합되어 있다. 그 형태가 가시처럼 관찰되어 유극층이라고 불린다. 세포와 세포 사이에 림프액이 흘러 피부세포에 영양을 공급한다.

(5) 기저층(basal layer)

표피에서 가장 아래에 있는 층으로 진피와의 경계부위이며, 한겹의 입방세포 또는 짧은 원주세포가 배열되어 있다. 기저층에는 각질형성세포, 멜라닌세포, 랑게르한스세포, 메르켈세포 등이 있다. 기저층의 각질형성세포는 활발하게 분열하여 새로운 세포를 위층으로 보내는 역할을 한다.

유극층과 기저층을 합쳐서 배아층이라고 한다.

2) 진피

진피(dermis)는 표피 아래에 있는 가장 두꺼운 층으로 표피 두께의 약 15~40배 정도이다. 교원섬유와 탄력섬유가 많은 결합조직이며 혈관과 신경이 풍부하다. 표피와의 경계는 매끄럽지 않으며 진피 쪽에서 유두(papilla)라고 하는 무딘 돌기가 나와서 표피와 서로 맞물린다. 유두에는 혈관과 신경소체가 있고 표피와 진피의 접촉 면적을 늘리며 이를 통해 표피의 유지에 작용한다. 진피와의 접촉이 단절된 표피세포는 증식능력을 잃고 각질화된다. 진피의 세포성분에는 섬유모세포 외에도 면역세포를 함유하고 있어 생체방어기전에도 관여한다.

진피는 크게 **유두층**(papillary layer)과 **망상층**(reticular layer)으로 구분된다(그림 7-3).

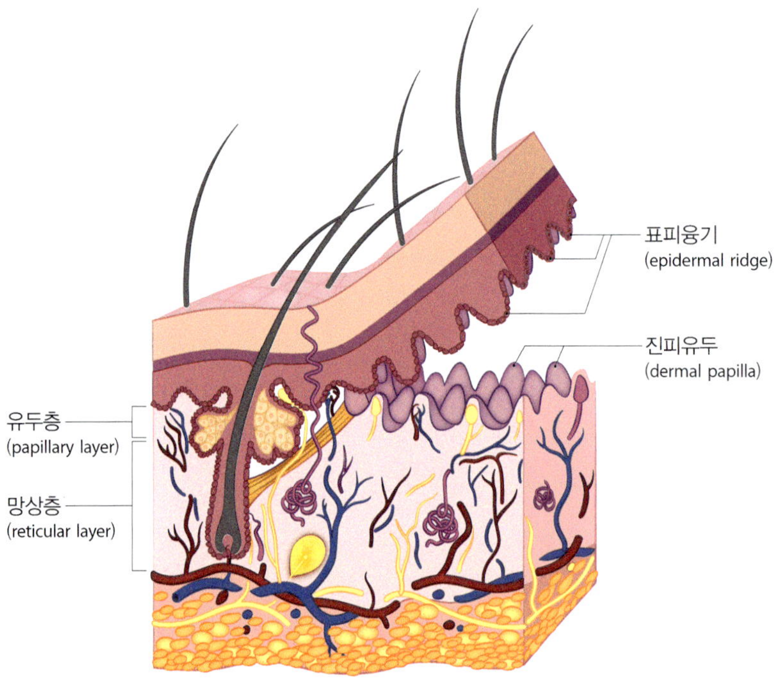

그림 7-3 진피의 구조

(1) 유두층(papillary layer)

진피의 상층으로 진피가 표피를 향해 돌출된 부위로 혈관과 신경이 가급적 표피에 쉽게 접근하기 위한 구조로 되어 있다. 성긴결합조직으로 이루어지며, 진피유두를 형성하여 표피와 진피를 잇는 역할을 한다. 망상층보다 모세혈관이 많아 표피의 기저층에 산소와 영양을 공급한다. 또한 여러 종류의 신경종말이 분포한다. 대식세포와 비만세포가 관찰된다.

(2) 망상층(reticular layer)

진피의 대부분을 차지하는 층으로 유두층 아래에 있으며 불규칙한 치밀결합조직으로 이루어져 있다. 교원섬유와 탄력섬유가 풍부하나 연령증가에 따라 탄력섬유가 감소된다. 모낭, 피지선과 한선, 신경, 혈관 등이 분포하며, 섬유 사이에 수분을 다량 함유하고 있어 피부에 팽창성과 탄력성을 부여한다.

3) 피하조직

피하조직(hypodermis)은 진피보다 더 심층에 위치하는 결합조직층으로, 대부분 지방세포로 구성되어 있다. 지방세포는 열 상실에 따른 체온저하를 방지함과 동시에 외부로부터 받은 충격에 대한 쿠션 역할도 한다. 또 피하조직에는 근육과 피부를 느슨하게 연결하는 작용이 있어 근육과 피부의 운동이 서로 방해되지 않도록 돕는다. 또 수분을 함유하는 성질이 있어 부종(edema) 시에는 여기에 수분이 고인다.

2. 피부의 기능

피부는 여러 가지 외부의 자극으로부터 인체를 보호할 뿐만 아니라 촉각이나 온도감각 등 다양한 감각을 수용한다. 또한, 피부에 분포하는 혈관을 통해 열을 몸 바깥으로 방출하여 체온을 일정하게 유지시키는 등 많은 기능을 한다.

① 보호기능

- 부상과 외상으로부터 인체를 보호한다.
- 유해한 화학물질, 미생물, 독소, 과도한 열이나 추위로부터 보호한다.
- 자외선으로부터 보호한다.

② 배설과 흡수기능

- 요소 등의 화학물질이 포함된 노폐물을 땀과 함께 배출한다.
- 기름샘에서 배출되는 피지는 표피와 모발을 매끄럽게 하고 피부의 방수처리에 도움을 준다.
- 피부에 붙이는 접착 패치를 사용하는 방법으로 특정 화학물질 및 약물을 흡수한다.

③ 감각기능

- 촉각, 압력감각, 진동감각, 온도감각, 통각 등의 감각을 수용한다.

④ 체온조절기능

- 모세혈관 작용과 땀의 분비를 통해 체온을 조절한다.

⑤ 비타민 D 합성기능

- 자외선에 노출되면 비타민 D의 활성형인 칼시트리올(calcitriol)을 형성한다.

2 피부 부속기관

피부 부속기관(skin appendage)은 표피의 상피에서 유래한 것으로 털, 손발톱, 피부의 외분비선 등이 있다. 털이나 손발톱은 각질화해서 죽은 상피세포로 이루어지지만, 외분비선은 살아 있는 상피세포로 이루어진다.

1. 털

털(hair)은 온몸의 피부에 있는 각질기관으로, 피부를 보호하고 보온할 뿐만 아니라 촉각에 관여한다.

가늘고 부드러운 솜털은 온몸에 있지만, 굵고 단단한 털은 머리카락, 눈썹, 속눈썹, 수염, 귀털, 코털, 겨드랑털, 음모 등 신체의 일정 장소에 형성되며, 또 사춘기 이후에 발달하는 것도 있다. 털이 없는 신체 표면은 입, 입술, 손바닥, 귀두, 음경꺼풀 내면, 소음순 등이다.

피부 표면으로 나온 부분을 **모간**(hair shaft)이라고 하고, 숨겨진 부분을 **모근**(root of hair)이라고 한다. 모간은 **모낭**(hair follicle)에 싸여 있으며 모낭은 표피가 움푹 패인 상피성 모낭과 그 주위를 둘러싸는 결합조직성 모낭으로 이루어진다(그림 7-4).

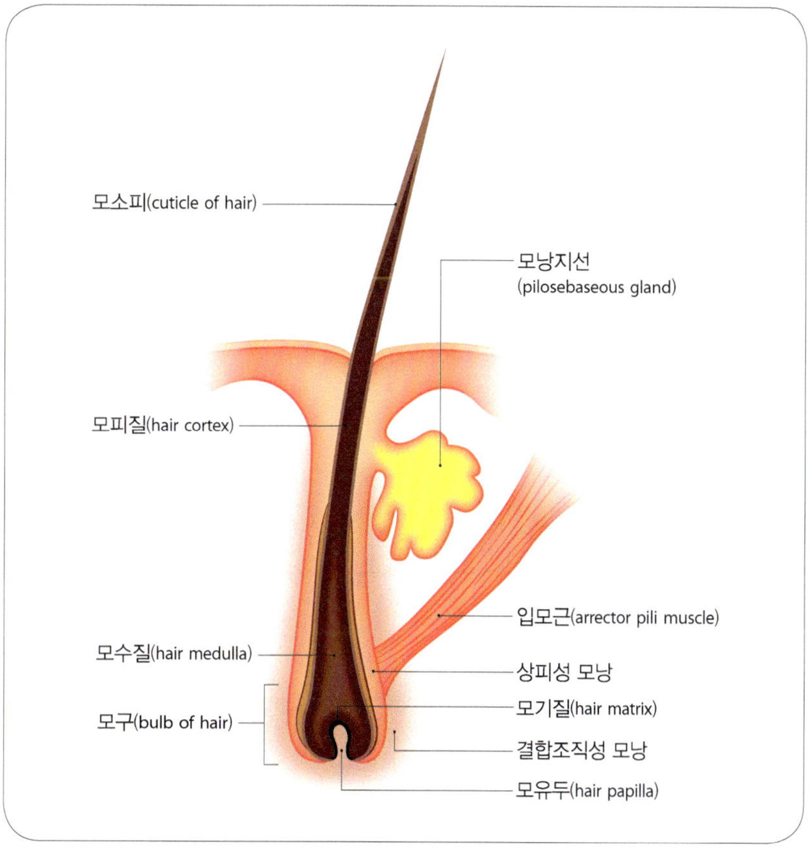

그림 7-4 **털의 구조**

2. 손발톱

손발톱(nail)은 표피의 각질이 판 모양으로 변한 것으로, 손발가락 끝마디의 등면에서 관찰된다. 손발가락을 보호하고 촉각에도 관여하는데, 손발톱이 없으면 손발가락의 감각은 현저하게 저하된다.

손발톱은 각질층에 해당하는 조판(nail plate)과 심부의 표피층인 조기질(nail matrix)로 구성된다. 조판은 표면에서 보이는 조체(nail body)와 피부에 가려진 조근(nail root)으로 구분된다(그림 7-5).

조기질은 표피의 배아층(기저층, 유극층)에 해당하며 특히 조근 부분에서 두껍게 발달한다. 손발톱은 이곳에서 하루 약 0.1mm씩 새로 만들어지고 성장한다. 그러므로 조기질이 파괴되면 손발톱은 다시 자라지 않게 된다.

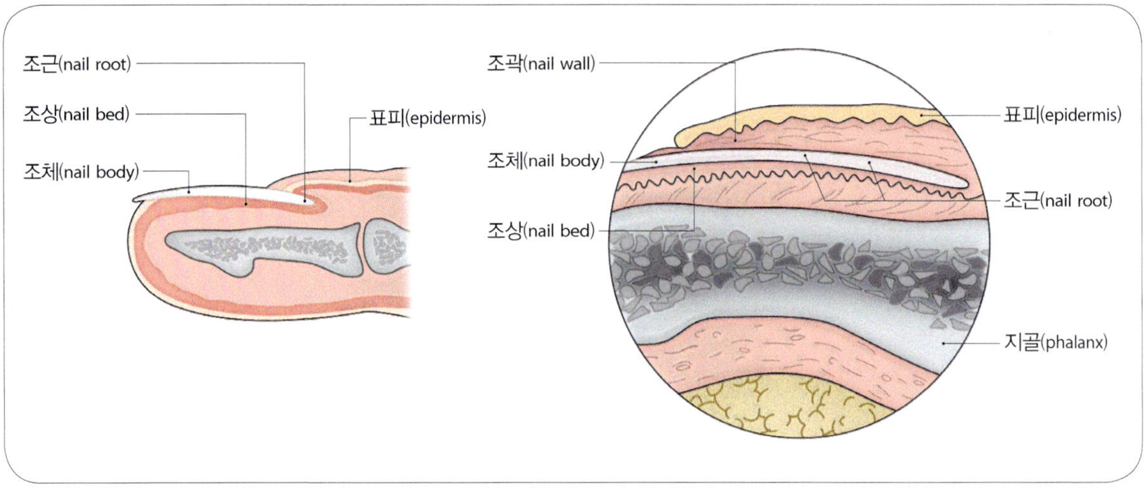

그림 7-5 손발톱의 구조

3. 피부선

피부에는 한선(땀샘)과 피지선(기름샘)의 2종류 선(gland)이 있다. 한선에서는 땀(sweat)을 만들고 피지선에서는 피부기름을 만드는데, 두 유형 모두 표피에서 유래되었으나 진피 속에 위치한다.

1) 한선

한선(땀샘, sudoriferous gland)은 진피에서 피하조직까지 뻗어 있으며 땀을 분비한다. 사람에게는 에크린한선(eccrine sweat gland)과 아포크린한선(apocrine sweat gland)이 있는데, 보통 한선이라고 하면 **에크린한선**(eccrine sweat gland)을 가리키는데 땀의 99%는 수분이며, 고형성분의 1/4은 염화나트륨이다.

한선은 온몸에 분포하는데 손바닥, 발바닥, 이마부위, 등, 팔다리가 펴지는 쪽에 많이 분포한다.

아포크린한선(apocrine sweat gland)은 신체의 일정 부위에 분포하는데 분비물은 특별한 냄새나 색을 나타내는 경우가 많으며, 귀지선, 액와선, 유륜선, 항문선 등이 있다.

2) 피지선

피지선(sebaceous gland)은 피지를 분비하며, 피부나 털의 부드러움을 유지하는 역할을 한다. 피지선은 얼굴과 두피에 가장 많이 분포되어 있지만 가슴이나 생식기 등에도 분포되어 있다.

Review Test

01. 표피의 구성과 설명이 옳게 연결된 것은?

① 각질층 – 각질형성세포층으로 이 층에서 각질화가 시작된다.
② 투명층 – 생명력이 없는 무색 무핵의 세포로 구성되며 손바닥과 발바닥에만 존재한다.
③ 과립층 – 핵이 없고 케라틴으로 채워진 20~30겹의 각질형성세포가 밀착해 있다.
④ 유극층 – 각질형성세포와 멜라닌세포를 함유한다.
⑤ 바닥층 – 세포와 세포 사이에 림프액이 흘러 피부세포에 영양을 공급한다.

02. 표피에 관한 설명으로 옳은 것은?

① 유두층은 과립층을 향해 돌출된 부분이다.
② 멜라닌세포가 관찰되는 곳은 각질층이다.
③ 각질층에서는 핵 주위에 호염기성 과립이 나타난다.
④ 과립층에서 각질형성세포가 관찰되며, 각질화가 시작된다.
⑤ 유극층은 1개 층으로 구성되며 부착반점을 통해 서로 결합되어 있다.

03. 표피에서 가장 두꺼운 층으로 세포 형태가 가시처럼 관찰되는 층은?

① 각질층 ② 투명층 ③ 과립층 ④ 망상층 ⑤ 유극층

04. 표피를 구성하는 여러 층 가운데 세포분열이 일어나는 곳은?

① 각질층 ② 투명층 ③ 과립층 ④ 유극층 ⑤ 기저층

05. 다음 보기가 설명하는 것은?

- 진피의 위층으로 성긴결합조직으로 이루어진다.
- 진피유두를 형성하여 표피와 진피를 잇는 역할을 한다.
- 섬유 사이에 수분을 다량 함유하고 있어서 피부의 팽창성과 탄력성을 좌우한다.

① 유두층 ② 망상층 ③ 유극층 ④ 기저층 ⑤ 과립층

06. 피부의 구조 중 성격이 다른 것은?

① 유극층 ② 망상층 ③ 각질층 ④ 기저층 ⑤ 과립층

07. 다음 중 피부의 기능이 아닌 것은?

① 부상과 외상으로부터 인체를 보호한다.
② 모세혈관 작용과 땀의 분비를 통해 체온을 조절한다.
③ 피부의 멜라닌 색소, 땀 등은 자외선으로부터 피부를 보호한다.
④ 자외선에 노출되면 비타민 A를 합성하여 대사조절에 사용한다.
⑤ 노폐물을 땀과 함께 배출하며 특정 화학물질이나 약물을 흡수한다.

08. 인체에서 피부 표면과 통하는 한선으로 주성분이 수분인 분비물을 생성하는 것은?

① 유선 ② 피지선
③ 귀지선 ④ 에크린한선
⑤ 아포크린한선

09. 진피에 대한 설명으로 옳은 것은?

① 표피 아래에 있는 가장 얇은 층이다.
② 혈관과 신경이 풍부하다.
③ 망상층에는 대식세포와 비만세포가 관찰된다.
④ 유두층은 진피의 대부분을 차지한다.
⑤ 유두층은 피부에 팽창성과 탄력성을 부여한다.

정답 01 ② 02 ④ 03 ⑤ 04 ⑤ 05 ① 06 ② 07 ④ 08 ④ 09 ②

Part II

발생학

Chapter 08

일반 발생

학습목표

1. 수정과 착상과정을 설명할 수 있다.
2. 이배엽성 배반의 형성과정을 설명할 수 있다.
3. 삼배엽성 배반의 형성과정을 설명할 수 있다.
4. 외배엽의 발달과정과 외배엽성 기관들을 설명할 수 있다.
5. 외배엽성 중간엽의 형성과정을 설명할 수 있다.
6. 중배엽의 발생과정을 설명할 수 있다.
7. 중배엽성, 내배엽성 기관들을 설명할 수 있다.

핵심용어해설

- **착상(implantation)** : 수정된 배아가 자궁내막에 부착하여 모체로부터 산소와 영양분을 받을 수 있는 상태를 말한다.
- **발생(genesis)** : 정자와 난자가 수정된 수정란(fertilized egg)이 분열되면서 신체를 형성해가는 과정이다.
- **분할(난할, cleavage)** : 수정란에서 연속적으로 빠르게 일어나는 세포분열을 말한다. 분할이 일어나는 동안 세포는 크기의 성장 없이 세포분열만 일어나기 때문에 분할이 진행될수록 세포의 크기는 점점 작아진다.
- **내배엽(endoderm)** : 배엽형성의 결과 세포들이 배반 안쪽으로 이동해 들어와서 형성되는 삼배엽 중 가장 안쪽에 위치한 배엽으로 폐, 췌장, 간 등 호흡 및 소화기관으로 분화한다.
- **외배엽(ectoderm)** : 배엽형성의 결과 형성된 삼배엽 중 배아의 가장 바깥을 덮는 세포층이며, 전신의 표피, 한선, 유선 및 중추신경계로 분화한다.
- **중배엽(mesoderm)** : 배엽형성의 결과 형성된 삼배엽 중 외배엽과 내배엽 사이에 위치한 중간층으로, 전신의 결합조직, 근육, 뼈 등으로 분화한다.
- **배아모체(속세포덩이, embryoblast)** : 매우 초기 단계의 배아에 들어 있는 세포 덩어리로, 장차 배아(embryo)에서 태아(fetus)로 발달하게 된다.
- **신경능선세포(neural crest cell)** : 초기 발생과정에서 신경관이 닫힌 후 피부조직으로 분화가 이루어지는 비신경계 외배엽과 신경관 사이에서 형성되는 외배엽 유래 세포이다.
- **원시선(primitive streak)** : 배반의 위판과 아래판의 세포층 사이에 약간의 틈이 생기기 시작해서 위판의 말단부근에 나타나는 고랑 같은 구조를 말하며, 수정란의 좌우 대칭 형성과 배엽형성 과정을 결정한다.
- **척삭(notochord)** : 중배엽성 초자연골 유사의 막대 모양 구조체로, 척추가 형성될 때까지 임시 척추와 같은 역할을 하며 그 뒤쪽으로 신경판(neural plate)을 유도한다.
- **배아기(embryonic period)** : 보통 수정 후 2~8주간을 말하며, 세포의 증식과 이동, 일부 세포군의 분화, 배아의 중요한 내·외부 구조물이 분화되는 형태형성(morphogenesis)이 일어난다.
- **태아기(fetal period)** : 수정 후 9주부터 출생까지의 기간을 말하며, 모든 기관계통이 출현하여 사람의 형상을 갖추면 이때부터 태아(fetus)라고 한다. 이 시기에는 기관이 성장 및 분화하여 모체로부터 벗어나 스스로 생존할 수 있는 능력을 서서히 갖추게 된다.

1 생식자 발생

사람의 신체는 200종류 60조 개에 이르는 세포로 구성되는데, 그 기원은 **수정란**(fertilized egg)이라는 1개의 세포이다. 이 수정란이 분열되면서 신체를 형성해가는 과정을 **발생**(genesis)이라고 하는데, 발생은 세포 수의 증가뿐만 아니라 다양한 기능을 가진 세포로의 변화인 **분화**(differentiation)도 일어난다. 즉, 수정으로 시작되는 발생은 단일 세포에서 특정 기능을 가진 세포, 조직, 기관을 형성하는 과정이며, 나아가 개체를 만들어내는 기전이라 할 수 있다.

1. 정자

1) 정자 형성

정자(sperm)는 고환의 곡정세관에서 감수분열을 한 후 만들어지는 특수한 형태의 세포이다. 감수분열에 들어가기 전에는 **정조세포**(spermatogonia), 감수분열에 들어가면 **정모세포**(spermatocyte), 감수분열이 끝나면 **정자세포**(spermatoblast/spermatid)로 명칭이 바뀐다(그림 8-1). 염색체 수는 정조세포가 2n, 일차정모세포가 4n, 이차정모세포가 2n, 정자세포가 1n(n이라고도 함)이 되어 절반이 된다(반수체, haploid). 정자세포는 가는 끈과 같은 세포질로 서로 연결되어 있는 것이 특징이다.

정자세포는 DNA의 응축 구조를 바꾸어 핵을 소형화하고 세포질의 대부분을 버리면서 머리부위, 중간부위, 꼬리부위(편모부)의 세 구조로 된 정자로 형태를 바꾼다. 이 변화 과정을 **정자형성**(spermiogenesis)이라고 한다. 정조세포에서 정자까지의 감수분열과 분화를 돕는 영양세포는 **세르톨리세포**(Sertoli cell)이다(그림 8-2).

2) 정자의 이동

완성된 정자는 세르톨리세포를 벗어나 고환 바깥에 있는 부고환(epididymis)에 모여 그곳에서 2~3일 동안 성숙한다. 성적 흥분이 일어나면 정자는 정관을 빠르게 이동하여 방광 배면에서 전립선(prostate)으로 들어간다. 그 후 요도로 들어가는 부분에서 전립선액과 정낭액이 정액장액에 더해져 정액(seminal fluid)이 되어 사정을 통해 몸 밖으로 분비된다.

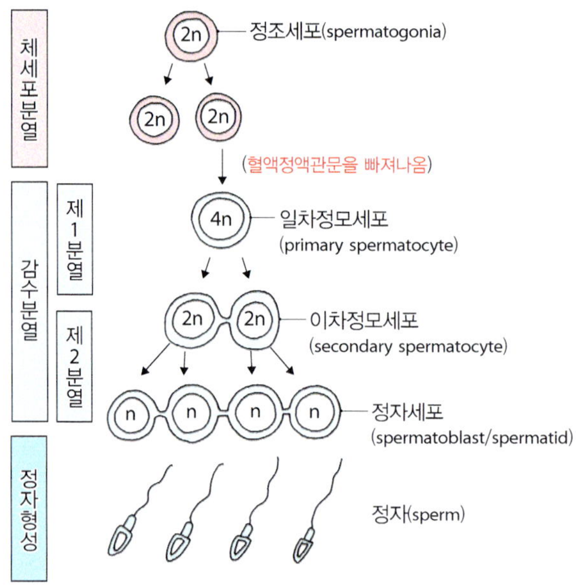

그림 8-1 정자 형성

2. 난자

1) 난자 형성

난자(ovum)는 난소(ovary) 안에서 감수분열을 하면서 형성되는 거대한 세포이다(그림 8-2). 감수분열에 들어가기 전에는 **난조세포**(oogonia), 감수분열에 들어가면 **난모세포**(oocyte)라고 한다.

난자의 감수분열에는 2번의 정지 시점이 있는데, 제1감수분열 전기와 제2감수분열 중기이다. 만약 여아라면 모체의 태내에 있던 시기부터 복부의 난소 내에서 난자형성이 시작되어, 난조세포가 모두 제1감수분열 전기에서 정지된 상태로 태어난다. 이 정지상태가 해제되는 시기가 월경(생리)이 시작되는 사춘기이며, **월경주기**(menstrual cycle)는 일정 수의 난모세포가 28일 간격으로 감수분열의 정지를 풀고 급격하게 크기를 늘려가는 과정이라고 할 수 있다.

난모세포의 성장을 돕는 영양세포를 난포상피세포라고 하며, 하나의 난모세포를 중심으로 다수의 난포상피세포가 감싸듯이 모여 **난포**(follicle)라는 구체를 형성한다. 난포는 난모세포의 성장과 난포상피세포의 증식으로 성숙 난포로 성장하여 월경 후 14일째에 배란이 일어난다.

2) 난자의 이동

배란(ovulation)이란 성숙난포 안의 난모세포가 난포를 터트리고 난소 밖으로 나오는 것을 말하는데, 이때의 난자는 두 번째 정지 지점인 제2감수분열 중기에 머물러 있다. 즉, 난자라고 하지만 실제로는 이차난모세포(secondary oocyte) 상태이다. 배란된 난자는 난관채를 통해 난관으로 들어가 난관팽대부까지 이동한 후 그곳에서 정자를 기다린다(그림 8-3).

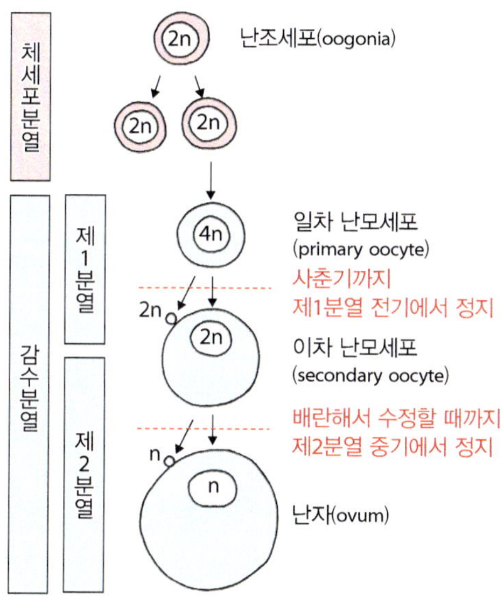

그림 8-2 **난자 형성**

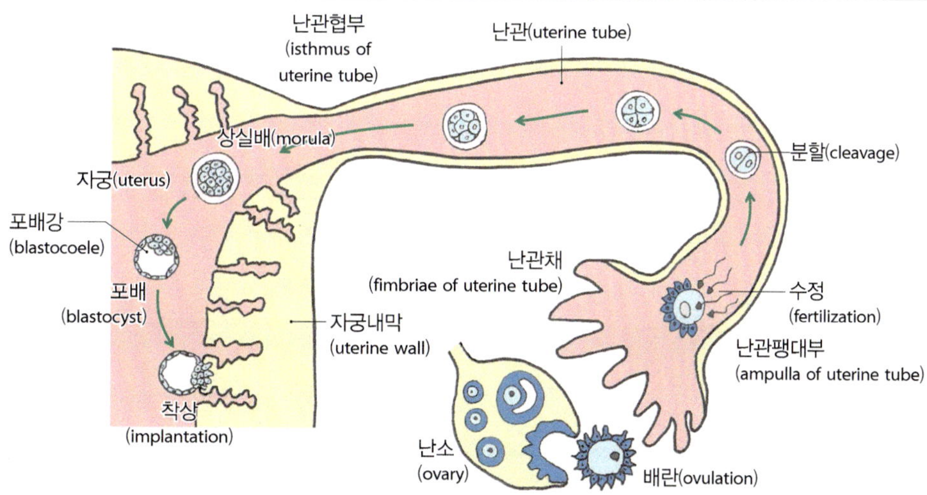

그림 8-3 **배란에서 수정, 분할, 착상까지**

2 배아전기

정자와 난자가 수정하여 형성된 수정란이 배아로 성장하기까지의 기간을 **배아전기**(preimplantation period)라고 하며 수정으로부터 약 2주간에 해당한다. 배아전기에는 수정란의 **분열**(난할, cleavage), 자궁내막 **착상**(implantation), **배아발생**(embryogenesis)이 일어난다.

1. 발생 0~1주

1) 수정

사람의 발생은 정자와 난자의 **수정**(fertilization)에서 시작한다. 배란된 난자의 수명은 12시간 정도이고, 사정된 정자의 수명은 48시간 정도이다. 수정 장소는 난관팽대부이기 때문에 정자가 도달하려면 시간이 필요하다.

집단으로 도달한 정자는 난자와 만나면 첨단체(acrosome) 내의 히알루론산분해효소(hyaluronidase)나 단백질분해효소(protease; 아크로신)를 분비해서 방사관세포층을 파괴한다. 1개의 정자가 난자의 막에 도달하면 드디어 수정이 성립되는데, 수정 직후 투명층이 수정막이 되어 후속 정자의 침입을 막는다. 이와 동시에 멈추어 있던 난자의 세포주기가 작동하기 시작하여 이차극체(secondary polar body)가 분비되어 **여성전핵**(female pronucleus)이 나타난다.

정자는 머리부위, 목부위, 꼬리부위의 세 부위로 이루어지는데, 난자 안으로 들어가는 것은 머리부위의 DNA뿐이며 이것이 난자의 세포질 안에서 부풀어서 **남성전핵**(male pronucleus)이 된다. 이 남성전핵이 여성전핵과 융합해서 **수정란**(fertilized egg)의 핵이 된다(그림 8-4).

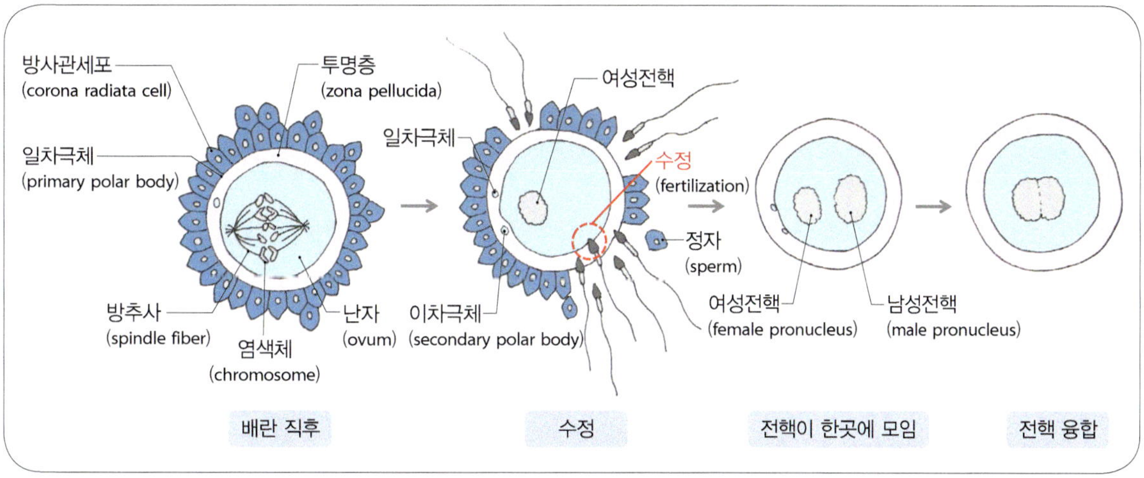

그림 8-4 **정자와 난자의 수정**

2) 분할

수정란은 즉시 분할을 시작하면서 난관 내에서 자궁 방향으로 이동한다. 이때 수정란 자체가 움직이는 것이 아니라 난관의 내벽세포 표면에 있는 섬모 운동에 의해 마치 공굴리기를 하듯이 수정란이 움직여진다. **분할**(난할, cleavage)이란 30분~1시간 정도로 반복되는 매우 빠른 분열 양식을 말하며 세포 성장을 동반하지 않는다. 따라서 분할이 진행될수록 각각의 할구[**분할세포**(blastomere); 분할에 의해 형성되는 딸세포]는 작아져서 **상실배**(오디배, morula)가 되고 **포배**(blastocyst)가 된 후 세포주기도 정상으로 돌아온다. 포배까지는 세포가 커서 하나하나를 쉽게 식별할 수 있다. 포배 내부에는 포배강(blastocoele)이라는 큰 공간이 있는데 그 공간 내에 세포의 큰 덩어리인 **배아모체**(속세포덩이, embryoblast)가 있다. 이것이 장차 **배아**(embryo)가 될 부분이며, 그 외의 부분은 난황막, 양막, 태반 등을 형성한다(그림 8-5).

3) 착상

수정란은 상실배에서 포배가 되는 시기에 난관협부를 지나 자궁 안으로 들어가는데, 자궁으로 들어가면 부화(hatching)가 일어나 표면의 막(투명층에서 유래)을 벗고 자궁벽에 **착상**(implantation)하게 된다. 착상 직후 **배아**(embryo)는 자궁의 가장 안쪽 층인 자궁내막으로 들어가 손가락 모양의 돌기를 뻗어가는데 이부분을 영양막, 세포를 영양모세포라고 하며, 자궁내막에서 영양분이나 산소 등을 받아들인다. 포배가 완전히 자궁내막에 묻히면 착상이 완료된다(그림 8-3).

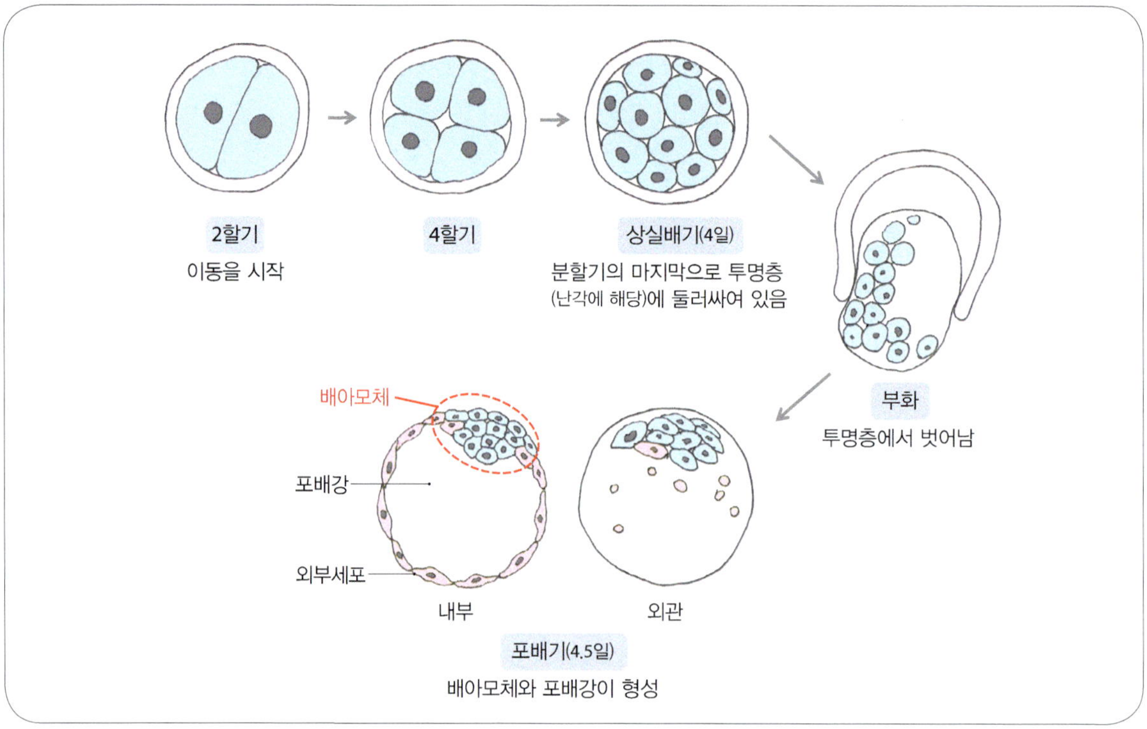

그림 8-5 분할 및 포배(발생 1주)

3 배아기

보통 수정 후 2~8주를 **배아기**(embryonic period)라고 하며 이 시기의 아기를 **배아**(embryo)라고 한다. 이 기간에는 세포의 증식과 이동, 일부 세포군의 분화, 배아의 중요한 내외부 구조물이 분화되는 **형태형성**(morphogenesis)이 일어난다. 배아는 태반으로부터 중요한 영양분을 공급받기 시작하기 때문에 일차배엽(외배엽, 중배엽, 내배엽)이 본격적으로 발달하는 시기이다.

1. 발생 2주

1) 이배엽성 배반 형성

착상 직후의 배아는 자궁내막으로 들어가 손가락 모양의 돌기를 뻗는데, 이 부분을 영양체(trophozoite), 세포를 영양막(영양모세포, trophoblast)이라고 하며 자궁내막에서 영양분이나 산소 등을 받아들인다. 접촉된 부분의 세포끼리는 서로 융합되어 있어서 합포영양막(syncytiotrophoblast)이라고 한다.

배아 속 **포배강**(blastocoele) 내면에는 얇고 편평한 세포층(배외막이 됨)이 나타나고, 배아모체 중심에는 두 번째 공간인 **양막강**(amniotic cavity)이 나타난다. 즉, 양막강과 포배강의 두 주머니가 한곳에서 맞붙여진 구조가 되며, 서로 맞붙은 부분을 **배반**(embryonic disc)이라고 한다.

양막강쪽 세포층을 **위판**(epiblast), 포배강쪽 세포층을 **아래판**(hypoblast)이라고 하며, 이를 합쳐서 **이배엽성 배반**(bilaminar embryonic disc)이라고 한다(그림 8-6).

배반은 위판과 아래판의 세포층으로 이루어진 편평한 구조이며, 이곳이 나중에 배아의 몸체가 된다.

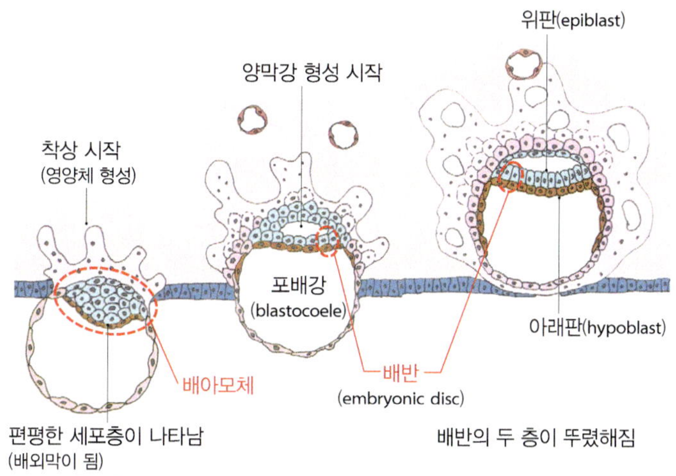

그림 8-6 이배엽성 배반의 형성과정

2) 난황낭 및 태반의 형성

발생 2주 중기가 되면 포배강은 일차난황낭(primary yolk sac)이 되고 양막강은 양막이 되며 합포영양막은 태반(placenta)이 된다. 또 포배강 속면을 덮는 배외막과 포배강 벽면을 이루고 있는 세포들 사이에 중배엽성 세포가 나타나 융모막이 되는데 융모막은 나중에 탯줄과 태반을 구성하게 되며, 모체에 착상을 유지시키는 융모성 성선자극호르몬(chorionic gonadotropin)을 분비하는 중요한 역할을 담당한다.

또, 아래판 세포들은 일차난황낭을 하부로 밀어내 분리되어 소실되고 이차난황낭만 남게 되며, 융모막강은 더욱 커진다(그림 8-7).

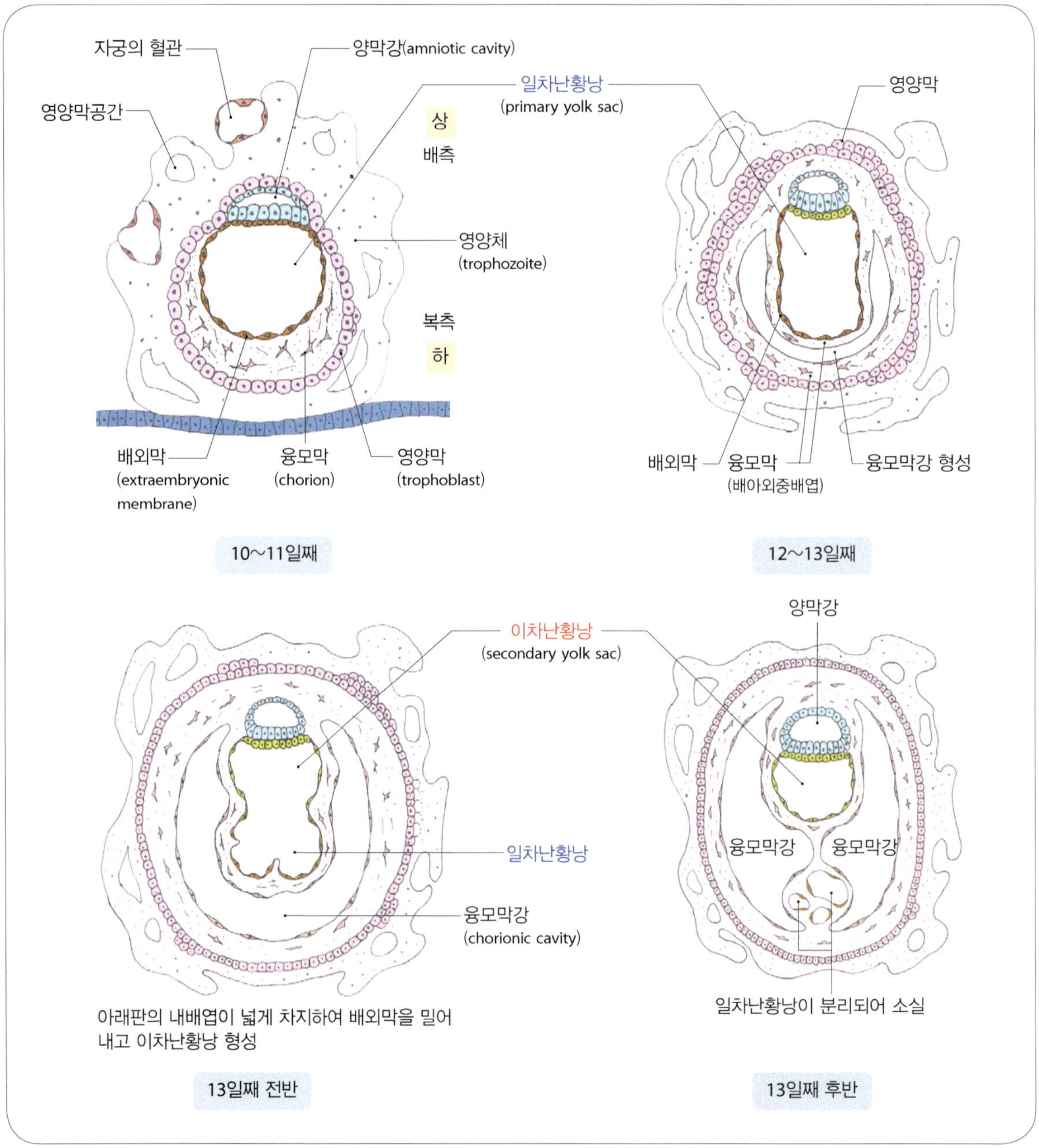

그림 8-7 융모막강과 난황낭 형성과정

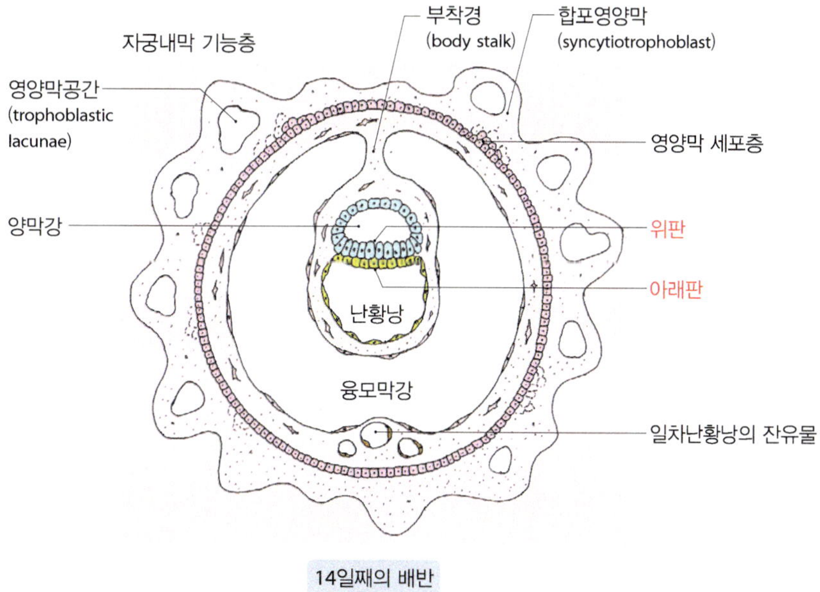

그림 8-7 융모막강과 난황낭 형성과정 (계속)

2. 발생 3주

1) 삼배엽성 배반 형성

발생 2주가 끝날 때쯤에는 위판과 아래판의 세포층 사이에 약간의 틈이 생기기 시작해서 위판의 말단 부근에 고랑 같은 구조가 나타난다. 이것을 **원시선**(primitive streak)이라고 한다. 원시선은 배반을 좌우 대칭으로 나누며, 원시선이 출현한 쪽을 꼬리 쪽, 그 반대쪽을 머리 쪽이라고 하는데 원시선의 머리 쪽에는 다소 두께가 있는 원시결절(primitive node)이 있다. 즉, 배반의 발생 방향을 결정하여 태아의 발생을 결정한다.

원시선에서는 많은 세포가 접히듯이 내부로 함입된다. 맨 처음 함입된 세포들은 아래판 세포(배외막세포)로 대체되듯이 퍼져 **내배엽**(endoderm)이 되고 이어서 함입되는 세포들은 위판과 아래판 사이를 측방으로 이동하여 **중배엽**(mesoderm)이 된다. 함입하지 않고 위판에 남은 세포들은 **외배엽**(ectoderm)이 된다. 이렇게 배반은 외배엽, 중배엽, 내배엽으로 이루어진 **삼배엽성 배반**(trilaminar embryonic disc)이 되며, 정중앙에 척삭이 형성된다(그림 8-8).

2) 척삭 및 척산전판의 형성

원시결절 부근에서 함입되는 세포들은 전방(머리 쪽)을 향해 이동하여(척삭돌기) 중배엽성 구조인 **척삭**(notochord)을 형성한다. 또한 머리쪽의 외배엽과 내배엽이 밀착된 부분을 척신전판 또는 구인두막이라고 하며, 나중에 구강이 된다.

TIP

삼배엽의 형성

배반은 위판과 아래판으로 이루어지는데, 함입하지 않고 위판에 남은 세포들이 외배엽을 만들고, 함입한 세포들이 내배엽과 중배엽을 만들기 때문에 삼배엽 모두(즉, 배아 전체)가 위판에서 형성된다.

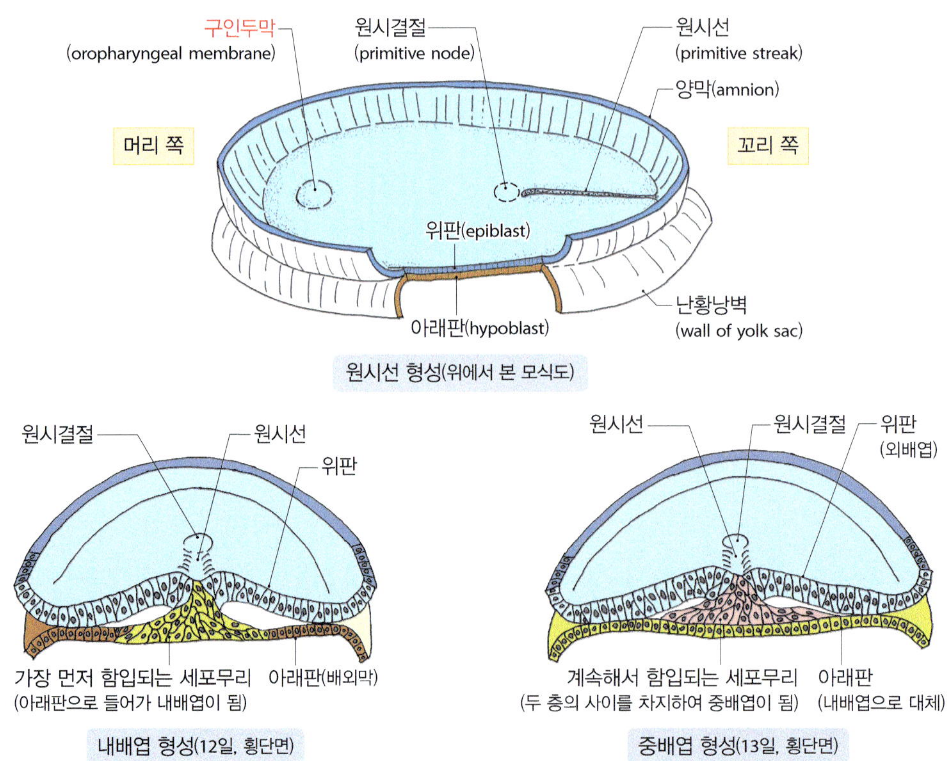

그림 8-8 삼배엽성 배반의 형성과정

3) 신경주름 · 신경관 · 신경능선세포의 발생

이 시기에는 배아에서 중추신경계통의 발생이 시작된다. 척삭에 의해 배측 외배엽이 유도되어 신경판(neural plate)이 되면 이것이 몸의 장축을 따라 중앙으로 깊이 함몰되어 신경구(neural groove)를 만든다. 신경구 양옆으로 볼록하게 솟아 있는 구조를 **신경주름**(neural fold)이라고 한다. 신경판이 더 성장되면 신경주름 좌우가 유합하여 원통 모양이 된 후 정중앙에서 유합하여 관 모양의 **신경관**(장차 뇌와 척수)을 형성한다(그림 8–9). 또, 편평하던 배반 전체가 공을 만들듯이 아래로 구부러지면서 원장(archenteron)을 형성한다. 신경관과 원장의 형성은 배아를 입체화하는 단계이다.

신경판 가장자리에 있던 **신경능선세포**(neural crest cell)는 상피의 유합으로 불필요해져 결합조직 안으로 분산해서 체내를 이동하기 시작한다.

신경능선세포의 유래는 신경외배엽(neuroectoderm)이기 때문에(그림 8–10) 신경이 되는 것이 원래의 역할이지만, 중배엽 유래의 일반적인 뼈, 외배엽 유래의 색소세포 등으로도 분화된다는 점에서 다양한 기능이 있는 매우 특수한 세포라 할 수 있다. 치아의 발생에서는 상아질이나 치수가 신경능선세포에서 유래하여 신경능선세포의 이동, 증식, 분화에 장애가 있으면 악안면의 선천성 질환이 발생한다고 알려져 있다.

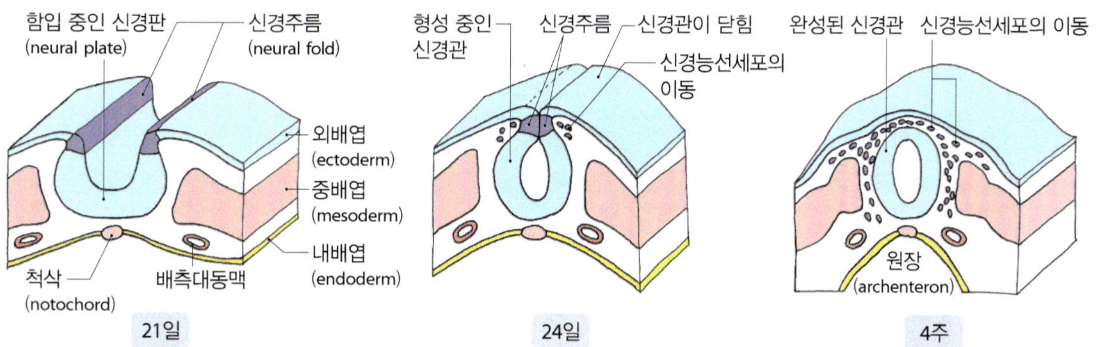

21일
신경판이 아래로 구부러지기 시작하면서 양옆으로 신경주름이 융기한다.

24일
신경주름의 좌우가 유합하여 관상 구조가 형성된다.

4주
신경주름 부분이 소실되고 신경능선세포가 결합조직 안을 이동하기 시작한다.

그림 8–9 신경관 형성과정

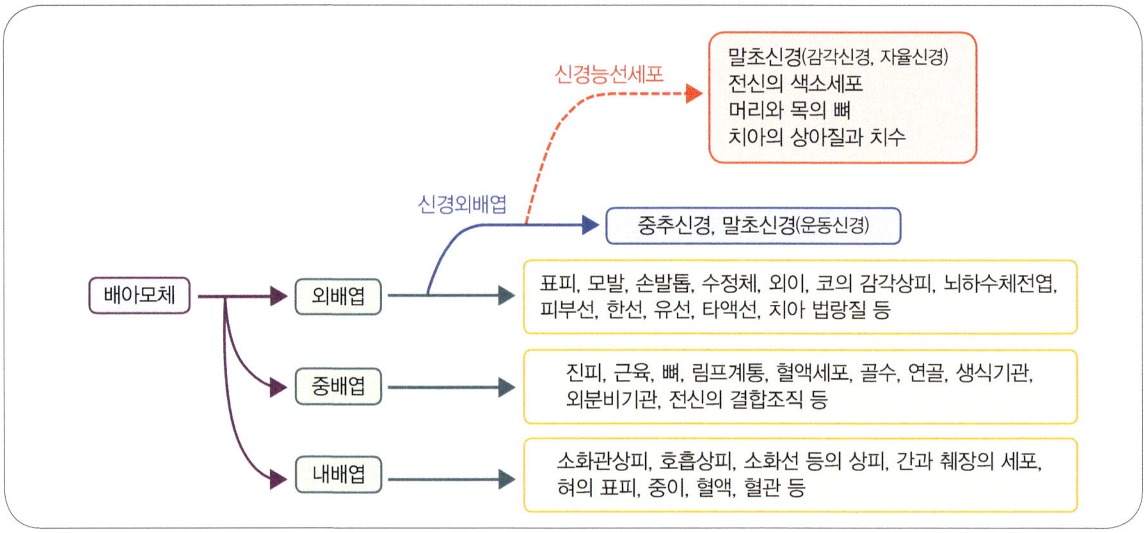

그림 8-10 배엽의 분화단계에서 기원하는 고유조직

4) 체절 형성

발생 3주가 끝날 때쯤이면 척삭을 따라 연속된 중배엽성 세포무리가 좌우로 나뉘어져 나타나는데, 이를 **체절**(몸분절, somite)이라고 한다(그림 8-11). 체절은 최종적으로 42~44쌍이 형성되며 축방중배엽(paraxial mesoderm)과 측판중배엽(lateral plate mesoderm)이 되어 전신의 골격이나 근육, 진피 등의 결합조직, 혈관계, 비뇨기계, 생식기계, 내분비계 중의 부신피질 등이 발생한다.

한편, 난황낭과 접해 있던 내배엽 부분에서는 소화기관 상피와 호흡기관 상피가 발생하는데, 난황낭 자체는 상대적으로 작아진다. 이에 비해 양막강은 점차 커져 그 상피가 배아를 덮고 양수를 채워 배아를 보호하게 된다(그림 8-12).

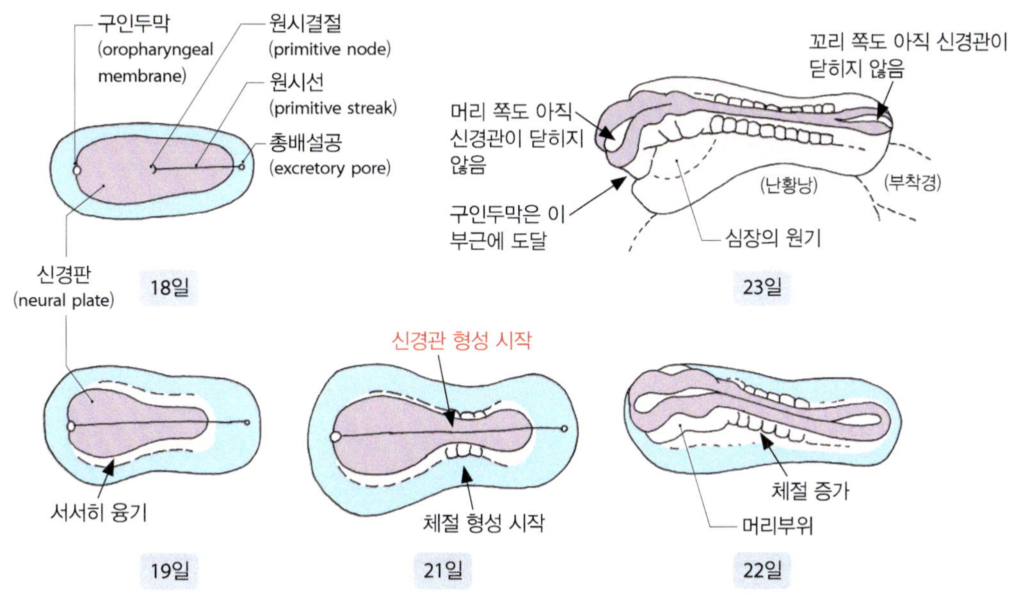

그림 8-11 **체절 형성**(발생 3~4주)

배반 좌측에서 본 모습

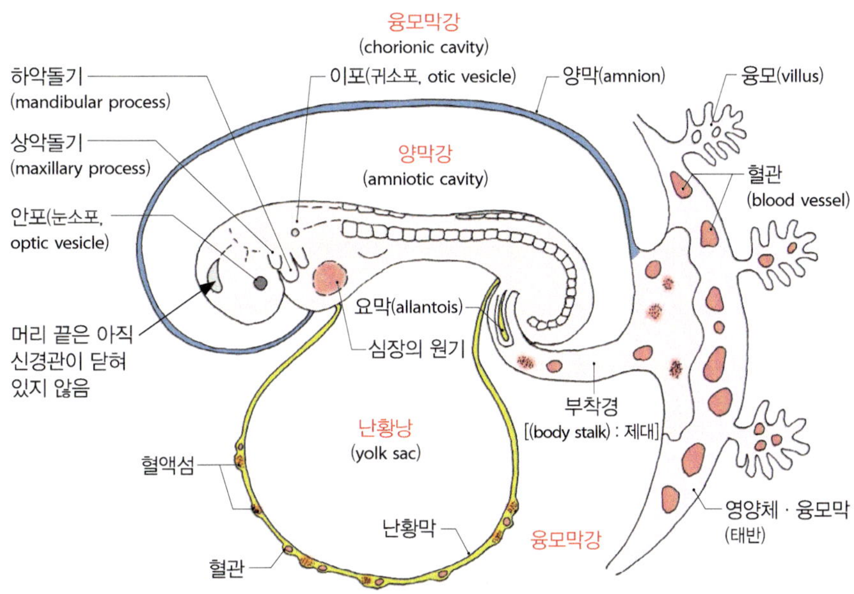

그림 8-12 **배아와 태반**(25일)

배아는 좌측 위에서 본 모습이고, 배아외는 단면도이다.

3. 발생 4~8주

1) 배아주름 형성

발생 4주 초에 정중면을 기준으로 **머리주름**(head fold)과 **꼬리주름**(tail fold), 수평면을 기준으로 **외측주름**(lateral fold)이 형성되어 편평했던 삼배엽성 배반이 원통 모양이 됨으로써 배아의 형태를 갖추게 된다.

2) 기관 형성

발생 4주가 되면 **기관 형성**이 시작되는데 각 부위가 급격하게 발육하여 형태가 갖추어진다(그림 8-13). 팔다리의 발생, 상악과 하악의 발생, 눈과 코와 귀의 발생 등 외부뿐만 아니라 내부에서도 다양한 기관 형성이 진행된다.

예를 들어 소화관은 늘어나면서 구부러져 식도, 위, 십이지장, 소장, 대장으로 분화해가고 간, 췌장, 신장, 폐, 심장 등도 형성된다. 심장은 발생 5주에는 박동을 시작하게 되므로 외부에서도 심장음을 확인할 수 있다. 털의 발생은 4주 중반부터 시작되며, 치아의 발생은 6주부터 시작된다. 체간에서는 연골에 의한 골형성(연골성 골화)이 시작되어 점차 단단한 뼈로 대체되어 간다.

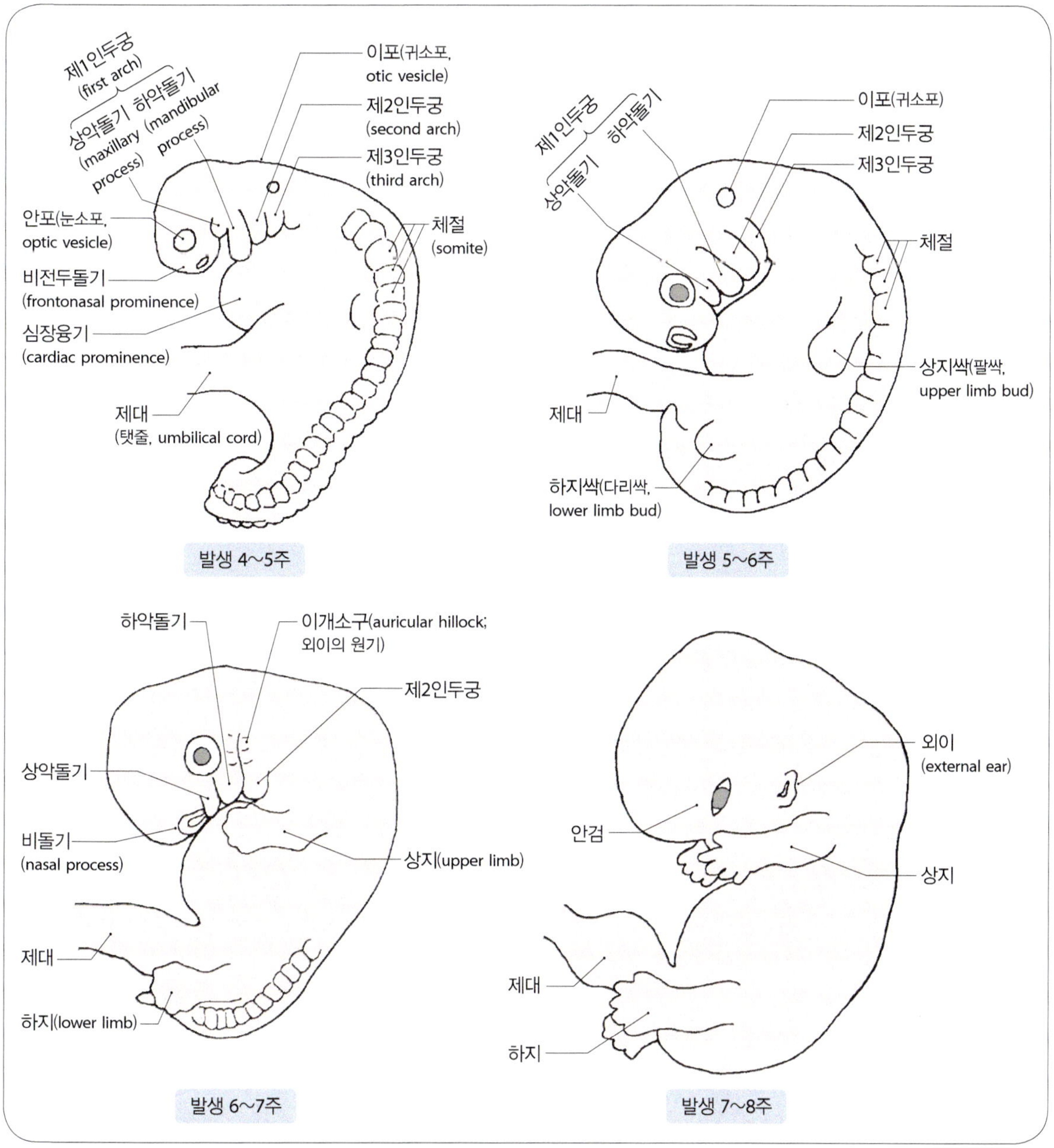

그림 8–13 발생시기에 따른 배아의 모습

4 태아기

배아기에 일정한 수준까지 분화한 배아는 본격적으로 성장이 시작되는데 일차배엽에서 모든 기관계통이 출현하여 사람의 형상을 갖추면 이때부터 **태아**(fetus)라고 한다.

수정 후 9주부터 출생까지의 기간을 **태아기**(fetal period)라고 하는데 이 시기에는 기관이 성장 및 분화하여 모체로부터 벗어나 스스로 생존할 수 있는 능력을 서서히 갖추게 된다(그림 8-14).

발생 9주 이후에는 형성된 기관의 성숙과 급격한 성장이 관찰된다. 다만, 구강의 발생은 늦게까지 계속되는데, 예를 들어 구개(palate)의 완성은 발생 12주이고, 치배(tooth germ)의 발생은 출생 후까지 계속되어 생후 6개월이 되어야 맹출이 시작된다. 태아기는 몸무게가 급증하는 시기로, 22주를 넘을 무렵에는 630g이 되고 출생 후 생존도 가능해진다(초미숙아). 발생 38주(임신 40주)에는 약 3,400g이 되고 각 부위의 성숙도 끝나 출생을 기다린다.

태아가 출산되면 박리된 태반도 다소 늦게 떨어져 나오기 때문에(후산) 제대(탯줄)를 끊어야 한다. 체내에 있을 때는 제대를 통해 산소와 영양분을 공급받았기 때문에 태아순환(fetal circulation)이라는 혈액순환이 이루어졌지만, 출생하여 폐에 공기가 들어와 호흡이 시작되면 일반적인 혈액순환으로 바뀌는데 아기의 첫울음은 그 극적인 순간에 터져 나오는 소리이다.

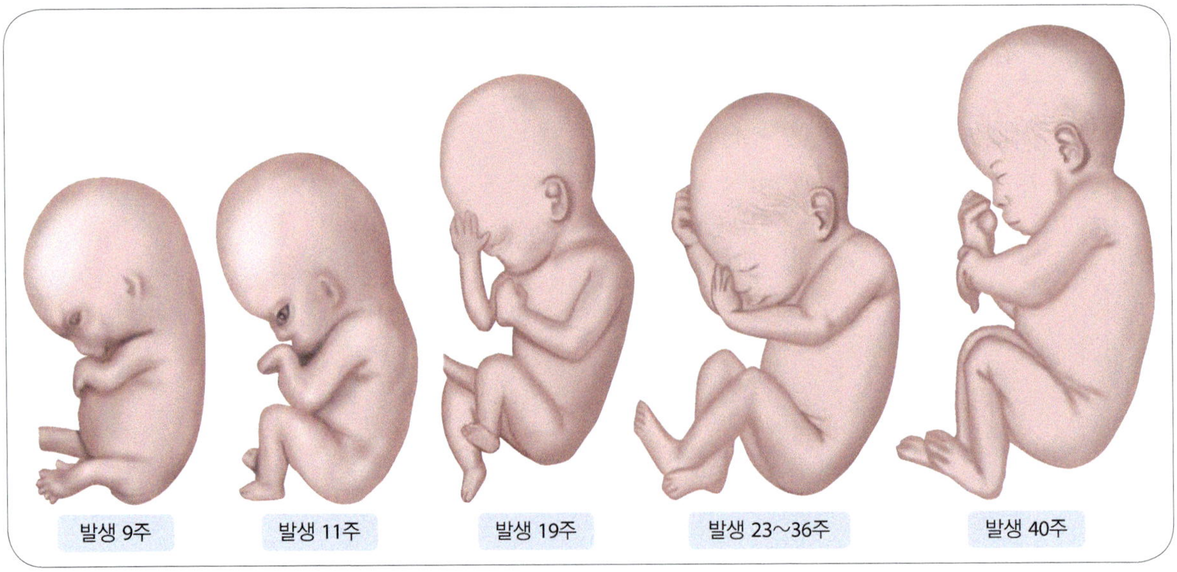

그림 8-14 태아의 발달

Review Test

01. 정자와 난자가 합쳐져서 형성되는 수정란이 분열되면서 신체를 형성해가는 과정을 무엇이라고 하는가?

① 배란 ② 착상 ③ 발생 ④ 증식 ⑤ 성장

02. 성숙한 난포가 터지면서 난자를 난관으로 배출하는 현상을 무엇이라고 하는가?

① 수정 ② 착상 ③ 분만 ④ 배란 ⑤ 증식

03. 난자와 정자의 수정이 이루어지는 곳은?

① 난관누두 ② 난관채 ③ 자궁와 ④ 자궁내막 ⑤ 난관팽대부

04. 착상 직후의 배아에서 이배엽성 배반이 형성되는 시기는?

① 발생 2주 ② 발생 3주
③ 발생 4주 ④ 발생 5주
⑤ 발생 6주

05. 배반의 방향을 결정하는 것으로 다음 괄호 안에 들어갈 단어는?

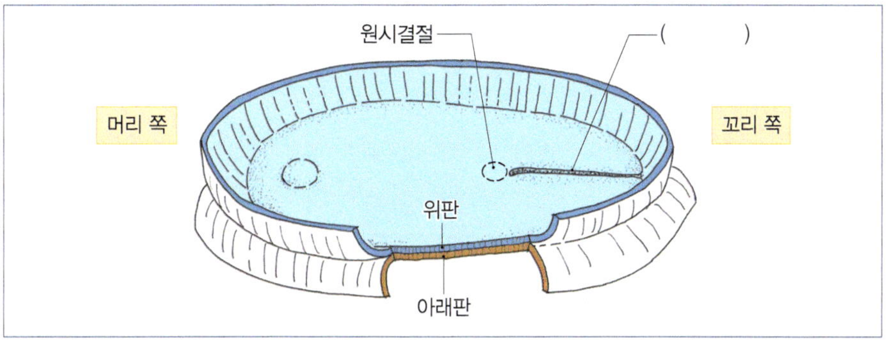

① 원시선 ② 체절 ③ 구인두막 ④ 신경주름 ⑤ 척삭

06. 이배엽성 배반에서 위판의 세포 일부가 아래판 쪽으로 이동하여 형성하는 새로운 층은?

① 외배엽 ② 중배엽
③ 내배엽 ④ 신경외배엽
⑤ 신경능선세포

07. 내배엽에서 형성되는 조직은?

① 진피 ② 연골
③ 한선 ④ 비뇨생식계통
⑤ 소화관상피

08. 중배엽에서 형성되는 조직은?

① 모발 ② 수정체
③ 진피 ④ 법랑질
⑤ 소화관 상피

09. 외배엽에서 형성되는 조직은?

① 혈관 ② 법랑질
③ 치조골 ④ 호흡상피
⑤ 혀의 표피

10. 다음 중 신경능선세포에서 기원하는 조직은?

① 치수 ② 법랑질
③ 백악질 ④ 치조골
⑤ 치주인대

정답 01 ③ 02 ④ 03 ⑤ 04 ① 05 ① 06 ② 07 ⑤ 08 ③ 09 ② 10 ①

Chapter 09

안면과 구강의 발생

학습목표

1. 안면을 형성하는 돌기에 대하여 설명할 수 있다.
2. 구순의 형성과정을 설명할 수 있다.
3. 코의 형성과정을 설명할 수 있다.
4. 혀의 형성과정을 설명할 수 있다.
5. 구개의 형성과정을 설명할 수 있다.
6. 구순열 및 구개열의 원인을 설명할 수 있다.

핵심용어해설

- **비전두돌기(frontonasal prominence)** : 발생 4주에 원시구강 주위로 형성되는 돌기 중 하나이며, 이곳에서 이마, 코 등의 안면 윗부분이 형성된다.
- **상악돌기(maxillary process)** : 발생 4주에 비전두돌기, 하악돌기와 함께 원시구강 주위로 형성되는 돌기로, 좌우 1개씩 1쌍이 있으며 이곳에서 상순, 볼, 이차구개 등의 안면 가운데 부분이 형성된다.
- **하악돌기(mandibular process)** : 발생 4주에 상악돌기와 함께 좌우 1개씩 1쌍이 생기며 이곳에서 턱, 하순, 볼 아래쪽 등의 안면 아랫부분이 형성된다.
- **원시구강(입오목, stomodeum)** : 배아 발달 초기 단계(발생 3주)에 신경관, 원장, 심장의 세 방향을 둘러싼 좁은 영역에 외배엽이 함몰하면서 나타나는 내부 공간으로, 장차 구강의 다양한 구조물(혀, 치아, 치은, 하악골, 상악골 등)이 이 공간에서 형성된다.
- **일차구개(primary palate)** : 발생 5주에 상악돌기 끝 사이(악간부)에 내측비돌기가 파고들듯이 유합하여 상악이 하나로 이어지는데 이 악간부의 구개부를 말한다. 혀와 구순의 발달과 함께 형성되며 구순에서 혀를 분리하는 역할을 한다.
- **이차구개(secondary palate)** : 발생 7주가 되면 구비막이 파열되어 구강과 비강이 연결되는데, 이 구강과 비강이 완성되기 위한 인두까지의 격벽을 말한다. 일차구개가 혀와 분리된 후 상악골의 성장과 함께 발달한다.
- **인두구(pharyngeal groove)** : 이웃한 인두궁 사이에 생긴 틈을 말하며, 좌우 양쪽에 각각 4개가 나타난다.
- **인두궁(pharyngeal arch)** : 기관 형성이 시작되는 발생 4주 초기의 배아 목 부분에 형성되는 아가미와 같은 막대 모양의 돌기를 말한다.
- **인두기관(pharyngeal apparatus)** : 배아에서 관찰되는 원시적인 구조물로, 인두궁, 인두구, 인두낭(인두주머니)를 일컫는다.
- **인두낭(pharyngeal pouch)** : 인두궁 사이 부분이 주머니 모양으로 확장되어 형성된 것을 말하며, 배아에는 4쌍의 인두낭이 나타난다.
- **일차구강(primary oral cavity)** : 발생 4~5주에 원시구강과 원장 사이에 있는 구인두막이 파열되어 연결된 내부 공간을 말한다.
- **구개열(cleft palate)** : 구개(입천장)가 갈라진 선천성 장애로, 발생 과정에서 이차구개의 정중부 융합부전으로 발생한다.
- **구순열(cleft lip)** : 상순 부위가 갈라진 선천성 장애로, 발생 과정에서 구순에서 생기는 내측비돌기와 상악돌기의 융합부전으로 발생한다.

1 악안면의 발생

안면의 발생은 발생 4주째의 배아기에서 시작되며, 이미 만들어진 3개의 배엽층을 토대로 하고 있다.

발생 4주째가 되면 원시구강 주위에 1개의 **비전두돌기**, 각각 1쌍의 **상악돌기**와 **하악돌기**가 나타나는데, 안면은 이 **5개의 돌기**로 형성된다. 즉, 비전두돌기에서는 안면 윗부분(이마, 코 등)이 형성되고, 상악돌기에서는 안면 가운데 부분(상순, 볼, 이차구개)이 형성되며, 하악돌기에서는 안면 아랫부분(턱, 하순, 볼 아랫부분)이 형성된다(그림 9-3).

발생 4~12주 사이에 걸쳐 태아의 머리와 얼굴 부분이 발달하고 뇌, 눈, 코, 입, 귀 및 기타 얼굴 특징이 형성된다.

1. 원시구강의 형성

발생 3주에 신경관, 원장, 심장의 세 방향을 둘러싼 좁은 영역에 외배엽이 함몰하면서 **원시구강**(입오목, stomodeum)이 나타난다(그림 9-1). 원장과의 사이는 **구인두막**(oropharyngeal membrane)으로 막혀 있어 아직 연결되어 있지는 않다.

발생 4~5주가 되어 구인두막이 찢어지면 원시구강과 원장이 연결되는데, 이를 **일차구강**(primary oral cavity)이라고 한다. 즉, 구인두막 전방의 상피는 얼굴의 표피에서 유래하기 때문에 외배엽성이고, 구인두막 후방(후비공 상연, 대구치 후방, 설근부, 구강저)의 상피는 소화관에서 유래하기 때문에 내배엽성이므로 구강은 외배엽성과 내배엽성 조직의 연결부위라고 할 수 있다.

2. 안면의 형성

1) 안면 윗부분의 형성

(1) 이마

이마는 발생 4주에 발생한 비전두돌기에 의해 형성되며 비전두돌기는 이마의 대부분을 차지하는 큰 융기로, 발생 4주 후반에는 그 일부가 양쪽에서 패이기 시작해 발생 5주에는 비와(코오목, nasal pit)가 형성된다(그림 9-2).

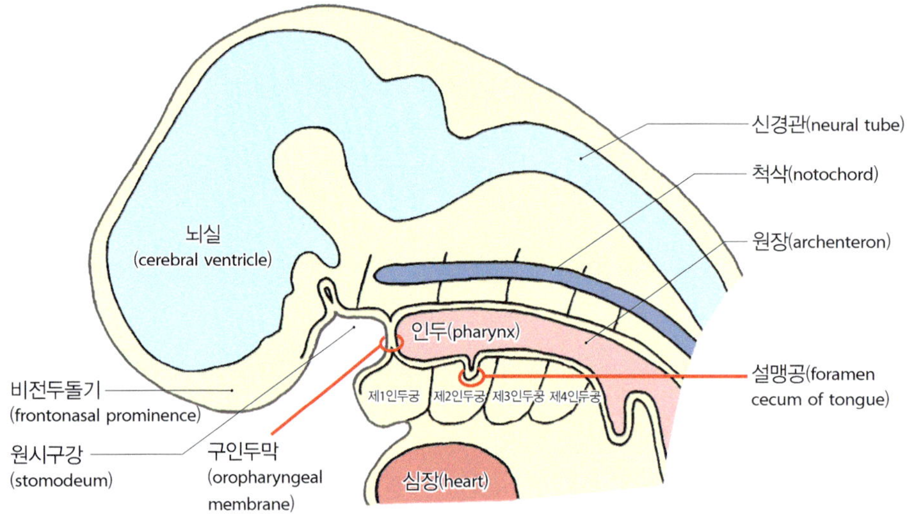

그림 9-1 **발생 4주 무렵의 두경부 정중단면**

척삭 배측에 신경관, 복측에 원장, 좌우에 인두궁이 형성된다. 아직 원시구강과 원장이 구인두막으로 나뉘어 있고 연결되지 않았다.

(2) 코의 형성

발생 5주에는 비와 주변이 다소 융기하여 비공(콧구멍)의 윤곽을 만들듯이 **내측비돌기**(medial nasal process)와 **외측비돌기**(lateral nasal process)가 형성된다. 발생 7주에는 내측비돌기가 서로 유합하여 비첨(코끝)을 형성하고, 발생 12주가 되면 유합된 내측비돌기 부분이 위아래로 뻗어 위쪽에서는 비배(콧등)를 형성하며, 아래쪽에서는 인중을 형성한다. 외측비돌기는 비공을 둘러싸고 비익(콧방울)에서 내안각(안쪽눈구석) 부근까지 형성하고 내부에는 비루관(코눈물관)을 형성한다(그림 9-2).

2) 안면 중간부분

(1) 상순의 형성

상악과 상순(윗입술)은 좌우에서 뻗어 나온 **상악돌기**가 **내측비돌기** 부분과 유합함으로써 형성된다(그림 9-5). 외측비돌기도 상악돌기와 유합하지만, 입술 형성에는 관여하지 않는다. 상악돌기와 내측비돌기 간의 유합에 장애가 생기면 정중상순열, 정중하순열, 구순열, 악열, 구개열, 순악구개열, 횡안열, 사안열 등이 발생한다. 또 유합 부분의 상피가 소실 및 퇴화되지 않으면 낭종(cyst)이 형성되기도 한다.

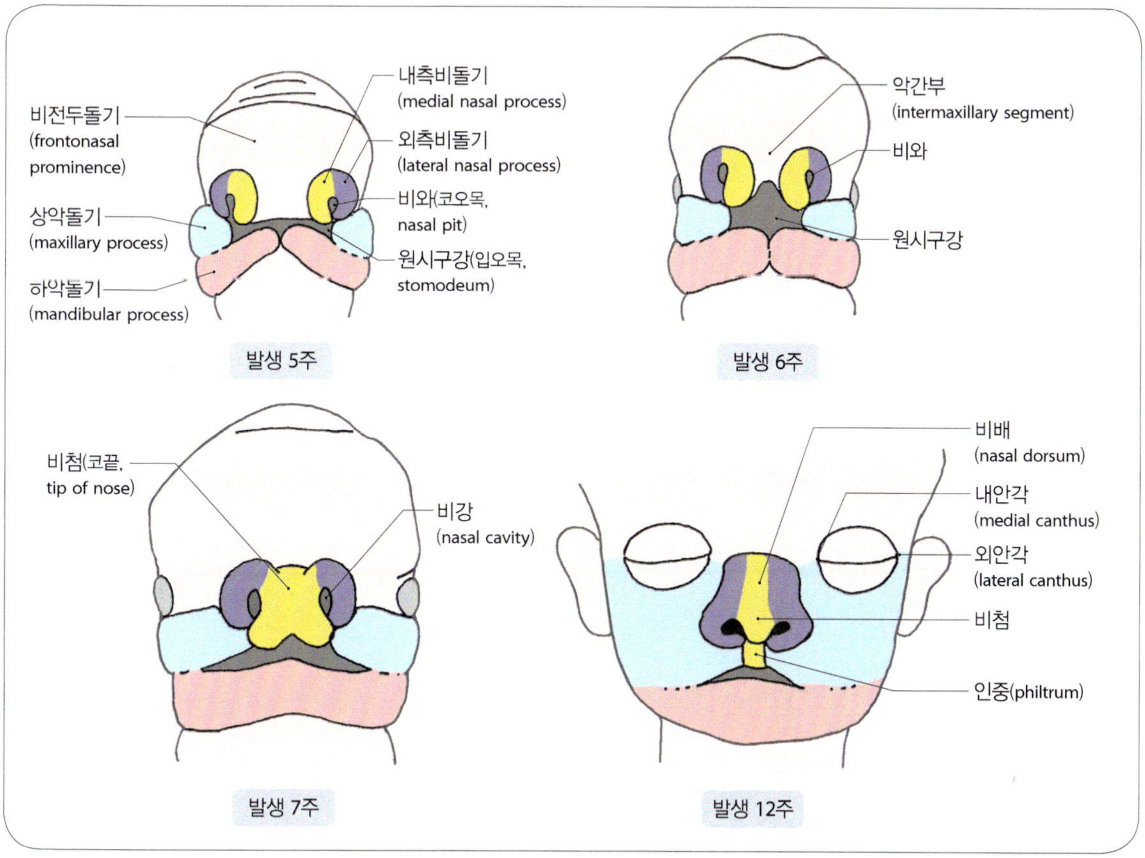

그림 9-2 안면의 발생

3) 안면 아랫부분의 형성

기관 형성이 시작되는 발생 4주 초기의 배아 목 부분에 제1~제6의 인두궁(pharyngeal arch)이 형성되는데, 제1인두궁은 턱을 만드는 하악궁, 제2인두궁은 설골을 만드는 설골궁이라고도 하며, 제3~6인두궁은 부갑상선이나 흉선 등을 만들고 제5인두궁은 거의 소실되어 있다.

인두궁 중에서 하악궁(제1인두궁)은 가장 크게 발달하며 상악과 하악의 원기가 된다. 맨 처음에 하악돌기를 형성하고 성장함에 따라 하악의 원형을 만든다. 한편, 하악돌기의 기저부에서 작은 융기가 나타나 상악돌기(maxillary process)가 된다.

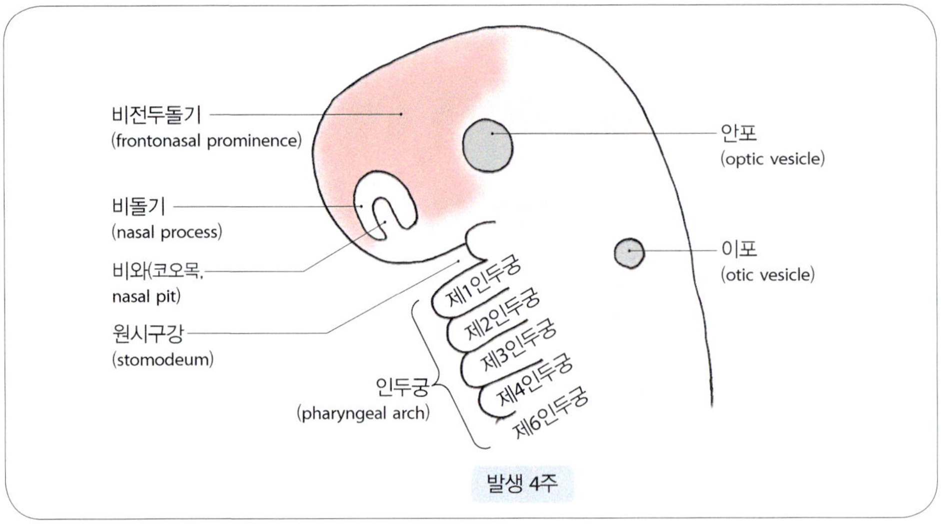

그림 9-3 인두궁의 발생

(1) 하악의 형성

발생 24일 무렵에 나타나는 제1인두궁이 하악의 원기이다. 하악돌기로서 성장하여 26일 경에는 좌우의 끝이 서로 유합해서 하악이 하나로 이어진다. 하악궁의 발달은 내부 **멕켈연골**(Meckel's cartilage)의 성장에 따른 것으로, 이 연골을 따라 하치조신경이 나란히 주행하고 그 위에 치배가 생겨 하악골이 발생하게 된다.

(2) 상악의 형성

발생 제4주 중반에 하악돌기 기저부에서 작은 융기가 나타나는데 이것이 상악돌기가 된다. 발생 제5주에 상악돌기 끝(악간부)에 내측비돌기가 파고들듯이 유합하여 상악이 하나로 이어진다.

3. 눈의 형성

안면의 외배엽에 생기는 패임과 뇌에서 돌출하는 **안포**(눈소포, optic vesicle)가 일체화하는 것이 눈의 발생 시작이며, 발생 3주 무렵부터 머리 가쪽에서 생기기 시작한다. 발생 6주 무렵에는 눈이 전면에서도 보이게 되는데, 안구에 안검은 아직 없고 노출된 상태이다. 발생 12주(3개월)가 되면 안검이 생겨서 안구를 덮게 되며, 상 · 하악의 발육도 진행되어 안면은 인간다운 형태를 갖추게 된다(그림 9-3).

이 시기에는 내부에서도 좌우 구개돌기(palatal process)와 비중격(nasal septum)이 유합해서 비강과 구강(이차구강)이 형성되기 때문에 안면은 작지만 완성된다.

4. 혀의 형성

혀는 발생 4주부터 형성이 시작된다. 혀의 원기가 되는 것은 제1인두궁이 복측 간엽부에 나타나는 **정중설결절**(median lingual tubercle)과 그 양쪽의 **외측설융기**(lateral lingual swelling)이다(그림 9–4). 이 가운데 외측설융기가 크게 부풀어서 정중설결절 전방으로 튀어나와 설체(body of tongue; 혀의 앞 2/3 부분)를 형성한다.

발생 6주가 되면 제3 · 제4인두궁에 걸친 인두하융기(hypobranchial eminence)가 정중설결절(제1인두굽이)을 밀어 올리듯이 부풀어 **설근**(lingual root; 혀의 뒤 1/3 부분)을 형성하는데, 대부분이 제3인두궁에서 만들어지고, 기저부의 일부가 제4인두궁에서 만들어진다. 설체와 설근의 경계는 분계구(terminal groove)가 된다. 제2인두궁은 혀의 발생에 거의 관여하지 않지만, 혀의 후방 하부로 이동해서 설골의 소각, 경돌설골인두, 경상돌기, 등자골 등을 형성한다.

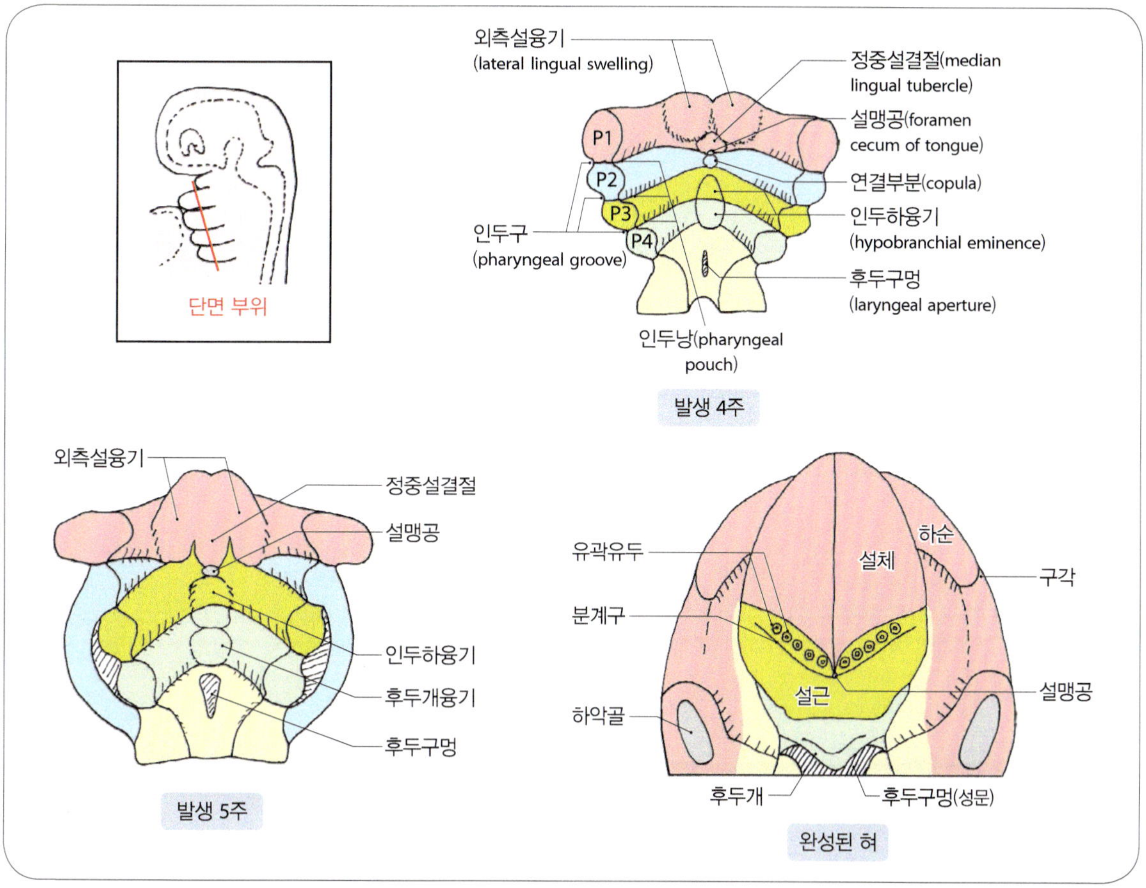

그림 9–4 **인두궁기관의 발생**

제2인두궁은 혀의 발생에는 관여하지 않고 나중에 설골을 형성한다(설체와 설근은 그 유래가 다르다는 점에 주의).

2 구개의 발생

1. 일차구개의 형성

발생 4주 중반에 하악돌기 기부에서 확인되는 작은 융기가 상악 발생의 시작이며, 이 융기는 머리핀처럼 크게 구부러져 전방으로 향하여 상악돌기가 된다. 발생 5주째에 상악돌기 끝 사이(악간부)로 내측비돌기가 파고들듯이 유합하여 상악이 하나로 이어진다. 이 악간부의 구개부를 **일차구개**(primary palate)라고 한다. 발생 4주 후반은 원시구강과 원장을 사이에 두고 구인두막이 파열되어 연결되는 시기이기도 하며, 원시구강과 비와(코오목, nasal pit)가 일차구개에 의해 나뉘는 시기이기도 하다. 이렇게 생긴 구강을 **일차구강**(primary oral cavity)이라고 한다(그림 9–5).

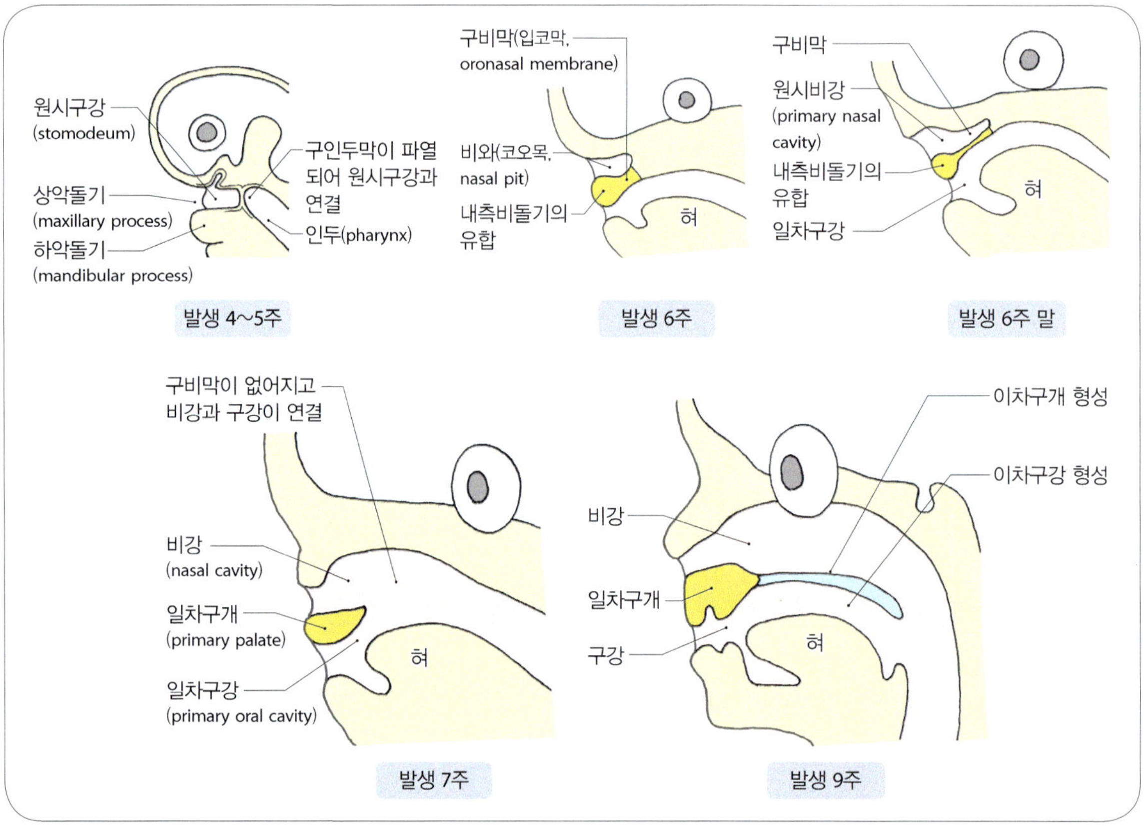

그림 9–5 **구강과 구개의 발생**

모두 두경부의 시상단면이며, 각 부위 위치관계의 이해를 돕기 위해 안구를 모식적으로 넣었다.

2. 이차구개의 형성

발생 6주가 끝날 무렵 비와는 후방으로 확장되어 일차구개 후방으로 이어지는 얇은 구비막(입코막, oronasal membrane)에 의해 구강과 비강이 분리된다. 발생 7주가 되면 이 구비막이 파열되어 구강과 비강이 연결되는데, 구강과 비강이 완성되려면 인두까지의 격벽 즉, **이차구개**(secondary palate)가 발생해야 한다(그림 9-6).

발생 6주에 이차구개의 발생이 시작된다. 일차구강 내에서 혀를 좌우에서 끼우듯이 2개의 **구개돌기**(palatal process)가 내려와 수직으로 증식하는데 이것을 이차구개라고 한다. 발생 8~9주가 되면 혀가 내려와 구강이 확장됨과 동시에 좌우의 구개돌기가 수평방향으로 증식하여 서로 유합하기 시작하는데, 전방에서는 일차구개와 유합하고 비강 쪽에서는 비중격 하단과 유합하여 구강 전역이 완성됨과 동시에 비강의 구조도 갖추어져 **이차구강**(secondary oral cavity)이 완성된다.

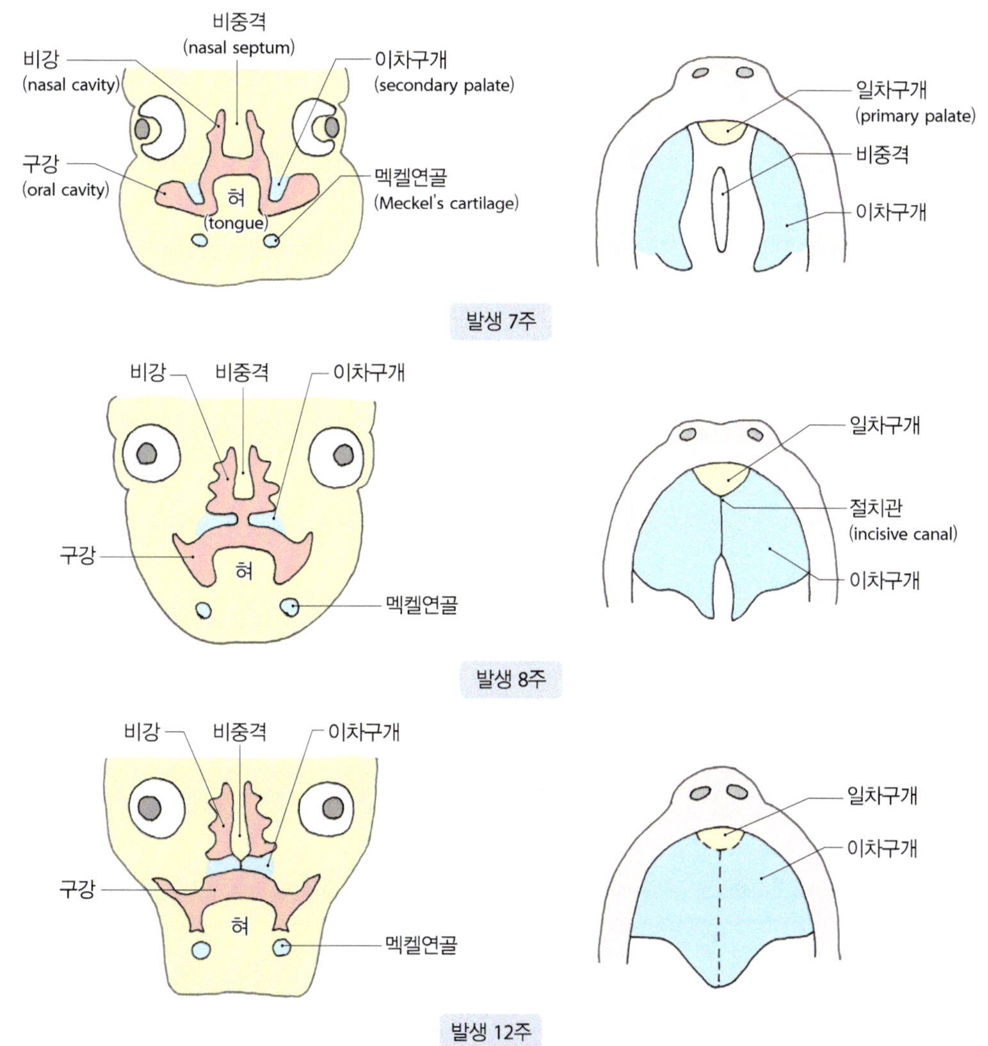

그림 9-6 **이차구개의 발생**

왼쪽 : 전두단면, 오른쪽 : 구강 쪽에서 본 구개부

2 구개의 발생

3. 구개의 완성

완성된 구개 중 일차구개에서 유래하는 부분을 절치골(incisive bone; 전악골)이라고 하며 절치 4개가 식립된다. 후방은 좌우의 이차구개와 유합하는데, 이 봉합의 중앙에는 신경 및 혈관의 통행로인 절치관(incisive canal; 절치와, 절치공)이 남는다.

또 구개의 뼈가 형성되면 일차 · 이차구개를 합쳐서 **경구개**(hard palate)라고 하고, 후방의 연조직 부분을 **연구개**(soft palate)라고 한다. 경구개에서는 절치관에서 후방을 향해 정중구개봉선(palatine raphe)이 남고, 점막면에서는 구개봉선(palatine raphe)이 남는다. 또 절치관에 대응하는 점막면의 융기를 절치유두(incisive papilla)라고 한다.

3 구강의 발생장애

안면, 비강, 구강은 전후좌우에서 발육한 여러 부위가 정중앙에서 서로 맞붙여지는 방식으로 형성되기 때문에 시기나 발육상태가 나쁘면 형성부전이 발생하기 쉽다. 특히 구순구개부는 일차구개, 좌우 이차구개, 비중격이 발육하여 서로 유합되어야 하기 때문에 형성과정이 어려워 구순열, 악열, 구개열 등이 발생하기 쉽다. 혀도 인두궁의 유합으로 형성되기 때문에 이상이 발생하기 쉽다. 이러한 부위에 이상이 생기면 포유, 섭식, 발음, 교합, 심미 등에 장애를 일으키기 때문에 그 발생 원인을 파악하고 이해하는 것이 임상적으로 중요하다.

1. 구순열

구순열(cleft lip)은 상순 부위가 갈라진 선천성 장애로, 발생 과정에서 구순에서 생기는 **내측비돌기와 상악돌기의 융합부전**으로 발생한다(그림 9–7). 약 600명에 1명의 비율로 나타나는데 남아가 여아보다 많고, 좌측이 우측보다 많으나 양측성인 경우도 있다. 갈라진 부위가 상순에서 코까지 도달한 것을 완전 구순열, 코까지 도달하지 않고 도중에 끝난 것을 불완전 구순열, 입술 가장자리의 패임이나 상처자국처럼 보이는 경미한 것을 흔적성 구순열이라고 한다(그림 9–8).

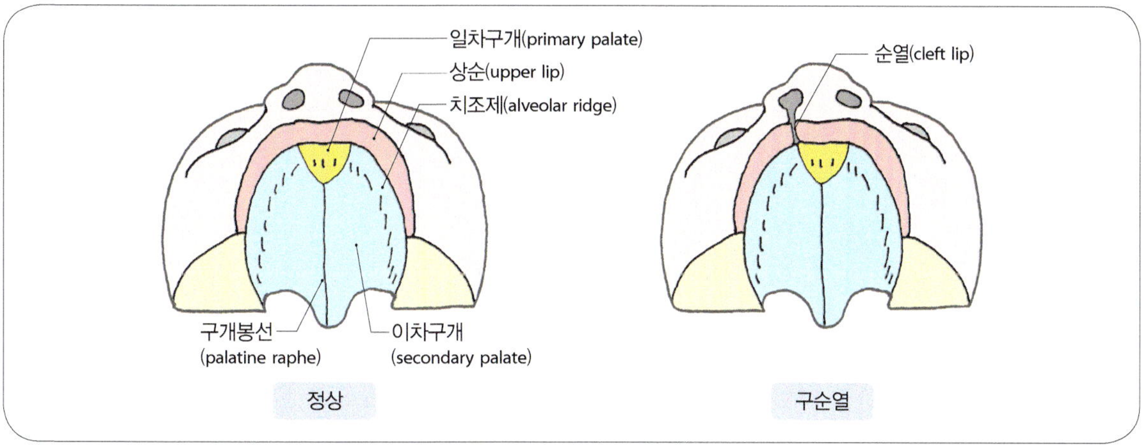

그림 9-7 구순의 발생이상

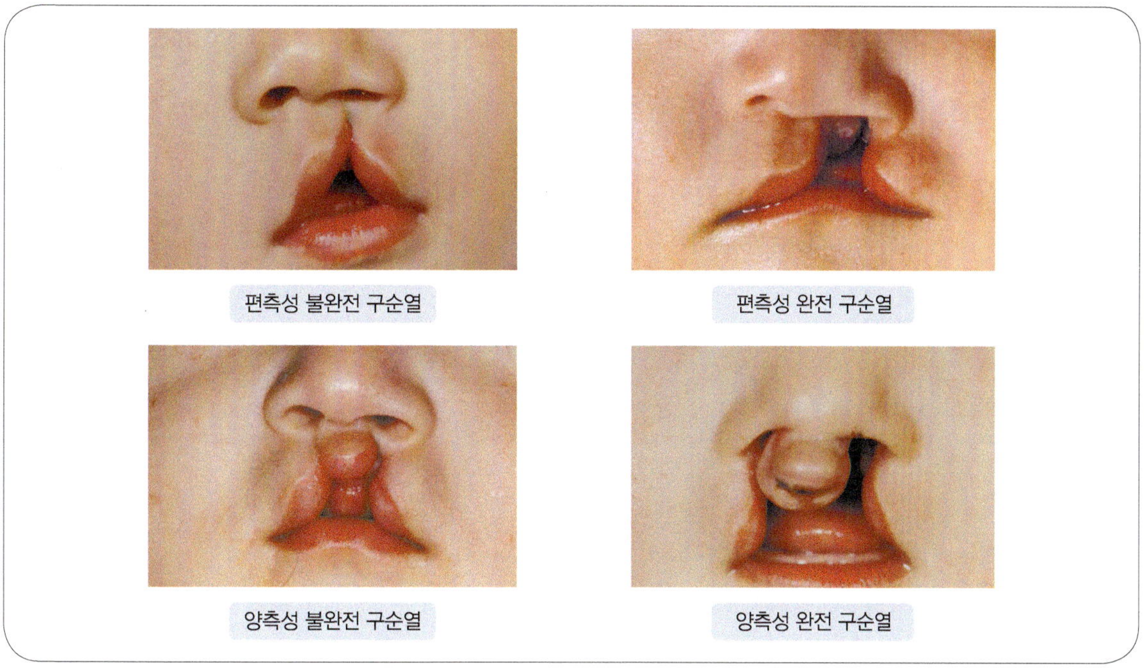

그림 9-8 구순열

2. 구개열

구개열(cleft palate)은 구개가 갈라진 선천성 장애로, 발생 과정에서 **이차구개의 정중부 융합부전**으로 발생한다. 경미한 경우에는 구개수에 한정되지만, 연구개나 경구개에 이르는 경우도 많으며 여아에게서 많이 발생한다(그림 9-9, 9-10).

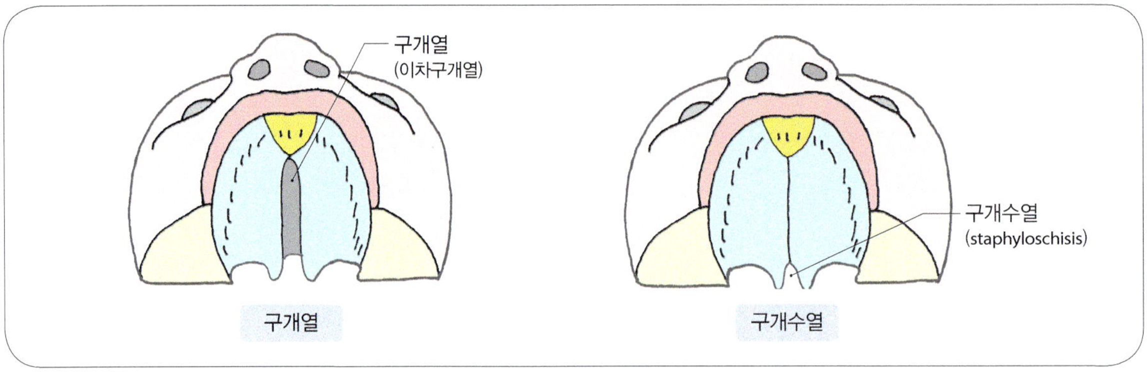

그림 9-9 구개의 발생이상

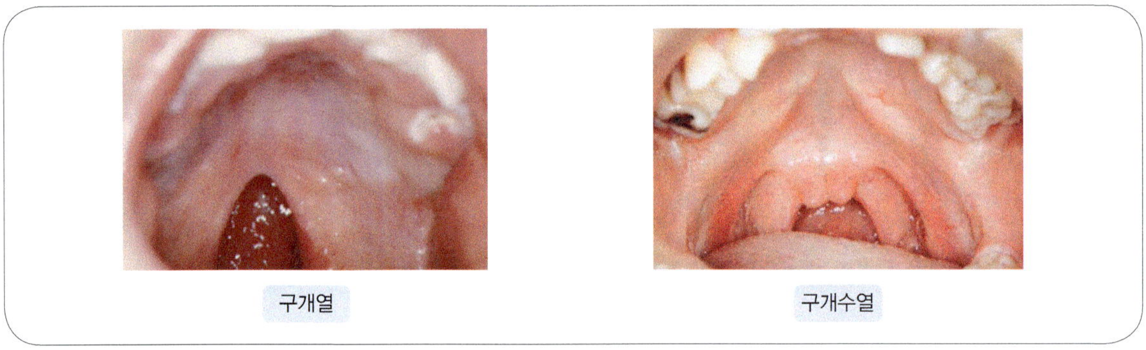

그림 9-10 구개열

3. 악열

악열(gnathoschisis)은 치조제에서 관찰되는 **내측비돌기와 상악돌기의 융합부전**으로 발생한다. 구순열을 동반한 것을 순악열(cheilognathoschisis)이라고 하며 양측성인 경우도 있다. 또 표면상으로는 융합되어 있어도 점막 아래에서는 융합되지 않은 경우도 있다. 구순열, 악열, 구개열이 합병된 것을 순악구개열(cheilognathopalatoschisis)이라고 한다(그림 9-11).

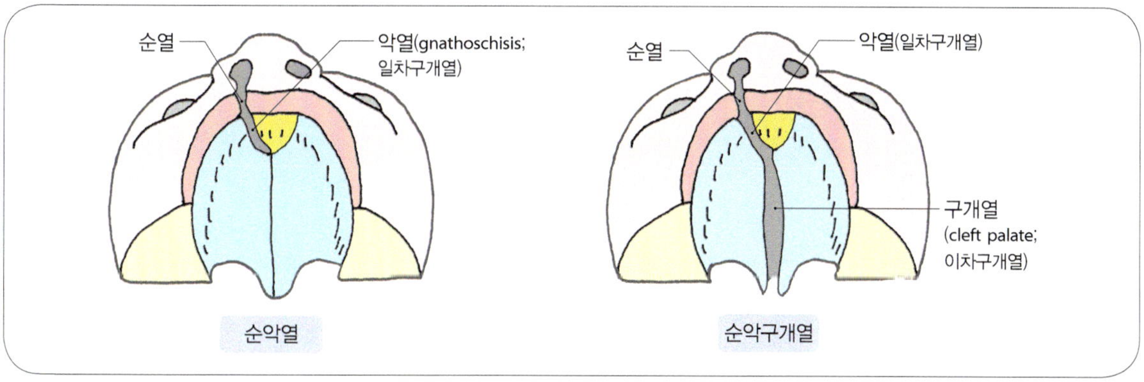

그림 9-11 **악열**

4. 대설증과 소설증

대설증(macroglossia)과 **소설증**(microglossia)은 혀의 발육이상이다. 설근의 비정상적인 발육으로 혀가 정상보다 큰 대설증에서는 구개형성이 장애를 받아 구개열을 수반하기도 한다. 혀가 정상보다 작은 소설증의 경우 제1인두궁에 있는 혀 원기의 형성부전으로 인해 발생한다.

5. 설소대단축증

설소대단축증(ankyloglossia)은 선천적인 발육부전으로 인해 설소대가 설첨 부근까지 뻗어 있는 장애로 혀의 운동을 방해한다.

Review Test

01. 인두기관에 관한 설명으로 옳은 것은?

① 인두궁, 인두구, 비와를 통틀어서 인두기관이라고 한다.
② 제1인두궁을 설골궁, 제2인두궁을 하악궁이라고도 한다.
③ 인두구는 인두궁 사이에 생긴 틈으로, 좌우 양쪽에 2개씩 있다.
④ 인두궁은 배아의 목 부분에 주머니 모양으로 확장되어 형성된 것이다.
⑤ 인두기관은 배아에서 관찰되는 원시적인 구조물로 인체의 머리, 목, 구강 형성에 중요한 역할을 한다.

02. 발생 3주에 신경관, 원장, 심장의 세 방향을 둘러싼 좁은 영역에 외배엽이 함몰하면서 형성되는 것은?

① 원시구강 ② 구인두막 ③ 인두궁 ④ 인두낭 ⑤ 인두구

03. 발생 4주에 시작되는 태아의 안면 형성에는 몇 개의 돌기가 관여하는가?

① 2개 ② 3개 ③ 4개 ④ 5개 ⑤ 6개

04. 다음 괄호 안에 들어갈 단어는?

> 발생 7주에는 내측비돌기가 서로 유합하여 (가)을/를 형성하고, 발생 12주가 되면 유합한 내측비돌기 부분이 위아래로 뻗어 위쪽에서는 (나), 아래쪽에서는 (다)을/를 형성한다.

	(가)	(나)	(다)
①	비배	비첨	인중
②	비첨	비배	인중
③	비배	인중	비첨
④	비첨	인중	비배
⑤	인중	비첨	비배

05. 상순의 형성에 관여하는 돌기는?

① 상악돌기와 하악돌기
② 상악돌기와 내측비돌기
③ 상악돌기와 외측비돌기
④ 하악돌기와 내측비돌기
⑤ 하악돌기와 외측비돌기

06. 발생 4주에 상악돌기 끝 사이(악간부)로 내측비돌기가 파고들듯이 유합하여 형성되는 것은?

① 혀 ② 일차구개 ③ 이차구개 ④ 상순 ⑤ 비중격

07. 이차구개에 관한 설명으로 옳은 것은?

① 상악 4개의 절치를 수용한다.
② 상악돌기와 내측비돌기가 유합하여 형성된다.
③ 구강과 비강 사이에 부분적인 칸막이로 작용한다.
④ 좌우의 구개돌기가 수직 · 수평 방향으로 증식하여 유합한다.
⑤ 구개돌기가 전방에서는 비중격, 비강 쪽에서는 일차구개와 유합한다.

08. 좌우의 구개돌기가 유합하여 형성된 것은?

① 혀 ② 상순 ③ 비중격 ④ 일차구개 ⑤ 이차구개

09. 이차구개의 정중부 융합부전으로 발생하는 장애는?

① 악열 ② 구순열 ③ 구개열 ④ 대설증 ⑤ 설소대단축증

10. 구순열이 발생하는 원인은?

① 좌우 구개돌기의 융합부전
② 상악돌기와 하악돌기의 융합부전
③ 상악돌기와 내측비돌기의 융합부전
④ 상악돌기와 외측비돌기의 융합부전
⑤ 하악돌기와 내측비돌기의 융합부전

정답 01 ⑤ 02 ① 03 ④ 04 ② 05 ② 06 ② 07 ④ 08 ⑤ 09 ③ 10 ③

Chapter 10

치아의 발생

학습목표

1. 치판과 전정판에 대하여 설명할 수 있다.
2. 신경능선세포의 중요성을 설명할 수 있다.
3. 뇌상기(싹시기) 치배의 특징을 설명할 수 있다.
4. 모상기(모자시기) 치배의 특징을 설명할 수 있다.
5. 종상기(종시기) 치배의 특징을 설명할 수 있다.
6. 치아경조직 형성기인 침착시기, 성숙시기의 단계별 특징을 설명할 수 있다.
7. 법랑질과 상아질의 형성과정을 설명할 수 있다.
8. 법랑모세포와 상아모세포를 설명할 수 있다.
9. 치근의 형성과정을 설명할 수 있다.
10. Hertwig 상피근초와 Malassez 상피잔사를 설명할 수 있다.
11. 치근분지부의 형성과정을 설명할 수 있다.
12. 백악질의 형성과정을 설명할 수 있다.
13. 치주인대의 형성과정을 설명할 수 있다.
14. 치조골의 형성과정을 설명할 수 있다.
15. 치아의 맹출과정을 설명할 수 있다.
16. 유치와 영구치 교환시기의 조직학적 변화를 설명할 수 있다.

핵심용어해설

- **계승치판(successional lamina)** : 발생 중인 유치의 설측에 있는 치판으로, 이곳에서 영구치 치배가 형성된다.
- **무소주 법랑질(rodless enamel)** : 법랑질의 위모서리와 아래모서리 부근에서 관찰되는 법랑소주가 없는 법랑질을 말한다.
- **법랑모세포(ameloblast)** : 치아에서 법랑기의 가장 속층을 이루는 원주상피세포로, 법랑질 형성에 관여한다.
- **상아모세포(odontoblast)** : 상아기질을 구성하는 단백질과 다당체를 세포 내에서 합성하고 분비하는 세포를 말한다. 상아질의 형성과 유지, 보수를 담당한다.
- **상아전질(predentin)** : 콜라겐을 주체로 하는 석회화 전의 상아질을 말한다.
- **전정판(vestibular lamina)** : 발생 6주에 상하악에서 장차 치아가 생겨날 위치에 구강상피가 비후한 일차상피띠(primary epithelial band)에서 나뉘는 구조물로, 장차 구강전정을 형성한다.
- **치경륜(cervical loop)** : 치아발생단계의 후기 종상기에 법랑기 하단에 있는 구조물이다. 외법랑상피와 내법랑상피가 만나는 부위로, 이 둘이 유합하여 치근을 형성한다.
- **치낭(dental sac)** : 치아 발생 중 법랑기와 치유두를 둘러싼 중간엽성 섬유층을 말하며, 치낭에서 장차 치주인대와 백악질 등이 형성된다.
- **치배(tooth germ)** : 치판에서 그 끝이 일정한 간격으로 부풀어 형성되는 치아의 원기로, 치배는 치아 수만큼 형성되며 태아의 턱 안에 치열과 같은 위치에 형성된다.
- **치유두(dental papilla)** : 치아 발생 중 법랑기에 밀집된 중간엽조직의 작은 돌기를 말한다. 치유두에서 상아질과 치수가 형성된다.
- **치판(dental lamina)** : 배아에서 장차 치아가 형성될 부위의 구강상피가 증식해서 이룬 납작한 띠를 말하며, 치판에서 치아가 발생한다.
- **헤르트비히 상피근초(Hertwig's ephithelial root sheath, HERS)** : 내법랑상피와 외법랑상피의 이행부위에서 내법랑상피와 외법랑상피가 증식하여 형성되는 구조물로, 치근의 형태와 방향을 결정하여 치근 상아질의 형성을 유도하는 역할을 한다.
- **말라세즈 상피잔사(epithelial rest of Malassez, ERM)** : 헤르트비히 상피근초가 붕괴된 후 남아 있는 세포의 잔사로, 치주인대 안에 평생 남게 된다.

1 치아발생의 준비단계

치아는 **발생 6주**부터 발생이 시작된다. 이 시기는 이차구개가 형성 중에 있지만, 상악과 하악의 치조제(alveolar ridge)는 완성되며 상악과 하악의 상피에 **전정판**(vestibular lamina)과 **치판**(dental lamina)이라는 2개의 함요 부분이 나타난다. 전정판과 치판은 서서히 깊이 함입하는데, 치판에서는 그 끝이 일정한 간격으로 부풀어 치아의 원기인 **치배**(tooth germ)가 발생한다. 치배는 치아 수만큼 형성되며 태아의 턱 안에 치열과 같은 위치에 형성된다(그림 10–1).

각 치배는 **개시기**, **뇌상기**, **모상기**, **종상기**(초기, 후기)의 과정을 거치며 그 후 치아경조직인 상아질과 법랑질이 형성되고 무기질이 침착되는 침착기에서 성숙기로 점차 진행된다(표 10–1).

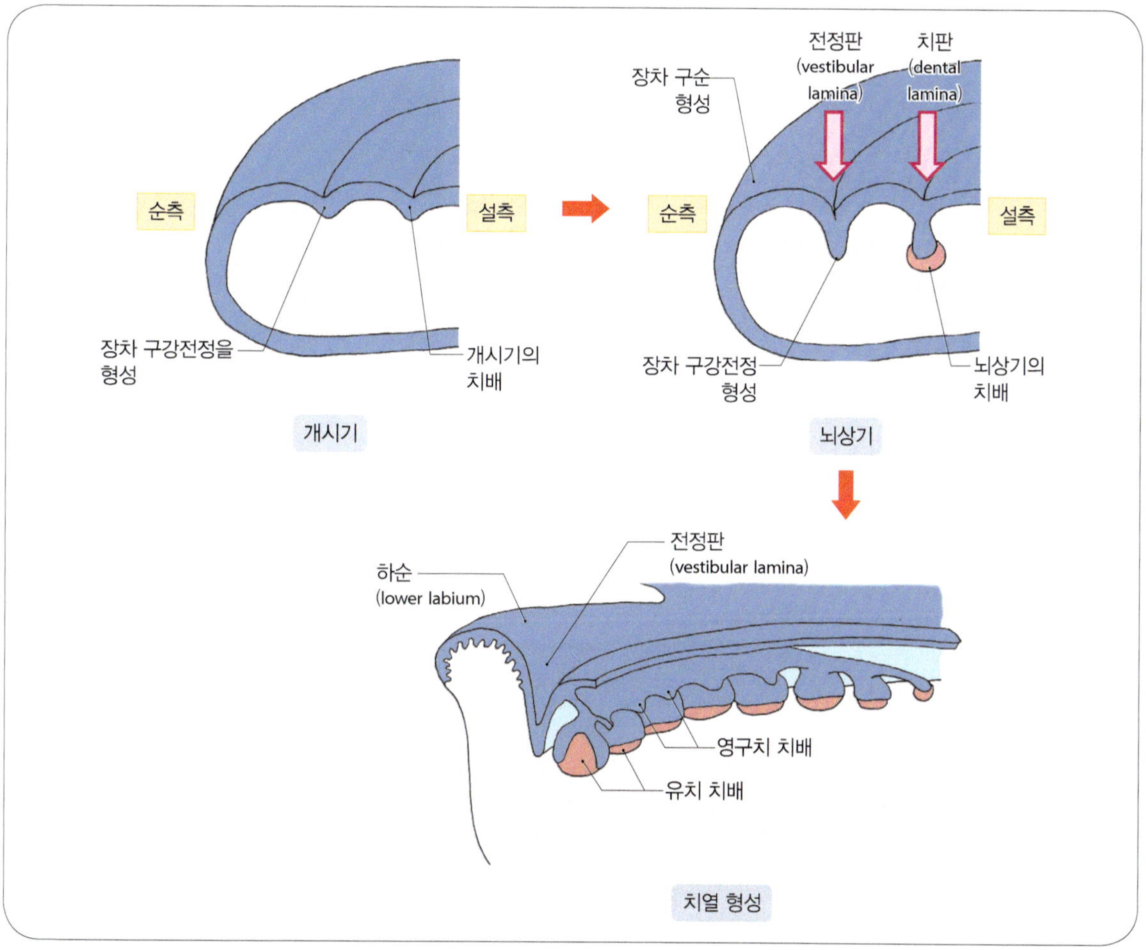

그림 10–1 **치아발생의 시작(하악)**

표 10-1 치아발생의 단계

단계		시기	특징
개시기		6주~	• 일차상피띠에서 전정판과 치판이 형성된다.
뇌상기		8주	• 공 모양의 치배가 형성된다.
모상기		9주~	• 모자 모양의 법랑기가 있는 치배가 형성된다.
종상기	초기	11주~	• 현저한 세포 분화로 법랑기에 4종류의 세포층이 형성된다. • 교두의 형태가 나타난다. • 계승치판이 형성된다.
	후기	14주~	• 치배가 커져 입체적인 형태를 나타낸다. • 석회화가 시작된다. • 영구치 치배 형성이 시작된다.
침착기		18주~	• 경조직 형성을 위한 기질 분비가 시작된다. • 법랑질, 상아질, 백악질의 침착이 일어난다.
성숙기			• 기질이 분비되고 난 후 석회화 물질이 첨가되어 점점 단단해진다.

2 치배의 발생

1. 개시기

발생 6주가 되면 상악과 하악에서 장차 치아가 생겨날 위치에 말발굽 모양으로 구강상피가 비후한 **일차상피띠**(primary epithelial band)가 형성된다(그림 10-2). 일차상피띠는 곧바로 **전정판**(vestibular lamina)과 **치판**(dental lamina)의 2열로 나뉘는데, 바깥쪽이 전정판이고, 안쪽이 치판이다(그림 10-1). 전정판은 장차 구강전정을 만들고, 치판은 치열을 만드는 원기가 된다.

구강상피 아래는 중배엽에서 유래하는 **중간엽**(mesenchyme)으로 구성되는데, 이 중간엽으로 신경능선세포(neural crest cell)가 침투하기 때문에 이 부분을 외배엽성 중간엽(ectomesenchyme)이라고도 한다. 치아의 발생은 구강상피와 외배엽성 중간엽의 상호작용으로 시작된다고 할 수 있다.

구강상피의 비후한 부분은 주변과 비교해서 특별히 세포 형태에 차이는 없지만, 특징적인 유전자의 발현 등이 이미 일어나고 있어 이 시기를 치배 발생의 **개시기**(initiation stage)라고 한다(그림 10-3).

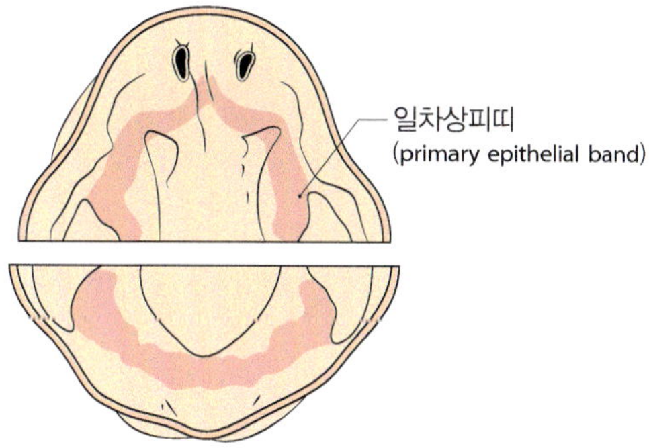

그림 10-2 일차상피띠의 위치

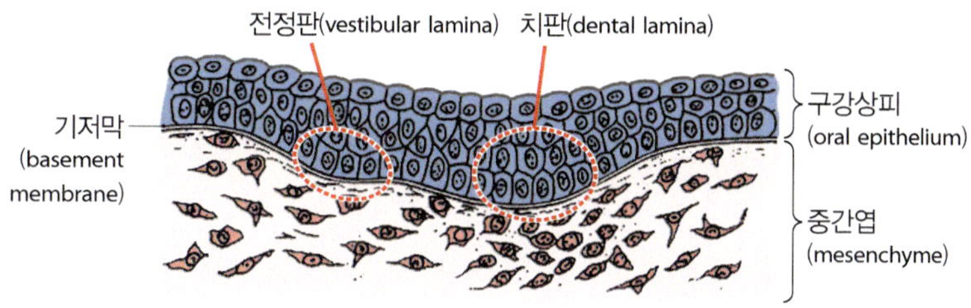

그림 10-3 개시기의 치배

2. 뇌상기

전정판과 치판은 외배엽성 중간엽조직을 향해 함몰하기 시작해서 서서히 칸막이와 같은 구조가 되어 치판 끝에 일정한 간격으로 공 모양 구조가 나타나는데, 이것이 **뇌상기**(bud stage)의 치배(tooth germ)이다(그림 10-4).

뇌상기의 치배는 함입된 상피 끝부분에 중간엽세포가 응집한 것으로, 주위 결합조직과의 경계는 아직 뚜렷하지 않다. 상피세포에서 분비되는 증식인자 등의 신호에 반응해서 신경능선 유래의 중간엽세포가 응집한 것이다. 뇌상기의 치배는 서서히 커지고 치판도 심부를 향해 더욱 신장된다.

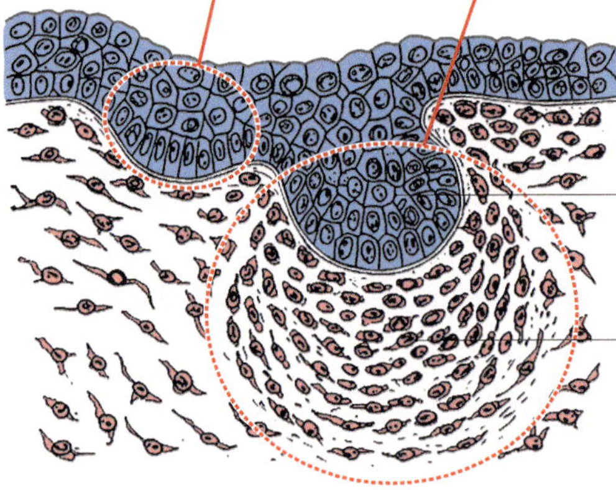

그림 10-4 뇌상기의 치배

TIP

- **치아발생에서 신경능선세포의 역할**

신경능선세포의 유래는 신경외배엽(neuroectoderm)이기 때문에 신경이 되는 것이 원래의 역할이지만, 중배엽 유래의 일반적인 뼈, 외배엽 유래의 색소세포 등으로도 분화된다는 점에서 다양한 기능이 있는 매우 특수한 세포이다. 치아의 발생에서는 상아질이나 치수가 신경능선세포에서 유래하며, 신경능선세포의 이동, 증식, 분화에 장애가 있으면 악안면의 선천성 질환이 발생한다고 알려져 있다.

3. 모상기

치배가 일정한 크기로 커지면 상피와 중간엽이 각각 절반씩 차지하게 되고 주위와의 경계도 뚜렷해진다. 상피가 차지한 반구 부분을 **법랑기**(enamel organ) 또는 **치아기**(dental organ)라고 하며 장차 법랑질(enamel)을 형성한다. 법랑기는 외배엽 기원이며 치아발생 시 치배에 깊은 함몰부위가 생겨 모자형태를 나타내며 치관의 바깥면을 만든다. 중간엽이 차지한 반구 부분을 **치유두**(dental papilla)라고 하며 장차 상아질(dentin)과 치수(dental pulp)를 형성한다. 또 치배를 둘러싸듯이 나타나는 중간엽조직은 섬유모세포와 유사한 세포의 집합으로 **치낭**(dental sac)이라고 하며 장차 치주인대(periodontal ligament)와 백악질(cementum) 등을 형성하며, 법랑기와 치유두를 감싼다. 법랑기가 모자처럼 보여서 이 시기를 **모상기**(cap stage)라고 한다(그림 10-5).

법랑기는 바깥가장자리의 **외법랑상피세포**, 치유두에 접한 부위의 **내법랑상피세포**, 법랑기 내측(내 ·

외법랑상피 사이)에 분포하는 **성상세망세포**의 3가지로 구성된다. 내법랑상피의 중심 부근에는 여러 층으로 겹쳐진 세포 덩어리가 관찰되기도 하는데 이를 법랑질결절(enamel knot)이라고 한다.

법랑질결절에서는 다양한 증식인자가 분비되기 때문에 치배의 형태 형성에 필요한 신호센터 역할을 하며, 모상기 말기에는 사라지는 세포 집단이기도 하다. 치유두는 중간엽세포의 집합이지만, 이 시기에는 부위에 따른 세포의 차이가 아직 관찰되지 않는다. 세포간질을 가진 거의 균일한 세포 집단이다. 또 치낭은 주로 심유모세포로 이루어져 있으며 골라겐 등의 심유싱분을 형싱한다. 치배 주위에는 악골(치조골)이 아직 형성되어 있지 않으며 치배는 계속해서 성장하여 더욱 커져간다.

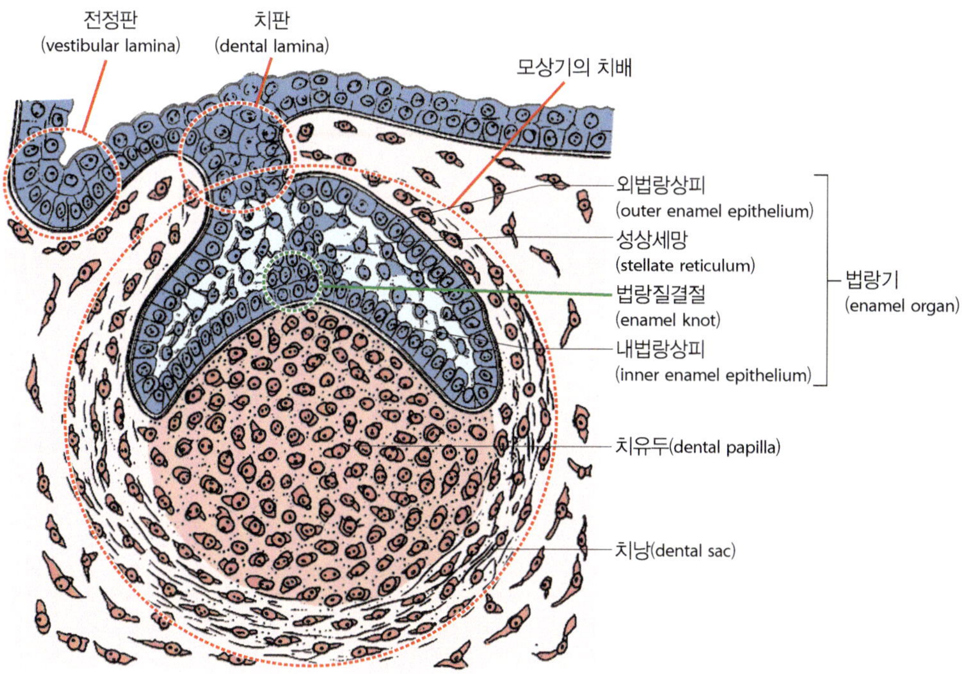

그림 10-5 **모상기의 치배**

2 치배의 발생

TIP

- **법랑질결절(enamel knot)**

초기 종상기에도 교두정 부근에서 상피세포의 세포 덩어리가 관찰된다. 이를 이차법랑질결절(secondary enamel knot)이라고 하는데, 모상기의 법랑질결절을 일차법랑질결절(primary enamel knot)이라 부르며 구별한다. 일차법랑질결절의 경우 세포자멸사에 의해 모상기 말기가 되면 일단 소실되기 때문에 이차법랑질결절과의 연속성은 없는 것으로 파악된다.

4. 종상기

모상기의 치배가 계속해서 성장함으로써 법랑기의 형태가 바뀌어 내법랑상피가 안쪽으로 크게 함몰된다. 치배가 종 모양의 형상이 되기 때문에 **종상기**(종시기, bell stage)라고 한다. 종상기의 특징은 법랑질을 만드는 세포나 상아질을 만드는 세포의 전구세포가 뚜렷해지며, 세포분화가 현저하다. 석회화가 시작되기 전까지를 **초기 종상기**(early bell stage), 석회화가 시작되면 **후기 종상기**(late bell stage)라고 한다.

1) 초기 종상기

(1) 법랑기의 세포구성

초기 종상기에는 세포분화가 현저하게 일어나 **외법랑상피**(outer enamel epithelium), **성상세망**(stellate reticulum), **중간층**(stratum intermedium), **내법랑상피**(inner enamel epithelium) 4종류의 세포가 법랑기 내에 생겨난다(그림 10-6, 표 10-2).

(2) 치유두의 분화

내법랑상피에 인접한 부분의 표층 치유두세포가 한층으로 배열되기 시작한다. 다만, 아직 기질(상아질) 분비는 이루어지지 않는데 이 단계의 세포를 **전상아모세포**라고 한다.

치배는 상당히 큰 구조가 되는데, 법랑기 안에는 혈관이 없고 외법랑상피에 접해서 모세혈관만 분포하게 된다. 이에 비해 치유두 내부에는 혈관이 널리 분포한다. 치배 주위에서는 골조직이 나타나며 악골의 형성이 시작된다.

(3) 교두 형성

종상기는 **교두**(cusp)가 형성되는 시기이기도 하다. 모상기까지는 어느 치배든 형태에 큰 차이가 없지만, 초기 종상기가 되면 구치의 치배에서 2교두, 4교두, 5교두 등의 형태가 나타난다(그림 10-7). 이 형태는 치배상피와 치배중간엽의 경계면 요철에 의해 형성되는데 후기 종상기가 되면 이 면에서 법랑질과 상아질이 형성된다.

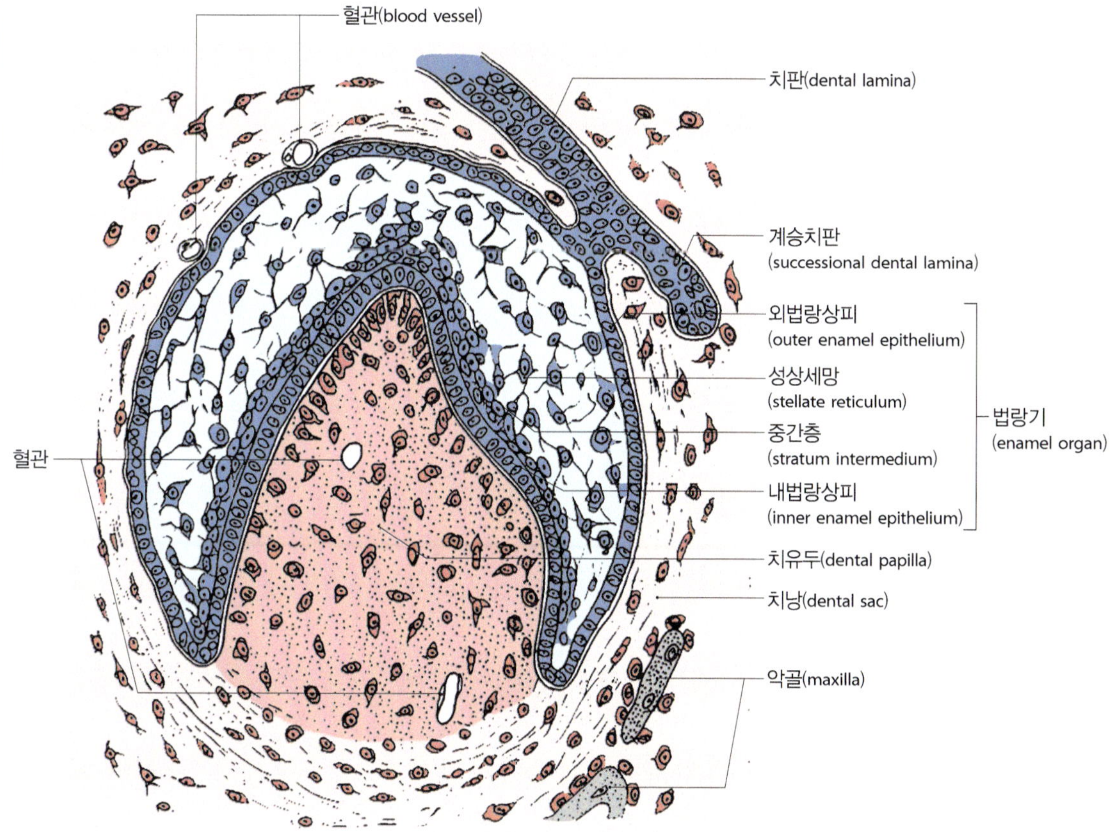

그림 10-6 초기 종상기의 치배

표 10-2 초기 종상기의 법랑기를 구성하는 세포의 특징

세포층	특징
외법랑상피 (outer enamel epithelium)	법랑기의 가장자리를 형성하며, 단층입방상피 유사 세포로 구성된다.
성상세망층 (stellate reticulum)	법랑기의 대부분을 차지한다. 별모양 세포는 몇 개의 가늘고 긴 돌기를 가지며, 이 세포돌기 끝에서 서로 결합하여 그물 모양의 구조를 나타낸다.
중간층 (stratum intermedium)	초기 종상기에 나타나는 세포로, 내법랑상피 바로 위에서 성상세망층과 접해 있지만, 성상세망과의 경계는 명확하지 않다. 여러 층의 편평한 세포로 이루어진다.
내법랑상피 (inner enamel epithelium)	단층입방상피와 유사하지만, 중앙으로 갈수록 길이가 길어진다. 세포 수준에서는 내법랑상피를 증식기의 법랑모세포(ameloblast)라고 한다. 기질(법랑질) 분비는 아직 이루어지지 않는다.

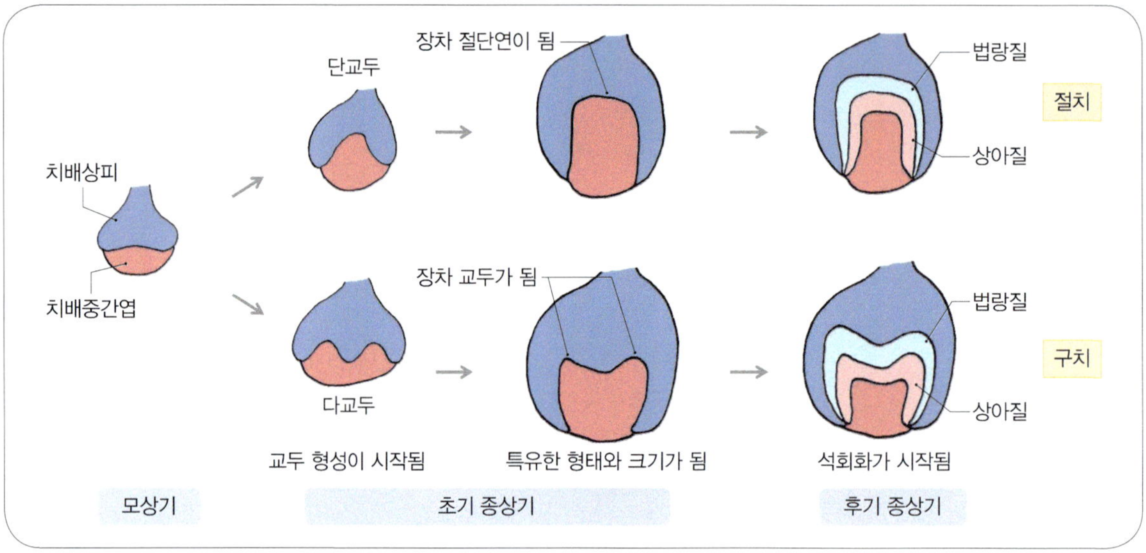

그림 10-7 **교두 형성**

(4) 계승치판 형성

구강의 상피와 치배를 연결하는 치판(dental lamina)은 종상기 치배의 가지와는 별도로 분지해서 성장하며 계승치(영구치) 치배를 형성하기 시작한다. 계승치 치배의 발생은 발생 5개월 무렵부터 시작되며, 치판이 설측으로 분지해서 계승치의 치판인 **계승치판**(successional lamina)이 된다.

2) 후기 종상기

(1) 석회화 시작

치배가 충분히 커져 내법랑상피가 만드는 입체적인 형태가 장차 치아의 형태(절단, 교두, 홈, 와 등의 요철)를 나타내게 되면 마침내 **석회화**(calcification; 법랑질이나 상아질의 형성)가 시작된다. 이 석회화가 시작되면 후기 종상기로 분류된다(그림 10-8). 전치의 경우는 절단연이나 교두에서, 구치의 경우는 교두에서 석회화가 시작된다. 치배 주위의 골 형성은 더욱 진행되어 치배 상단을 제외하고 거의 전체를 덮게 된다.

(2) 치경륜과 영구치 치배 형성

법랑기의 가장 아래부위에서 내법랑상피와 외법랑상피가 만나는 부위를 **치경륜**(cervical loop)이라고 하며(그림 10-8), 나중에 치근이 형성되는 중요한 부위이다. 또 초기 종상기에 치판에서 분지해 나온 계승치판 끝에서는 **영구치 치배**가 형성되기 시작한다.

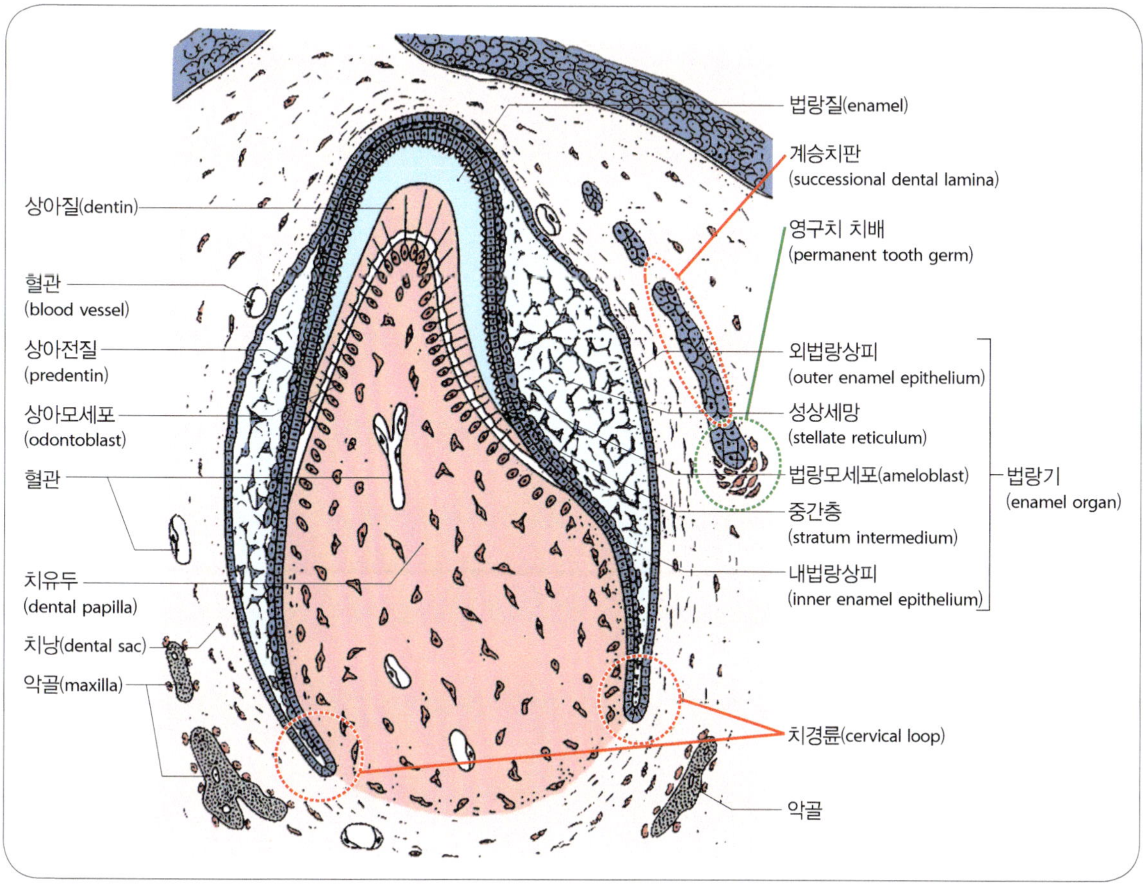

그림 10-8 **후기 종상기의 치배**

3 치관의 발생

치아발생의 마지막 단계에서는 경조직인 **상아질**(dentin)과 **법랑질**(enamel)이 형성된다. 상아질과 법랑질의 형성은 동시에 진행되지만, 상아질 형성이 항상 선행하여 일어난다. 치유두의 표층 세포들은 가지런히 배열되어 돌기를 뻗기 시작하고 **상아전질**(predentin; 콜라겐을 주체로 하는 석회화 전의 상아질)을 만들기 시작하며, 그 바로 위의 **법랑모세포**(ameloblast)도 분화하여 법랑질이 형성되기 시작된다(그림 10-9).

상아질과 법랑질의 형성과정은 모두 기질 분비와 칼슘 침착 과정이며, 이들을 형성하는 세포들은 혈액으로부터 영양이나 산소를 공급받을 필요가 있다. 따라서 상아질과 법랑질의 형성에 동반해서 법랑기에서는 외법랑상피와 내법랑상피의 간극이 서서히 좁아져(성상세망세포가 사라짐) 모세혈관이 외법랑상피층 표면에 끼어들듯이 발달하고, 치유두에는 혈관이 들어와 혈관망을 형성하여 상아모세포 부근에서 발달한다. 또 칼슘이온이나 인산이온은 혈액을 통해 공급되는데 외법랑상피와 중간층 세포를 거쳐 법랑모세포로 전달된다.

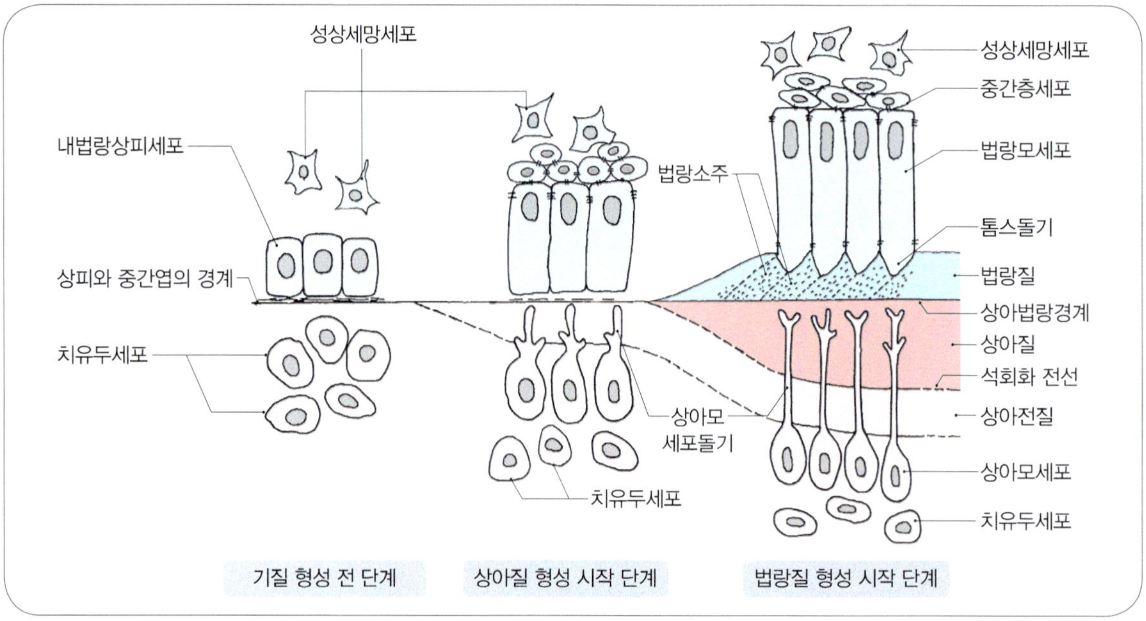

그림 10-9 **법랑질과 상아질의 형성**

1. 상아질의 형성

1) 상아모세포의 분화

상아질 형성 세포는 **치유두세포**(dental papilla cell), **상아모세포 전구세포**(preodontoblast), **상아모세포**(odontoblast)의 3단계로 분화한다(그림 10-9). 치배상피(내법랑상피)와 치배중간엽(치유두) 경계에는 기저막(basement membrane)이 있는데, 치유두의 세포가 이 기저막을 따라 정렬되면 상아질 형성이 시작되어 상아모세포 전구세포가 된다. 기저막과의 간극이 서서히 넓어지기 시작하면 **상아전질**(predentin) 형성이 시작되어 세포에서 작은 돌기가 나오는데 이 단계의 세포를 상아모세포(odontoblast)라고 하며(그림 10-10, 10-11), 돌기를 상아모세포돌기(odontoblastic process)라고 한다. 또 완성된 상아질에는 세포돌기 형태의 공극이 남는데, 이를 **상아세관**(dentinal tubule)이라고 한다.

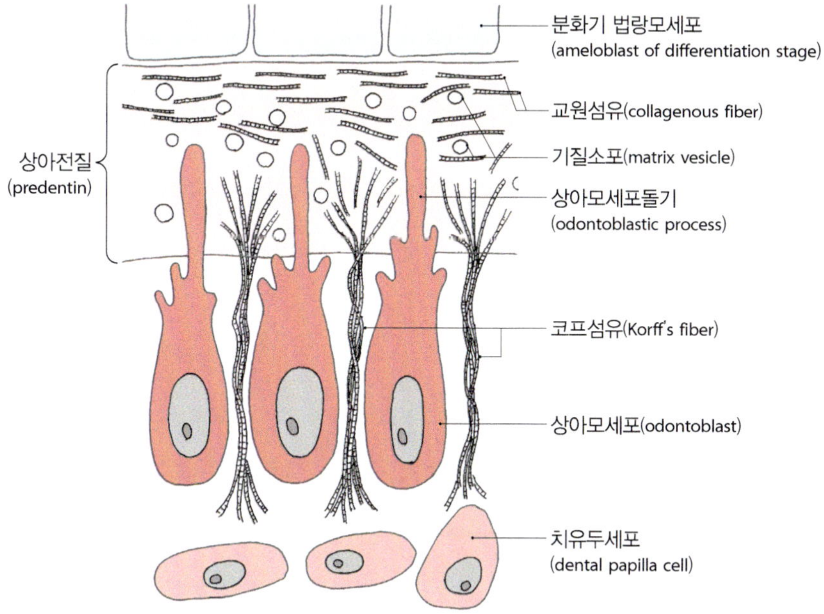

그림 10-10 석회화가 시작되는 시기의 상아모세포

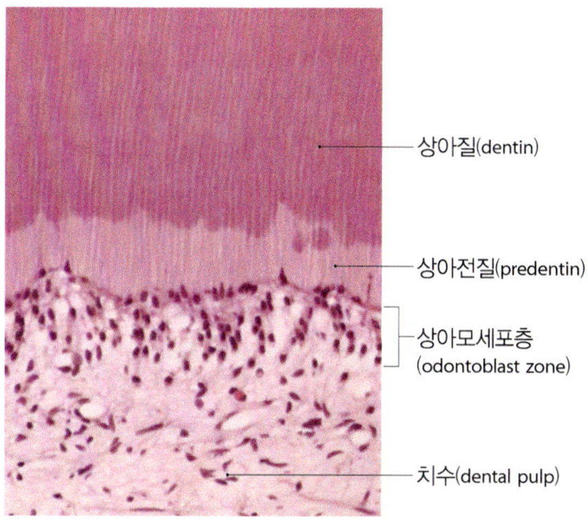

그림 10-11 상아모세포와 상아전질

2) 상아질의 형성

상아모세포는 돌기를 뻗으면서 상아질을 형성한다. 세포돌기는 처음 여러 개이지만 결국 1개가 되는데 세포돌기 안에는 미세관과 미세한 섬유가 장축을 따라 분포하며 미토콘드리아나 분비과립도 존재한다.

상아모세포에는 조면소포체와 골지장치가 발달해 있어서 교원섬유를 활발하게 생산한다. 또 분화 초기에는 석회화의 핵을 형성하는 기질소포(matrix vesicle)도 생산한다. 상아전질의 형성이 개시된 후에도 상아모세포의 돌기는 계속 자라고 상아전질은 석회화되어 상아질이 된다.

상아전질과 상아질의 경계는 분명해서 석회화 전선으로서 나타난다. 상아질 형성이 시작되면 그 바로 위에 있던 법랑모세포도 법랑질을 만들기 시작한다.

법랑모세포는 기질 형성이나 성숙 후 퇴축하는데, 상아모세포는 외견상 다소 퇴축하지만, 평생 상아질을 만드는 능력이 있다. 그리고 노화에 따른 이차상아질, 교모나 수복에 따른 삼차상아질을 형성한다.

TIP

- **기질소포**

  상아질의 초기 석회화에 필요한 결정핵을 형성하기 위한 소포를 **기질소포**(matrix vesicle)라고 한다. 상아모세포의 세포막 일부가 유리하여 형성된 것으로 지름은 50~100nm 정도이고, 주위는 세포막으로 덮여 있으며 막 위에는 인산이온을 만드는 효소가 존재하고 기질소포 내에는 인산이온과 칼슘이온을 흡수하는 통로가 존재한다.

  인산이온과 칼슘이온을 흡수함으로써 기질소포 내부에서는 인산이온과 칼슘이온의 농도가 서서히 높아져 수산화인회석 결정이 생성된다. 수산화인회석 결정이 성장해서 기질소포 안에 담기지 못하면 막을 터트리고 나와 더 큰 결정으로 성장하기 위한 결정핵 역할을 하는데 이것이 상아질 석회화의 기점이 된다.

3) 상아질의 석회화

상아모세포에서 상아질의 유기질이 분비되고 이어서 석회화가 시작되는데, 석회화되기 전의 상아질을 상아전질이라고 한다. 상아전질은 25~30㎛가 되면 석회화가 시작되기 때문에 상아모세포에서 약간 떨어진 곳에서 상아질이 형성되고 있는 것처럼 보이는 데 이 형성선을 **석회화 전선**(mineralization front)이라고 한다(그림 10-9). 석회화 전선은 생활치에서는 존재하고 있는데, 치아의 생활 상태에 따라 두께나 배열이 달라지기 때문에 치아의 생활상태를 알 수 있는 지표의 하나이다. 석회화 전선을 자세히 살펴보면 구체가 집합하듯이 형성되는 부위와 거의 직선상의 부위가 있다. 전자를 구형석회화(globular calcification)라고 하며 치관부에서 많이 관찰되며, 후자를 선형석회화(linear calcification)라고 하며 치근부에서 많이 관찰된다.

2. 법랑질의 형성

1) 법랑모세포의 분화 (그림 10-12)

상아질 형성이 시작되면 바로 위에 있던 법랑모세포도 법랑질을 만들기 시작한다.

법랑모세포(ameloblast)의 분화는 크게 증식기, 분화기(또는 형태형성기), 기질형성기(또는 분비기), 이행기, 성숙기, 퇴축기(또는 축합기), 보호기의 7단계로 분류할 수 있다.

① 증식기 : 내법랑상피 단계

② 분화기 : 기질형성기를 위한 준비단계

③ **기질형성기 : 법랑질을 만드는 제1단계** 〈분비기〉

④ 이행기 : 이어지는 성숙기를 위한 준비단계 〈이행기 법랑모세포〉

⑤ **성숙기 : 법랑질을 만드는 제2단계** 〈주름끝법랑모세포(RA), 평탄끝법랑모세포(SA)〉

⑥ 퇴축기 : 법랑질 형성 후 세포가 퇴축하기 시작하는 단계 〈퇴축기 법랑모세포〉

⑦ 보호기 : 변성해가는 단계(곧 법랑소피가 됨)

여기서 중요한 것은 기질을 만드는 기질형성기와 석회화가 진행하는 성숙기의 2단계이며, 이들 두 가지 기능을 가지는 것이 법랑모세포의 큰 특징이다.

기질형성기의 법랑모세포는 후기 종상기의 치배에서 널리 관찰되는데, 후기 종상기의 후반부터는 성숙기 법랑모세포가 서서히 증가한다.

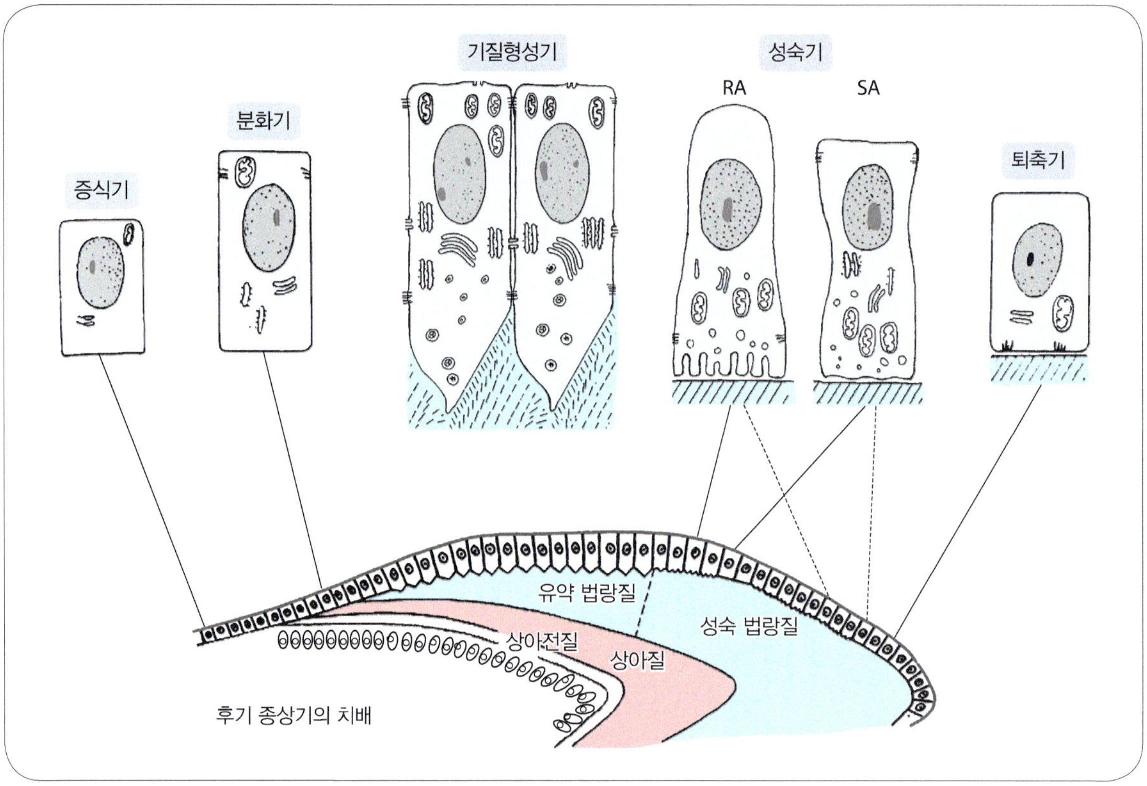

그림 10–12 **법랑질 형성 과정과 형성 세포**

2) 기질형성기

상아질의 형성이 시작되고 다소 늦게 교두부에서 법랑질의 형성이 시작된다. 법랑모세포(ameloblast)는 기질형성기가 되면 법랑질 기질을 분비하기 시작한다. 기질형성기의 법랑질은 석회화 정도가 낮은 미성숙하고 연약한 법랑질로 **유약 법랑질**(cheesy enamel)이라고도 한다. 수산화인회석은 20~30% 정도이며, 나머지는 물과 법랑질 특유의 단백질이 차지한다.

기질형성기의 법랑모세포는 단층원주상피 유사 세포로, 핵이 크고 한쪽으로 치우쳐 있으며 핵 쪽을 근위단, 반대쪽을 원위단이라고 하는데 근위단 쪽에는 미토콘드리아, 원위단 쪽에는 조면소포체가 많이 존재한다. 원위단에는 **톰스돌기**(Tomes' process)라는 피라미드 모양의 구조가 있는데, 분비면과 활주면의 2가지 면을 가진 돌기로 분비면에서 법랑질 기질을 분비한다(그림 10–13).

법랑모세포는 1개의 세포에 1개의 비율로 **법랑소주**(enamel rod)를 형성한다. 법랑소주 내에는 수산화인회석의 미세결정(이 시기에는 리본 모양)이 무수하게 생기는데 법랑소주의 장축 방향에 대해 거의 평행하게 배열된다.

또한, 기질형성이 시작되는 시기에는 톰스돌기가 충분히 형성되어 있지 않아 분비되는 법랑질에도 법랑소주 구조가 관찰되지 않는다. 또 기질형성기 말기부터 이행기에 걸쳐서는 톰스돌기가 소실되기 때문에 이 단계에 형성되는 것도 무소주 법랑질(rodless enamel)이 된다. 따라서 법랑질의 가장 표층과 심층부는 무소주 법랑질이다. 법랑질이 치관 전체를 덮고 유약 법랑질이 필요한 두께로 형성되면 기질형성기는 종료된다.

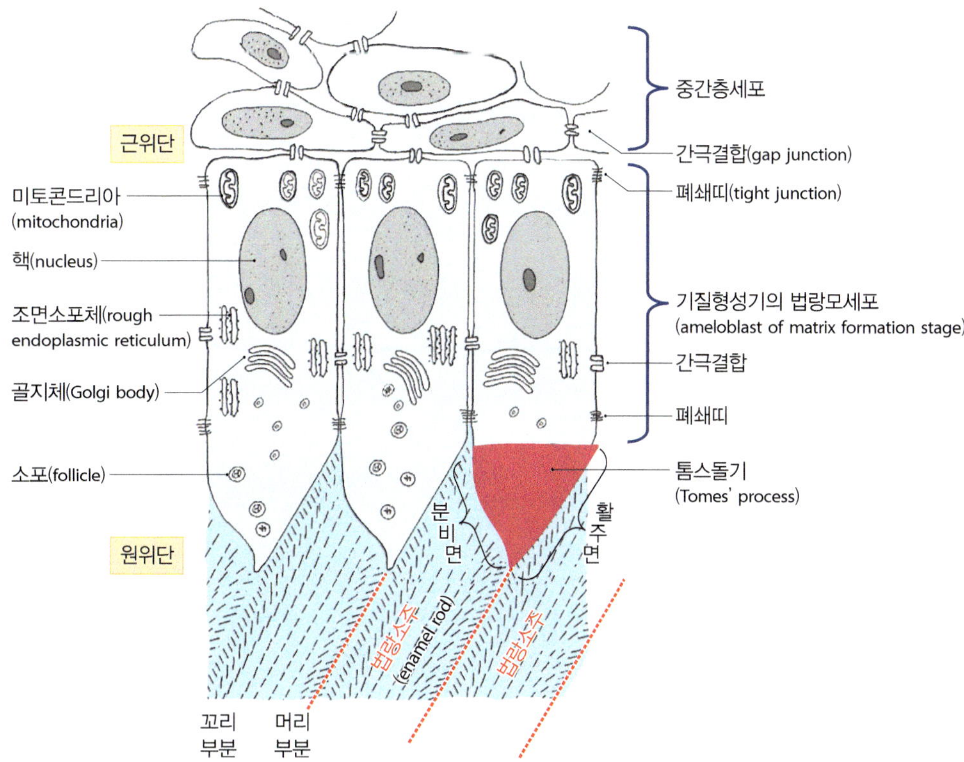

그림 10-13 기질형성기의 법랑모세포

TIP

무소주 법랑질

무소주 법랑질(rodless enamel)은 법랑질의 위모서리와 아래모서리 부근에서 관찰되는 법랑소주 구조가 없는 법랑질을 말한다. 법랑질 기질 형성 초기와 말기에 형성되며, 형성 시기는 법랑모세포의 톰스돌기(Tomes' process)가 형성되기 전과 소실된 후의 시기와 일치한다. 즉, 톰스돌기가 없으면 무소주 법랑질이 된다.

3) 성숙기

기질형성기가 끝나고 유약 법랑질이 치관 전체를 덮으면 교두부에서 법랑질의 성숙이 시작된다. 법랑질의 성숙이란 ① 유약 법랑질에 함유되어 있던 다량의 단백질과 수분이 제거되고 ② 수산화인회석 결정의 성장이 크게 진행되는 것을 말한다. 이에 따라 유약 법랑질은 수분을 상실하여 **성숙 법랑질**(chalky enamel)이 되고, 그 후 수산화인회석의 중량비가 95% 이상이 될 때까지 석회화가 진행되어 법랑질이 완성된다.

성숙기의 법랑모세포는 기질형성기에 비해 세포의 키가 작아진다. 톰스돌기는 소실되고 대신 다수의 가는 끈 모양 돌기가 법랑질 표면을 향해 나타난다.

성숙기의 법랑모세포 대부분은 주름끝법랑모세포(ruffle-ended ameloblast, RA) 형태이지만, 일정한 비율로 주름이 소실된 평탄끝법랑모세포(smooth-ended ameloblast, SA)도 있다. 평탄끝법랑모세포는 법랑질의 pH를 산성에서 중성으로 되돌려 석회화를 촉진하는 기능을 한다(그림 10-14).

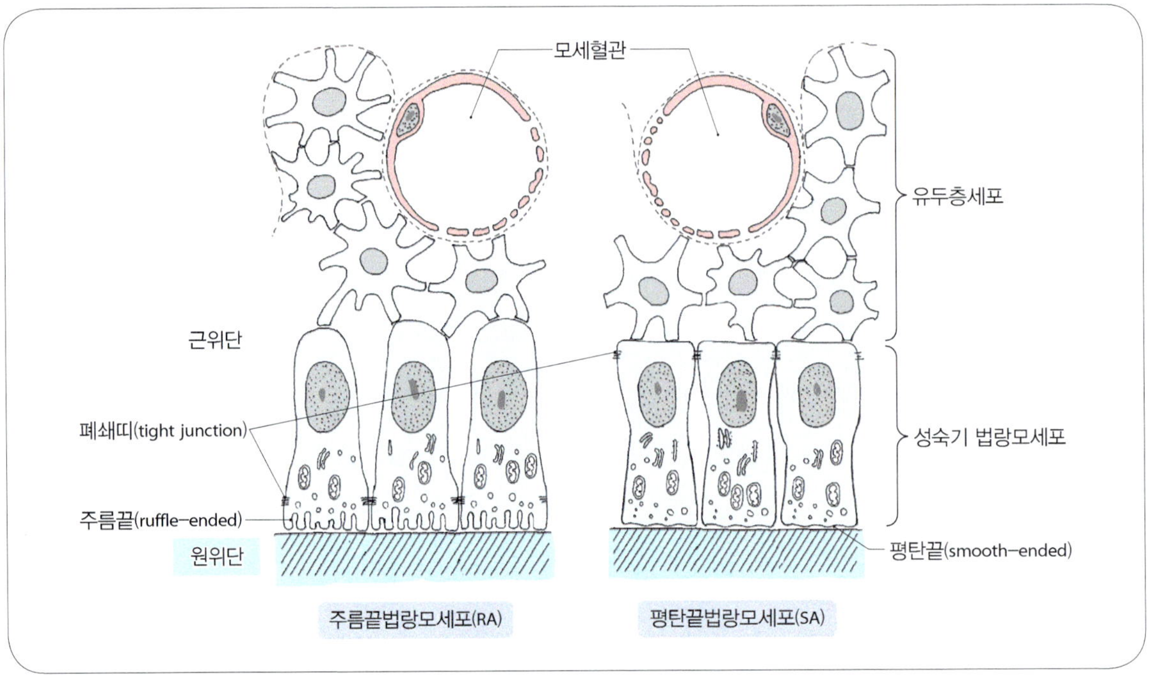

그림 10-14 성숙기의 법랑모세포

4 치근의 형성 과정

1. 치근의 형성

치근형성(root formation)은 후기 종상기의 법랑기 하단에 있는 **치경륜**(치경고리, cervical loop)에서 시작된다(그림 10-8 참조). 이곳은 외법랑상피(outer enamel epithelium)와 내법랑상피(inner enamel epithelium)가 만나는 부위인데, 이 둘이 접착해서 2층의 세포 시트를 형성하여 아래쪽으로 늘어나기 시작한다. 이를 **헤르트비히 상피근초**(Hertwig's ephithelial root sheath, HERS)라고 한다. 헤르트비히 상피근초는 치근의 형태와 방향을 결정하며 치근 상아질의 형성을 유도하는 역할을 한다.

헤르트비히 상피근초 바로 안쪽에는 상아모세포(odontoblast)의 세포층이 배열되기 때문에 실제로는 3층의 세포가 함께 늘어나는 것처럼 보인다. 상아모세포는 바로 상아질을 형성하기 시작하며 치근 상아질이 형성되기 시작한다(그림 10-15).

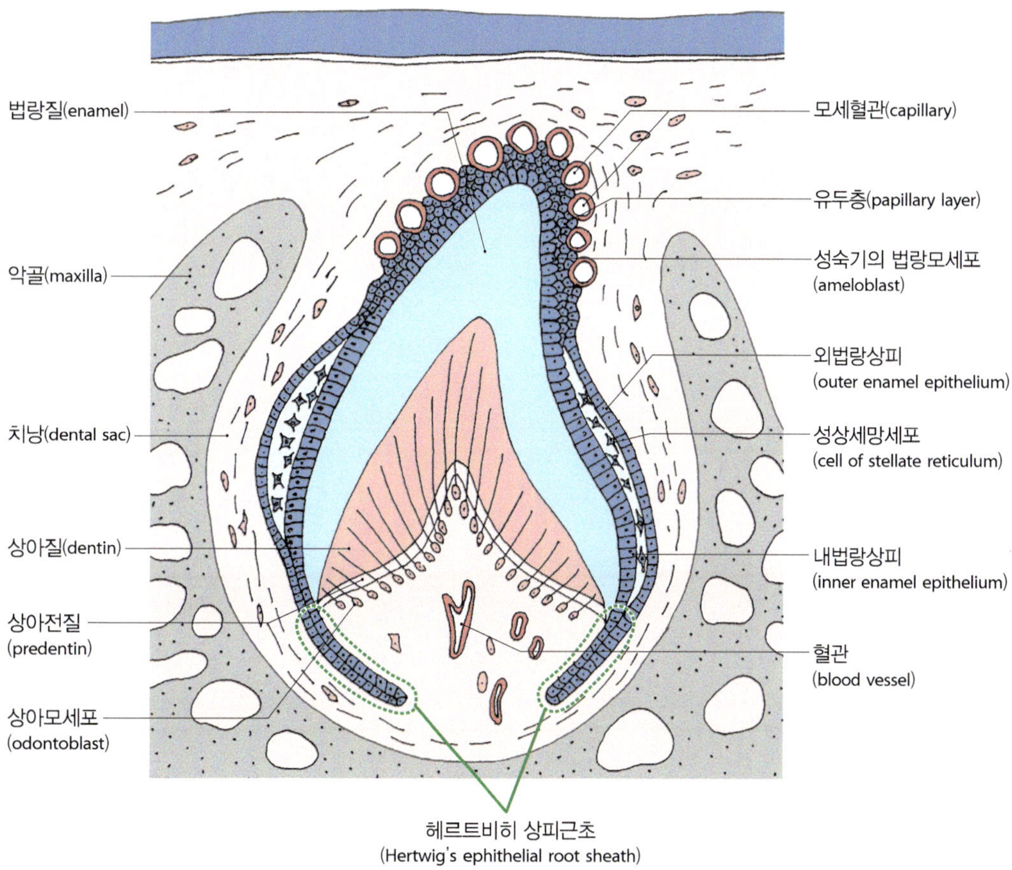

그림 10-15 치근의 발생

2. 치근의 성장

헤르트비히 상피근초는 계속 신장되면서 서서히 치근의 외형을 형성하게 되는데(그림 10-16), 헤르트비히 상피근초가 어느 정도 성장하면 치경부 부근에서 상피근초의 붕괴가 시작된다(그림 10-17). 상피근초가 붕괴된 후 완전히 흡수되지 않고 남아 있는 둥근 세포 덩어리가 일정한 간격으로 관찰되는데 이 세포 덩어리를 **말라세즈 상피잔사**(epithelial rest of Malassez, ERM)라고 한다. 말라세즈 상피잔사는 치주인대 안에 평생 남게 되는데 그 기능은 아직 밝혀지지 않았다. 다만, 붕괴 자체는 큰 의미가 있어 치낭에서 유래하는 백악모세포 전구세포(precementoblast)의 이동통로가 된다. 백악모세포 전구세포는 치근 상아질의 표면에 도달하면 분화해서 백악모세포가 되어 백악질을 형성하기 시작한다.

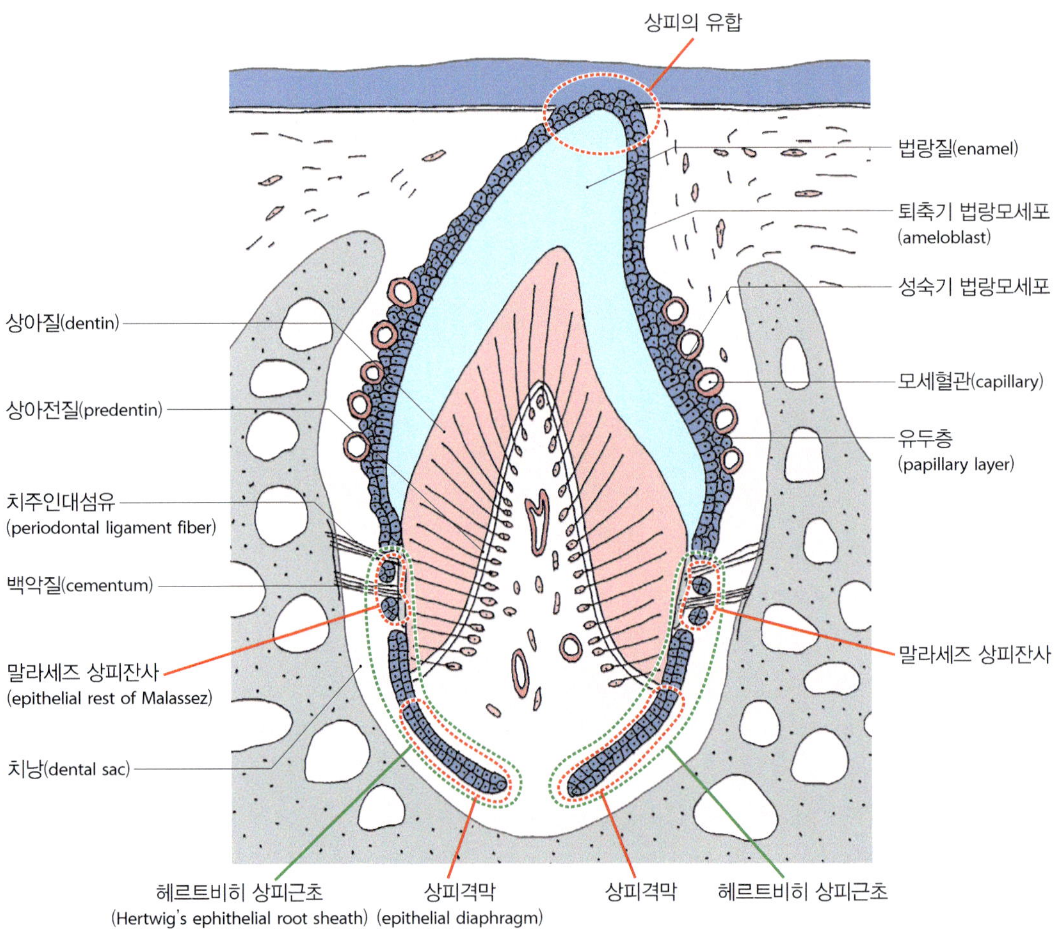

그림 10-16 치근의 성장

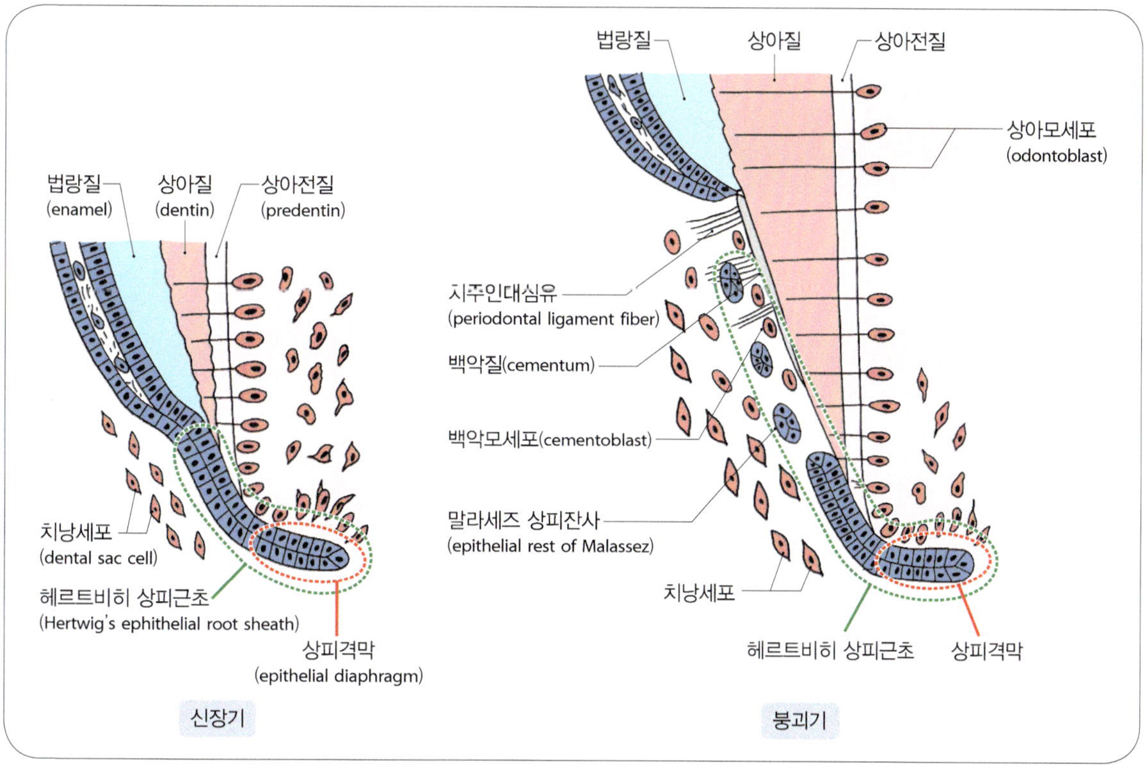

그림 10-17 **헤르트비히 상피근초의 붕괴**

3. 치근의 분지

치근이 발생하여 성장하는 치배의 저부(치수강저)에는 치경륜에서 뻗어 나온 헤르트비히 상피근초에 의해 상피 고리가 형성되는데, 이를 상피격막(epithelial diaphragm)이라고 하며 이 고리가 점점 아래쪽으로 성장함으로써 단근치가 완성된다.

한편, 복근치의 경우 치근이 발생하여 성장하는 과정에서 이 상피격막의 두 곳에서 상피 돌기가 나오기 시작한다. 이 상피돌기가 중앙에서 하나로 유합해서 상피격막을 둘로 나누면 치근 형성 장소가 두 곳이 되어 2개의 치근이 성장하게 된다. 마찬가지로 상피격막이 셋으로 나뉘면 3개의 치근이 형성된다. 이처럼 치근의 분지는 치수강저(pulpal floor)에서 일어나며 나오는 장소와 수에 따라 치근의 수, 크기, 형태가 결정된다(그림 10-18).

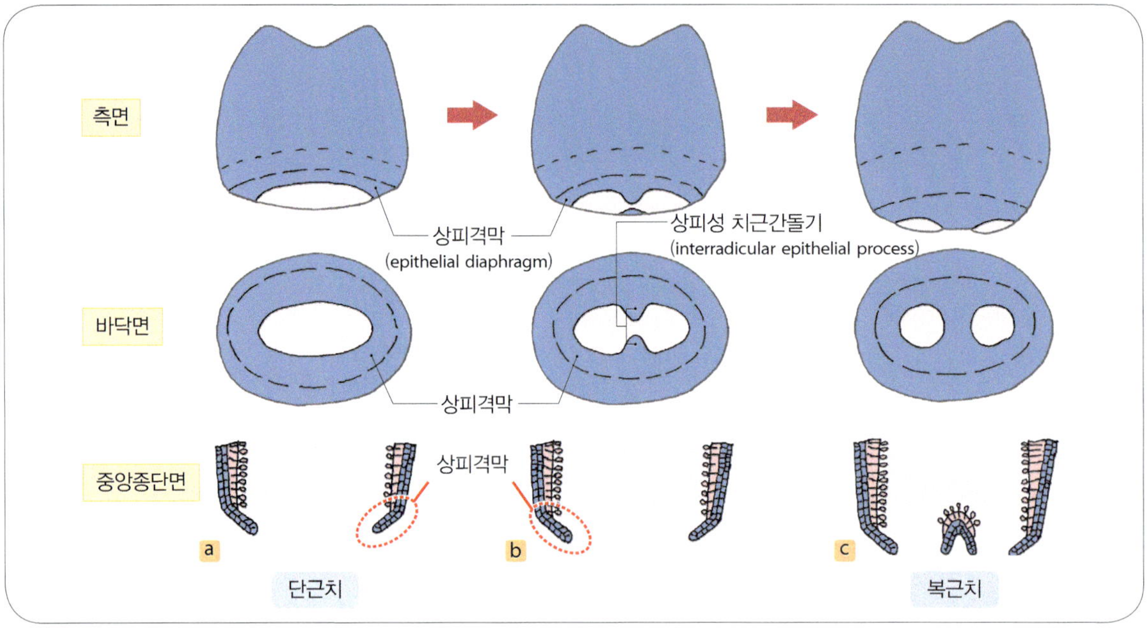

그림 10–18 **치근의 분지**

a: 단근치 상태 b: 근간돌기가 신장하기 시작한 시기 c: 복근치 상태(근간돌기가 중앙에서 유합하여 개구부가 2개가 된 상태)

5 치주조직의 발생

1. 백악질의 형성

백악질의 형성은 **백악모세포**(cementoblast)와 **백악세포**(cementocyte)에 의해 이루어지며, 두 세포 모두 백악질의 기질을 분비하며 석회화를 진행한다.

1) 백악모세포의 분화

백악모세포는 치근이 형성되는 시기에 헤르트비히 상피근초(Hertwig's ephithelial root sheath)가 붕괴를 시작하면 그 틈새를 통해 이동해온 **치낭세포**에서 유래한다. 이들 세포가 상아질 표면에 도달하면 분화하여 백악질 형성을 시작한다(그림 10–19).

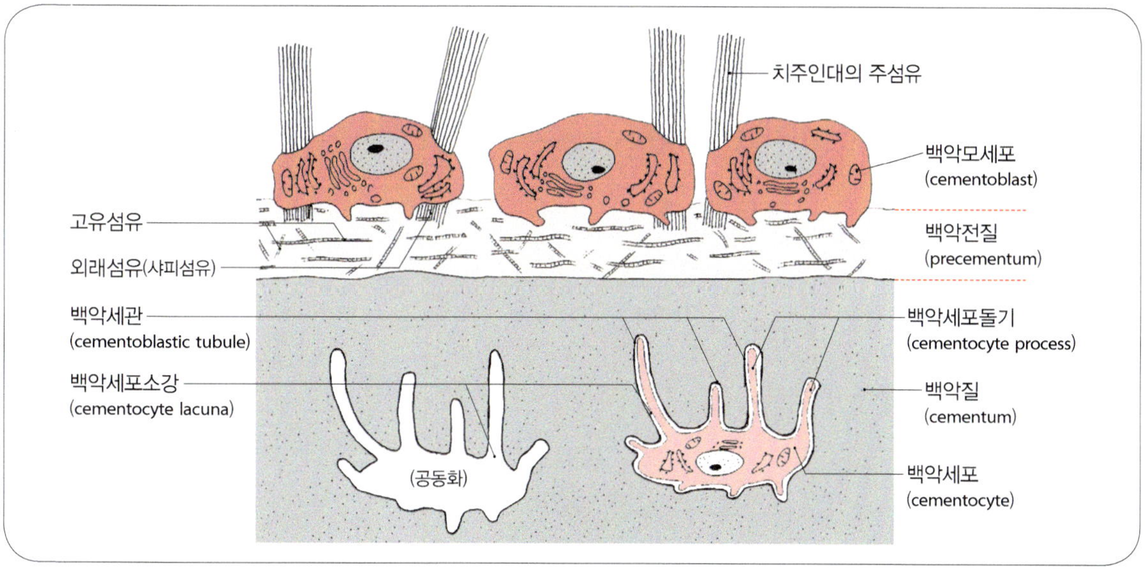

그림 10-19 **백악모세포와 백악세포**

2) 백악질의 석회화

백악세포는 백악모세포가 백악질에 매립된 것으로, 세포돌기를 뻗어 석회화를 진행한다(그림 10-19). 세포 주위가 석회화되기 때문에 세포는 스스로 묻혀 있게 되는데 이곳을 **백악세포소강**(cementocyte lacuna)이라고 한다. 세포돌기가 있는 곳을 백악세관(cementoblastic tubule)이라고 하며, 백악세포소강 안에서 관찰되는 거무스름한 구조(죽어서 변성한 백악세포)를 백악소체(cement body)라고 한다.

백악질에는 혈관이 존재하지 않기 때문에 백악세포로 영양과 산소 등은 치주인대에서 공급받는다. 따라서 백악세포의 돌기는 주로 치주인대를 향해 발달한다. 또 백악질이 두꺼워지면 심부에서는 영양이나 산소의 공급이 부족해져 백악세포는 변성하여(죽음) 백악소체가 되며, 결국 소실되어 백악세포소강은 속이 비게 된다.

3) 백악질의 형성

백악모세포는 백악질 표층에 달라붙듯이 존재하며 첨가적으로 백악질을 형성하는데, 이렇게 만들어진 백악질은 내부에 세포가 존재하지 않아 **무세포성 백악질**이라고 한다. 이에 비해 백악세포는 백악질 내부에 매립되어 있는 세포로 자신 주위에 백악질을 형성하며, 이렇게 만들어진 백악질은 내부에 세포가 존재하여 **세포성 백악질**이라고 한다.

무세포성 백악질은 치근의 치경 쪽 1/3에서, 세포성 백악질은 치근단 쪽 1/3에서 많이 관찰된다. 특히 치근단 부근의 세포성 백악질은 노화와 함께 두꺼워지며 서서히 치아를 정출(extrusion)시킨다.

2. 치수의 형성

상아질의 두께가 증가함에 따라 치유두(dental papilla)는 용적이 감소하여 **치수**(pulp)를 형성한다. 치유두의 세포 가운데에 있는 상아모세포는 상아질 형성이 끝나도 그대로 남아 있으며 그 이외의 세포는 섬유모세포(치수세포)로서 존재한다.

3. 치주인대의 형성

치주인대와 치조골의 형성은 동시에 일어난다. 우선 백악질 형성이 시작되면 치낭(dental sac)의 섬유성분에도 변화가 나타나는데, 백악질이나 치조골에 **샤피섬유**(Sharpey's fiber)가 매립되고 백악질과 치조골을 연결하는 교원섬유의 주행도 나타나 치주인대의 구조가 갖추어지게 된다. 치주인대의 주세포는 **섬유모세포**(fibroblast)이며, 다수의 세포돌기를 섬유다발 사이로 뻗으며 돌기는 간극결합(gap junction)으로 서로 결합되는 경우가 많다. 섬유모세포는 교원섬유를 함유하는 세포외기질의 생성과 함께 이들을 소화, 분해, 흡수하는 기능을 하며, 치주인대의 개조(remodeling)를 담당한다.

4. 치조골의 형성

치낭의 바깥둘레는 골조직으로 덮여 있으며 골 내에 치배가 존재하는 공간을 원시치조라고 한다. 치근 상아질과 백악질의 형성이 시작되면 치낭의 바깥층 세포는 골모세포(osteoblast)로 분화하여 원시치조 내벽에 새로운 뼈를 형성하기 시작한다. 치근의 성장과 동반하여 치밀한 골조직이 첨가되고 샤피섬유가 매립된 치조골이 형성된다. 치아가 맹출하여 저작기능을 시작하면 치조벽은 더 치밀하고 견고한 층판골로 변화한다.

6 치아의 맹출

치관의 외형이 완성되고 치근 형성이 시작되면 치아는 구강을 향해 이동을 시작한다. 치관이 구강 점막을 관통하여 구강으로 나오면 대합치와 교합하여 저작기능을 수행하게 된다. 이처럼 치아가 바깥으로 드러나는 일련의 과정을 치아의 **맹출**(eruption)이라고 한다.

1) 악골 내에서 치배의 이동

치아 맹출의 준비단계로 치근 형성 전의 치배가 악골의 성장과 동반하여 악골 내에서 이동을 시작한다. 영구치의 치배는 유치치배의 설측에서 발생하지만 유치가 맹출하면 그 근첨측으로 이동하여 맹출을 기다린다.

2) 퇴축법랑상피의 형성 및 맹출

치관 부위의 법랑질 형성이 끝나면 법랑모세포, 법랑기를 구성하던 중간층, 성상세망층, 외법랑상피 등이 법랑질 위에 압축되어 **퇴축법랑상피**(reduced enamel epithelium, REE)를 형성한다. 이 퇴축법랑상피와 구강점막상피가 융합되었다가 중앙에서 용해되어 치아가 맹출할 수 있도록 상피성 도관을 만들어 비관혈적으로 맹출이 일어난다(그림 10-20). 또 치아가 밀려 올라온 만큼 치근 성장도 진행되며 헤르트비히 상피근초의 붕괴와 치주인대의 형성은 계속된다. 말라세즈 상피잔사(epithelial rest of Malassez)에 의한 그물 구조는 뚜렷해지고 **치아치은경계**(dentogingival junction) 형성도 시작된다.

3) 접합상피의 형성(교합개시)

치아가 교합평면에 도달하면 수직방향으로 급격하게 이동하던 것을 멈춘다. 유합된 구강점막상피와 퇴축법랑상피 중에서 치경부 부근의 상피는 법랑질 표면에 접착하여 **접합상피**(junctional epithelium)를 형성한다(그림 10-21). 접합상피는 나중에 치근이 완성되면 부착상피로 바뀐다.

내부에서도 치은섬유가 치아와 치은상피, 치조골과 치은상피를 연결하듯이 나타나 접합상피와 함께 치아치은경계(dentogingival junction) 형성이 진행된다. 교합되어도 한동안은 치근단이 열린 상태이며 치근의 성장은 계속된다. 이에 따라 치근단 부근 치조골은 흡수되어 치근이 약간 깊게 자랄 수 있게 된다.

또한, 맹출 직후의 법랑질 표면에는 얇은 막인 **법랑소피**(enamel cuticle)가 있는데 법랑모세포가 변성한 것으로 보며 보호기 법랑모세포로 간주하기도 한다. 다만, 이 얇은 막은 교합이 시작되면 교모에 의해 바로 소실된다.

교합에 의해 압력이 가해지면 치아가 약간 측방으로 이동한 후 안정되며 치근단도 닫히고 치주인대 섬유가 교합압에 대응할 수 있도록 배치되면서 치근형성이 완료된다(그림 10-22).

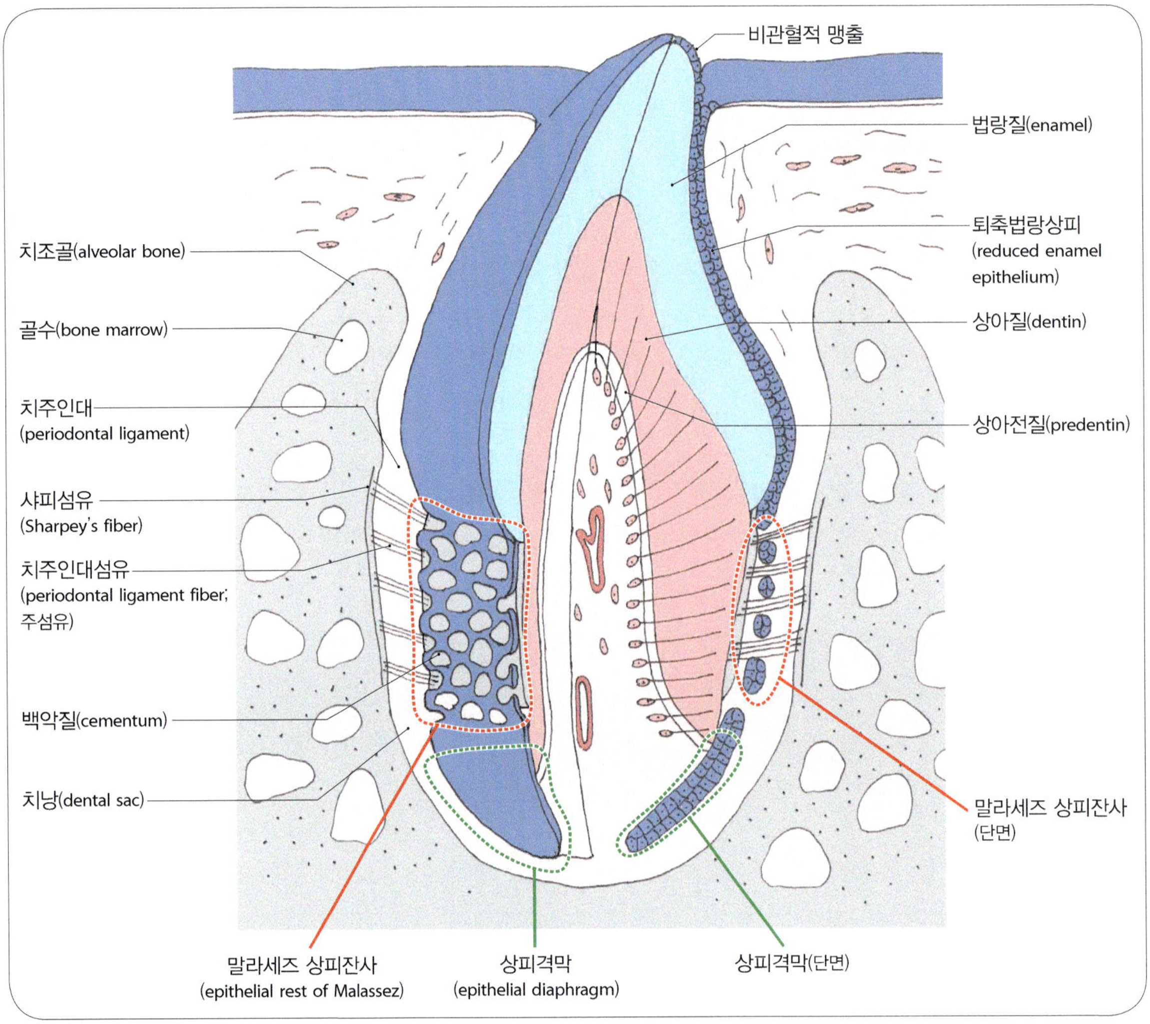

그림 10-20 치아의 맹출

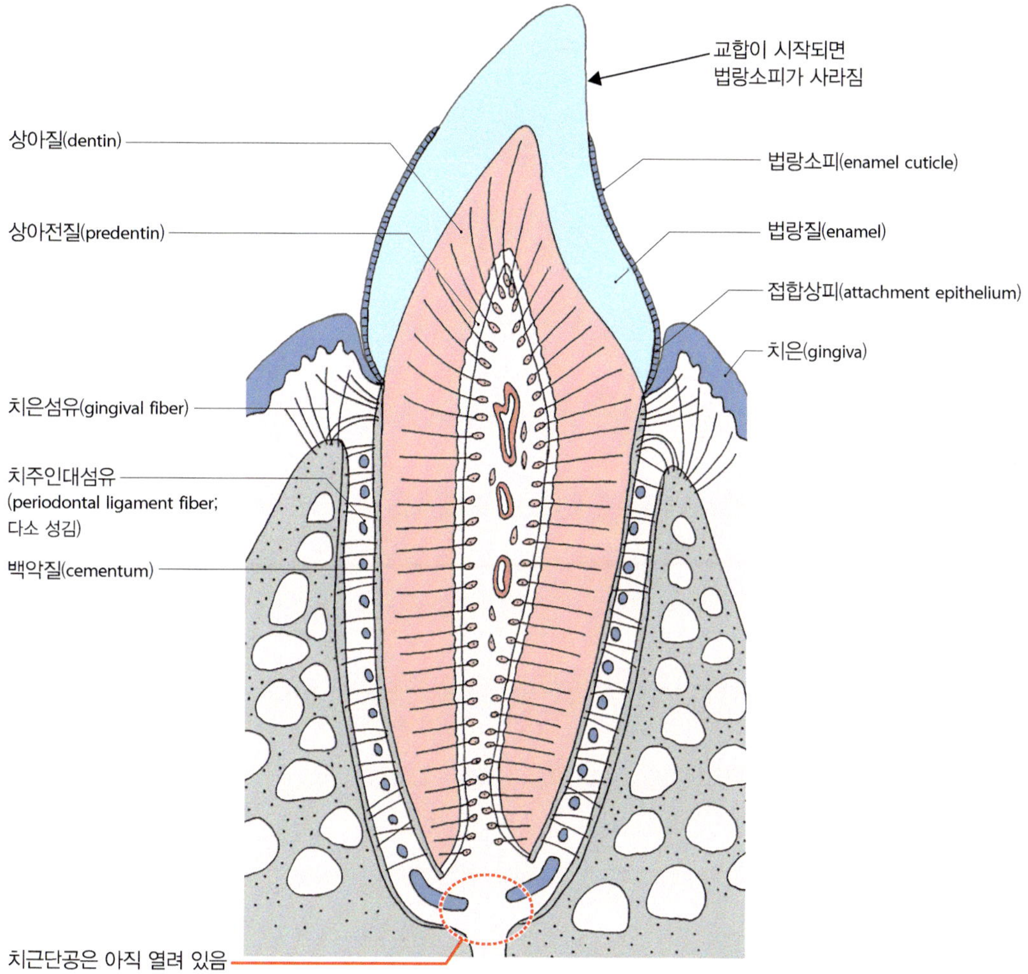

그림 10-21 교합 개시기

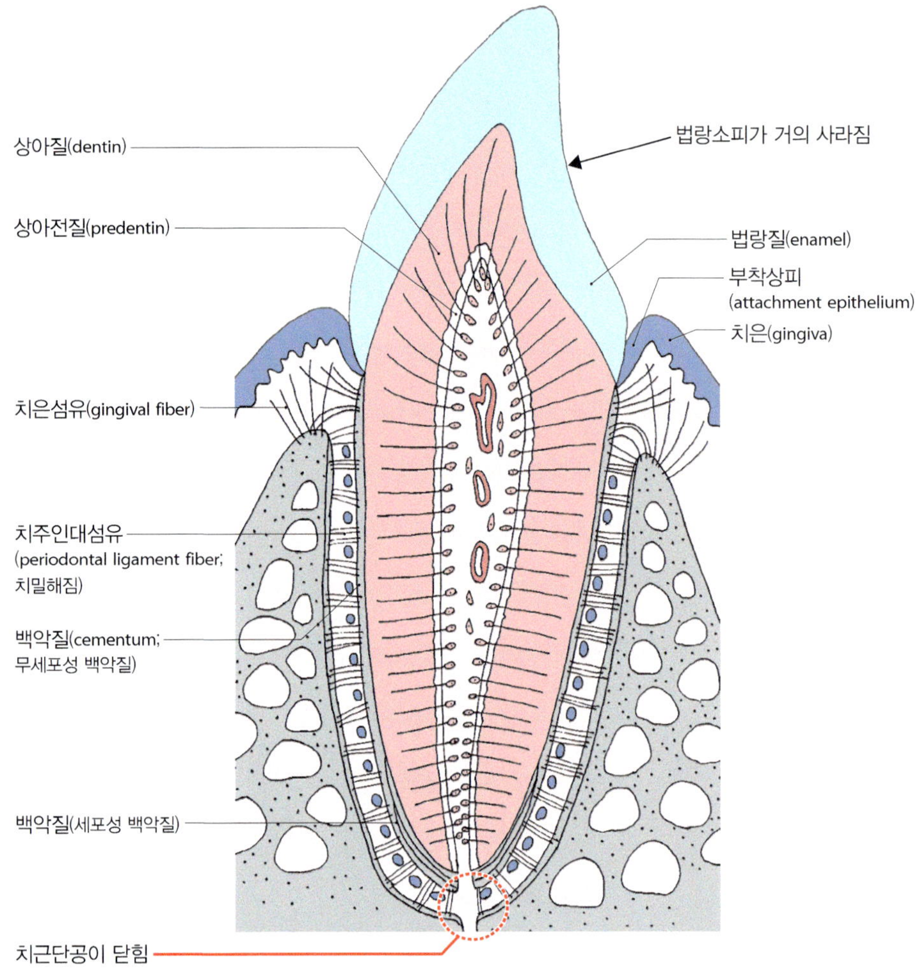

그림 10-22 **치근형성의 완료**

4) 유치의 탈락과 영구치 맹출

생후 6년이 되면 제1대구치(6세 구치)가 맹출하는데 이때부터 치아의 교환이 시작되어 상 · 하악 내부에는 치근흡수가 시작된 유치와 치근형성기인 영구치가 혼재하게 된다.

치근흡수에 관여하는 세포를 파치세포라고 하는데 형태적으로는 파골세포와 거의 동일하지만 법랑질을 포함해 치아의 모든 경조직을 흡수하기 때문에 기능적으로 구별해서 파치세포라고 한다.

유치의 흡수와 탈락을 유발하는 가장 큰 요인은 맹출하는 계승치로부터의 압력이지만 유치에게 걸리는 저작압의 증가도 탈락의 요인 중 하나이다.

유치의 치근이 넓게 흡수되면 계승치 치배는 유치가 흡수된 부위로 이동해서 유치를 밀어올리면서 맹출하게 된다. 이와 같이 계승치의 맹출은 유치탈락과 연동해서 일어난다(그림 10-23).

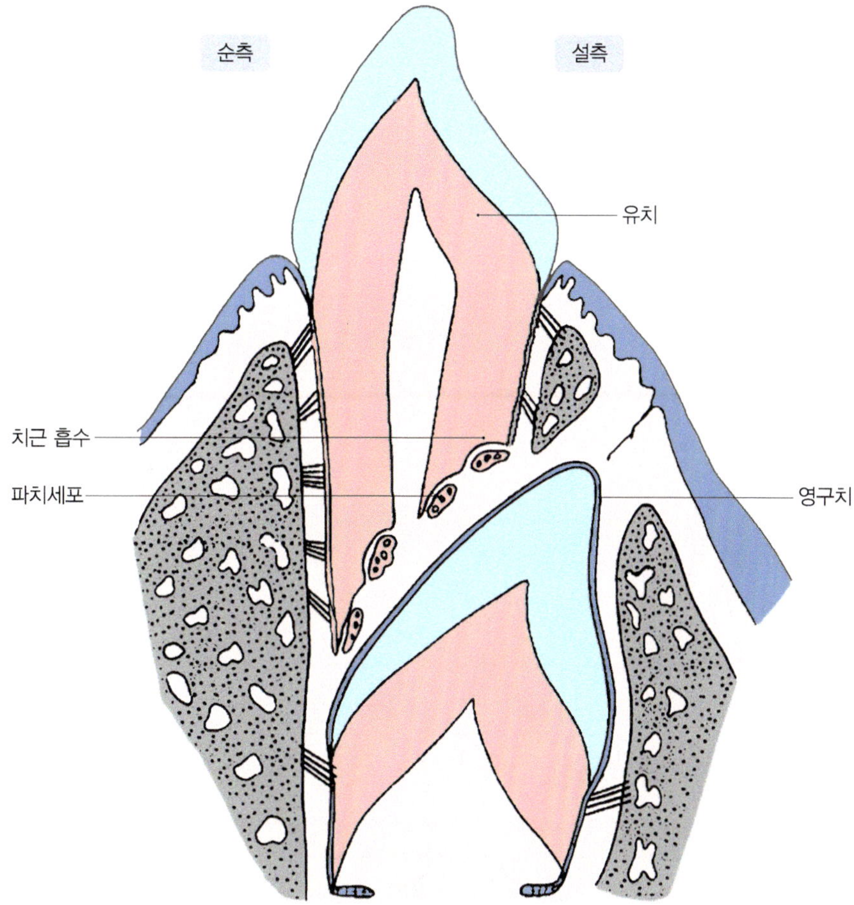

그림 10-23 **치아의 교환**

유치는 치주인대 흡수기, 영구치는 치근신장기

Review Test

01. 치아발생에 관한 설명으로 옳은 것은?

① 치판은 장차 구순을 형성한다.
② 치아발생은 발생 5주부터 시작된다.
③ 전정판은 장차 구강전정을 형성한다.
④ 치판에는 외배엽성 중간엽세포가 모이지 않는다.
⑤전정판 끝에는 일정한 간격으로 치배가 발생한다.

02. 보기의 특징이 관찰되는 치배의 단계는?

• 내법랑상피 • 성상세망 • 중간층 • 외법랑상피

① 개시기 ② 뇌상기 ③ 모상기 ④ 종상기 ⑤ 침착기

03. 치아의 발생과정을 올바르게 연결한 것은?

① 치판과 전정판 형성 → 뇌상기 치배 형성 → 모상기 치배 형성 → 종상기 치배 형성 → 상아질과 법랑질 형성 → 치근 형성
② 치판과 전정판 형성 → 뇌상기 치배 형성 → 모상기 치배 형성 → 종상기 치배 형성 → 치근 형성 → 상아질과 법랑질 형성
③ 치판과 전정판 형성 → 모상기 치배 형성 → 뇌상기 치배 형성 → 종상기 치배 형성 → 상아질과 법랑질 형성 → 치근 형성
④ 뇌상기 치배 형성 → 모상기 치배 형성 → 종상기 치배 형성 → 치판과 전정판 형성 → 치근 형성 → 상아질과 법랑질 형성
⑤ 종상기 치배 형성 → 모상기 치배 형성 → 치판과 전정판 형성 → 뇌상기 치배 형성 → 상아질과 법랑질 형성 → 치근 형성

04. 법랑기와 치유두를 둘러싸듯이 나타나는 중간엽조직으로 장차 치주인대와 백악질 등을 형성하는 것은?

① 치판 ② 전정판 ③ 치아기 ④ 치낭 ⑤ 구강전정

05. 조기 종상기의 법랑기를 구성하는 세포와 그 특징을 올바르게 짝지은 것은?

① 중간층 – 상피가 증식된 부분으로 법랑질 형성을 유도한다.
② 내법랑상피 – 법랑모세포로 분화하여 장차 법랑질을 형성한다.
③ 성상세망 – 여러 층의 편평한 세포로 이루어지며, 초기 종상기에 나타난다.
④ 외법랑상피 – 법랑기의 대부분을 차지하며 세포는 몇 개의 가늘고 긴 돌기를 가진다.
⑤ 헤르트비히 상피근초 – 상피세포이면서 마치 결합조직처럼 세포간극이 넓고 간질에 다당류 등이 채워져 있다.

06. 상아질 형성과정에 관한 설명으로 옳은 것은?

① 상아모세포의 기원은 치낭세포이다.
② 상아모세포가 상아전질을 형성한다.
③ 상아질이 처음 형성되는 시기는 뇌상기이다.
④ 상아질보다 법랑질이 먼저 분비 활동을 한다.
⑤ 상아전질에서 상아질로 전환되는 시작선을 성장선이라고 한다.

07. 치근의 발생에 관한 설명으로 옳은 것은?

① 치근의 발생은 치관의 외형 완성 이전에 시작된다.
② 치근의 발생은 후기 종상기의 법랑기에 있는 치경륜에서 시작된다.
③ 헤르트비히 상피근초는 두 상피세포층 사이에 있는 중간층에 존재한다.
④ 헤르트비히 상피근초는 장차 법랑모세포로 분화하여 법랑질 형성에 관여한다.
⑤ 헤르트비히 상피근초에 인접한 치유두 중심세포에서 법랑질 형성을 유도한다.

08. 내법랑상피와 외법랑상피가 증식하여 2층의 세포시트를 형성한 후 치유두와 치낭 사이로 뻗어 내려와 치근의 형태를 만드는 것은?

① 상아모세포
② 법랑모세포
③ 퇴축법랑상피
④ 말라세즈 상피잔사
⑤ 헤르트비히 상피근초

09. 치아의 발생과정에서 헤르트비히 상피근초가 붕괴된 후 치낭의 미분화세포가 치근 상아질 표면과 접촉하면서 형성되는 것은?

① 치수 ② 법랑질 ③ 상아질 ④ 백악질 ⑤ 치주인대

10. 치아발생의 단계에 관한 설명으로 옳은 것은?

① 개시기 – 공 모양의 치배가 형성되는 시기이다.
② 뇌상기 – 모자 모양의 법랑기가 있는 치배가 형성된다.
③ 모상기 – 치배가 커지고 입체화하며 영구치 치배가 형성된다.
④ 종상기 – 교두가 형성되는 시기이며 치질이 형성된다.
⑤ 침착기 – 치아 경조직 중 제일 먼저 형성되는 것은 법랑질이다.

정답 01 ③ 02 ④ 03 ① 04 ④ 05 ② 06 ② 07 ② 08 ⑤ 09 ④ 10 ④

Part III

구강조직학

Chapter 11

구강의 연조직

학습목표

1. 구강점막의 기본 구조를 설명할 수 있다.
2. 구강점막의 조직학적인 특징을 설명할 수 있다.
3. 치아치은접합을 설명할 수 있다.
4. 유리치은과 부착치은의 특징을 설명할 수 있다.
5. 치은열구의 구조와 기능을 설명할 수 있다.
6. 상피부착과 치아와의 연결구조를 설명할 수 있다.
7. 혀의 구조와 기능에 대해 설명할 수 있다.
8. 혀유두의 종류와 특징을 설명할 수 있다.
9. 타액선의 기본 구조를 설명할 수 있다.
10. 대타액선을 설명할 수 있다.
11. 대타액선 도관의 경로와 개구부위를 설명할 수 있다.
12. 소타액선을 설명할 수 있다.

핵심용어해설

- **각화상피(keratinized epithelium)** : 표층의 상피에서 각질화를 보이는 중층편평상피를 말하며, 치은, 경구개 등 저작점막과 특수점막인 혀의 사상유두에서 관찰할 수 있다.
- **비각화상피(nonkeratinized epithelium)** : 구순점막, 치조점막, 협점막, 연구개, 설하면, 구개저 등의 이장점막에서 관찰할 수 있는 상피로, 위에서부터 표층, 중간층, 유극층, 기저층의 4개 층이 확인된다.
- **근상피세포(myoepithelial cell)** : 타액선의 선방이나 도관 주위에 부착되어 있는 세포로, 이 세포가 수축함으로써 선방세포의 타액 분비를 촉진하고 선강에 고인 타액을 개구부 방향으로 흘려보내는 작용을 한다.
- **대타액선(major salivary gland)** : 타액 생산의 95% 정도를 담당하는 곳으로, 귀의 앞쪽 아래에 위치한 이하선(parotid gland), 악하삼각에 위치한 악하선(submandibular gland), 혀 아래에 위치한 설하선(sublingual gland)이 있다.
- **소타액선(minor salivary gland)** : 타액 생산의 5% 정도를 담당하는 곳으로, 구강점막의 다양한 부위에 흩어져 있는 소규모의 선이다. 구순선(labial gland), 협선(buccal gland), 구개선(palatine gland), 구치선(molar gland), 설선(lingual gland) 등이 있으며, 대부분은 점액선 또는 점액 우위의 혼합선이다.
- **도관(duct)** : 타액선에서 선강으로 분비된 타액을 개구부까지 운반하는 구조물로, 개재관(intercalated duct), 선조관(striated duct), 배출관(excretory duct), 주도관(main excretory duct)으로 구분할 수 있다.
- **장액선(serous gland)** : 단백질(효소)을 많이 함유하여 점성이 낮은 액체를 분비하는 외분비선이다.
- **점액선(mucous gland)** : 점도가 높은 점액을 분비하는 외분비선이다.
- **저작점막(masticatory mucosa)** : 구강점막의 25%를 차지하는 부분으로 음식물을 저작할 때 강한 자극을 직접적으로 받는 치은, 경구개에 있는 점막을 말한다. 저작점막의 상피는 각질층, 투명층, 과립층, 유극층, 기저층으로 구성되며 피부의 표피와 완전히 동일하다.
- **이장점막(lining mucosa)** : 구강점막의 65%를 차지하는 부분으로 음식물을 저작할 때 강한 자극에 그다지 노출되지 않는 홍순, 치조, 볼, 연구개, 설하면, 구개저에 있는 점막을 말한다.
- **말라세즈 상피잔사(epithelial rest of Malassez)** : 치주인대의 백악질 쪽 1/3 부위에서 관찰되는 세포 집단으로 헤르트비히 상피근초(Hertwig's ephithelial root sheath)에서 유래한 것이다.
- **샤피섬유(Sharpey's fiber)** : 치주인대 주섬유(콜라겐으로 이루어짐)의 양 끝부분으로, 치조골 치밀부에 매립된 부분과 백악질에 매립된 부분을 말한다.
- **세포성 백악질(cellular cementum)** : 치근단 쪽 1/2~1/3의 표층을 덮는 백악질로, 이차백악질이라고도 한다. 치아 맹출 후에 치근 전면에서 형성된다.
- **무세포성 백악질(acellular cementum)** : 치경부 쪽 1/2~2/3의 표층에서 관찰되는 백악질로, 일차백악질이라고도 한다. 세포성분을 함유하지 않고 대부분 샤피섬유로 구성되며 치아의 고정과 지지에 유효하다.
- **점몰(stippling)** : 전치부 순측의 치은 표면에서 다수 관찰되는 지름 0.1~0.2mm의 점상 구조물을 말한다.

1 구강점막

구강점막(oral mucosa)은 구강 내벽을 구성하는 점막으로, 얇고 부드러운 섬유조직으로 이루어지며 주로 점막의 상피세포와 점막 하부의 결합조직으로 구성된다. 치은, 경구개, 연구개, 혀, 구강저, 볼, 구순 등 부위마다 상피의 두께, 상피각의 형상, 각화양식, 점막고유층의 교원섬유 밀도 등이 다르다.

1. 구강점막의 구조와 기능

1) 구강점막의 기본 구조

구강점막은 **구강상피**(oral epithelium), **점막고유층**(lamina propria mucosa), **점막하층**(submucous layer; 점막하조직)의 3층 구조를 기본으로 한다(그림 11–1).

장관점막의 경우는 배상세포(goblet cell) 등의 단일세포선이 점액을 분비해서 점막 표면을 보호하지만, 구강점막에는 세포선이 없고 타액선의 타액이 표면을 보호한다.

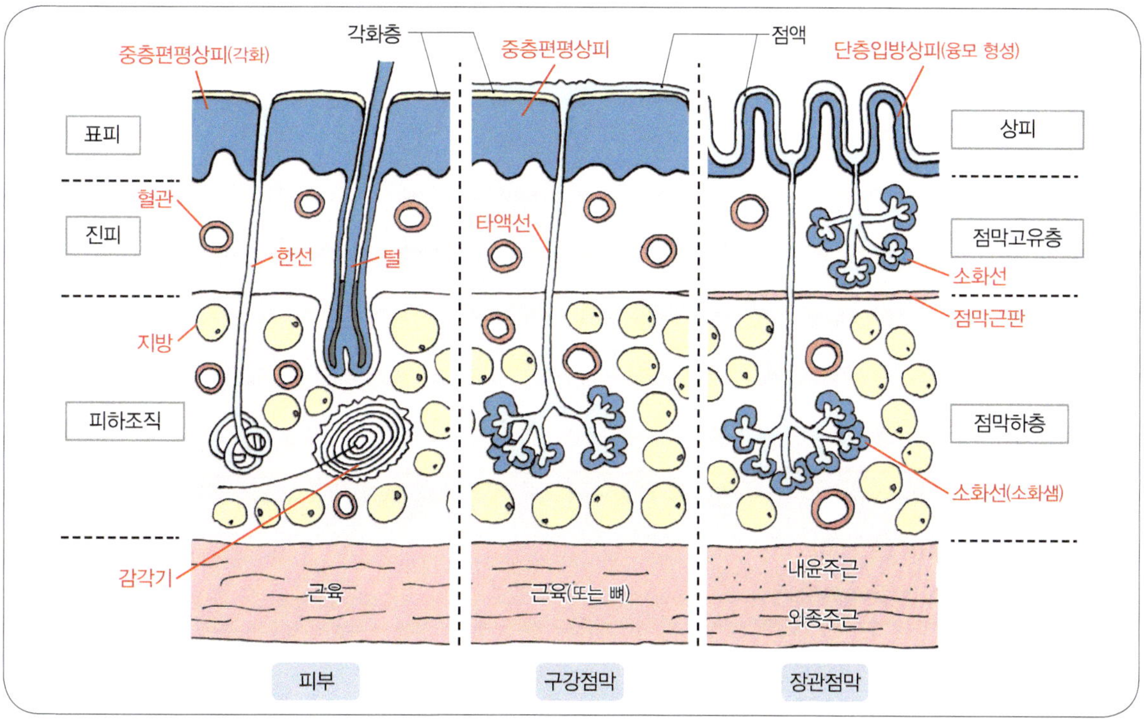

그림 11–1 피부 · 구강점막 · 장관점막의 비교

(1) 구강상피(oral epithelium)

중층편평상피에서 각화하여 점액으로 표면을 덮기 때문에 찰과에 강한 상피이다. 중층편평상피는 피부, 점액은 장관점막의 특성을 나타내는데, 구강점막이 둘의 특징을 함께 가지는 이유는 피부와 장관점막의 이행부로서 역할을 하기 때문이다.

중층편평상피는 구강, 인두, 식도로 이어지며 식도와 위 이행부에서 단층입방상피가 된 후 전형적인 장관점막으로 바뀐다. 장관점막은 위에서 직장까지 계속되며, 그 끝인 항문부에서 다시 중층편평상피가 되어 피부로 이행한다.

(2) 점막고유층(lamina propria mucosa)

결합조직성의 부드러운 조직(불규칙성 치밀결합조직)으로 혈관이나 신경이 주행하며 촉각, 통각, 온각 등의 감각수용기가 흩어져 있다.

점막고유층에는 다수의 교원섬유 다발이 서로 교차하여 주행하고 여기에 탄력섬유가 섞여 있으며, 섬유모세포, 비만세포, 림프구, 대식세포 등 다양한 면역세포들이 존재한다.

(3) 점막하층(submucous layer)

점막하조직(submucous tissue)은 지방조직이나 타액선의 선방이 발달한다. 또한, 부드러운 층(성긴결합조직)으로 가동성이 있다. 구강 내에서도 구순점막, 치조점막, 협점막 등의 유연한 영역을 담당하는 이장점막(lining mucosa)이 있으며 고유선도 위치한다.

2) 구강점막의 기능

구강점막은 외부 이물질로부터 구강 안을 보호하는 중요한 장벽으로, 병원성 세균이나 구강 내 상주균이 체내로 침입하지 못하게 방어한다. 또한 표면감각으로서의 기능 외에도 미각의 변화작용이나 물질의 흡수작용, 높은 수분투과성 등의 기능을 한다. 구강점막에서 약물을 흡수시킬 때 약물을 구강저(oral floor)에 두는 것은 이 부위가 얇고 흡수가 빠르기 때문이다(표 11-1).

표 11-1 구강점막의 기능

기능	설명
보호	구순, 혀, 치은 등 구강 내부를 보호한다. 특히 섬유성 결합조직이 두껍게 분포하여 부드러운 쿠션 역할을 함으로써 충격을 완화시키고, 상처가 생기지 않도록 한다.
표면감각	구강점막에 존재하는 다양한 감각수용기를 통해 미각, 통각, 촉각 등의 감각을 인지한다.
분비	구강점막에 있는 타액선에서 타액을 분비하여 점막 표면을 촉촉한 상태로 유지한다.
방어	구강점막에는 면역세포들이 분포하여 세균, 바이러스 등 병원체의 침입을 방어하고 감염에 대한 대처를 돕는다.

2. 구강점막의 조직학적 특징

외배엽에서 유래하는 **중층편평상피**로 구성되는 구강점막은 치은, 경구개, 연구개, 혀, 구강저, 볼, 구순 등 부위에 따라 상피의 두께, 상피각의 형상, 각화 양식 및 점막고유층의 교원섬유 밀도 등이 다르다. 구강점막을 구성하는 상피에는 각화상피, 비각화상피, 이상각화상피가 있다.

1) 각화상피

각화상피(keratinized epithelium)는 표층의 상피에서 각질화를 보이는 중층편평상피를 말하며, 치은, 경구개 등 저작점막과 특수점막인 혀의 사상유두에서 관찰할 수 있다. 위에서부터 각질층, 투명층, 과립층, 유극층, 기저층의 5개 층이 나타난다(그림 11-2, 11-6, 11-7).

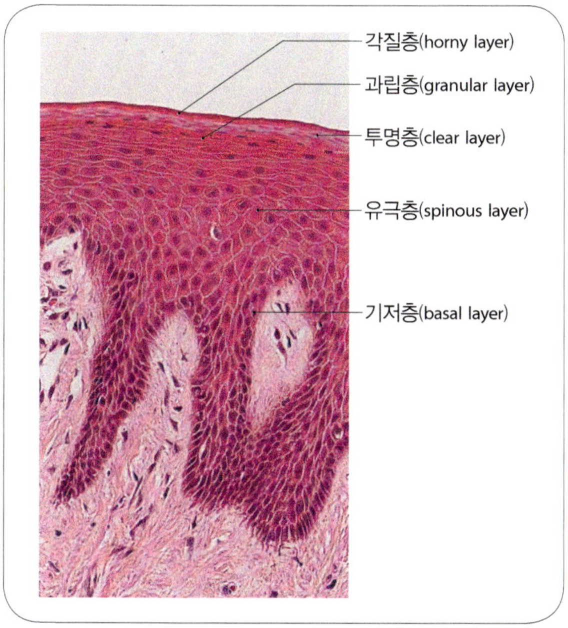

그림 11-2 각화상피(치은)

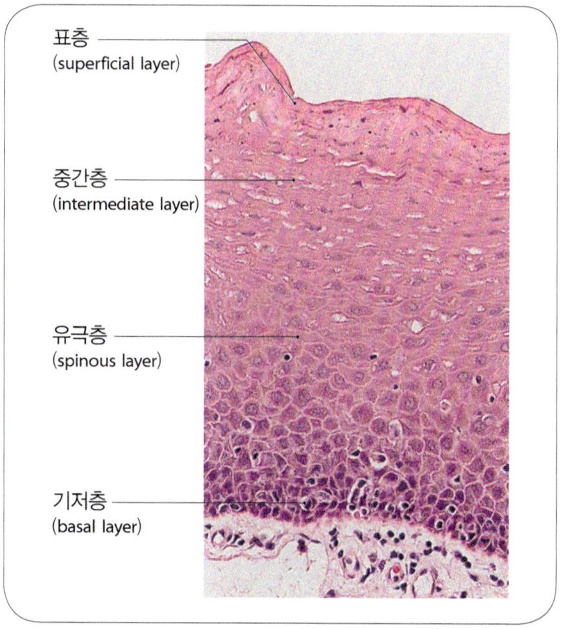

그림 11-3 비각화상피(협점막)

2) 비각화상피

비각화상피(nonkeratinized epithelium)는 구순점막, 치조점막, 협점막, 연구개, 설하면, 구개저 등의 이장점막에서 관찰할 수 있다. 위에서부터 표층, 중간층, 유극층, 기저층의 4개 층이 나타난다(그림 11-3, 11-5).

3) 이상각화상피

이상각화상피(parakeratinized epithelium)는 치은에서 많이 관찰된다. 표면의 편평상피세포는 각질화 과정에서 각질층에서 핵이 소실하여 무핵세포가 되는 것이 보통인데, 불완전한 각질화로 각질층에 핵이 남아 있는 상태를 **이상각화**(parakeratosis)라고 한다.

3. 구강점막의 분류

구강점막은 구순점막, 협점막, 구개점막 등 부위의 명칭을 붙여서 부르기도 하지만, 조직의 구조나 기능의 차이에 따라 이장점막, 저작점막, 특수점막의 세 가지로 크게 나눌 수 있다(그림 11-4).

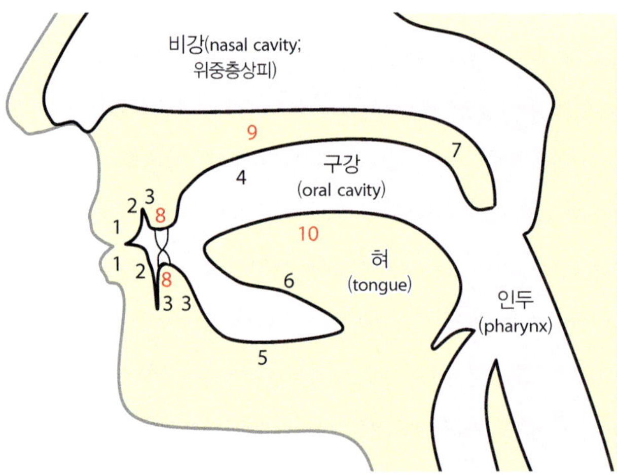

이장점막	1. 홍순
	2. 구순점막
	3. 치조점막
	4. 협점막
	5. 구강저
	6. 설하면
	7. 연구개점막
저작점막	8. 부착치은
	9. 경구개점막
특수점막	10. 설점막

그림 11-4 구강점막의 분류와 부위명칭

1) 이장점막

이장점막(lining mucosa)은 홍순, 치조, 볼, 연구개, 설하면, 구개저에 있는 점막을 말한다. 교합압에 그다지 노출되어 있지 않고 점막하조직의 탄력성이 높은 부위에 해당되며 가동성이 부여되어 있다. 음식물과 직접 닿는 일이 적기 때문에 각화되어 있지 않다(비각화 중층편평상피). 따라서 표피의 각질층(horny layer)에 해당하는 세포층을 표층이라고 하고, 투명층(clear layer)과 과립층(granular layer)에 해당하는 세포층을 중간층이라고 한다. 유극층(spinous layer)과 기저층(basal layer)은 표피의 유극층, 기저층과 거의 같다(그림 11-5). 구강 내 점막의 65% 정도를 차지한다.

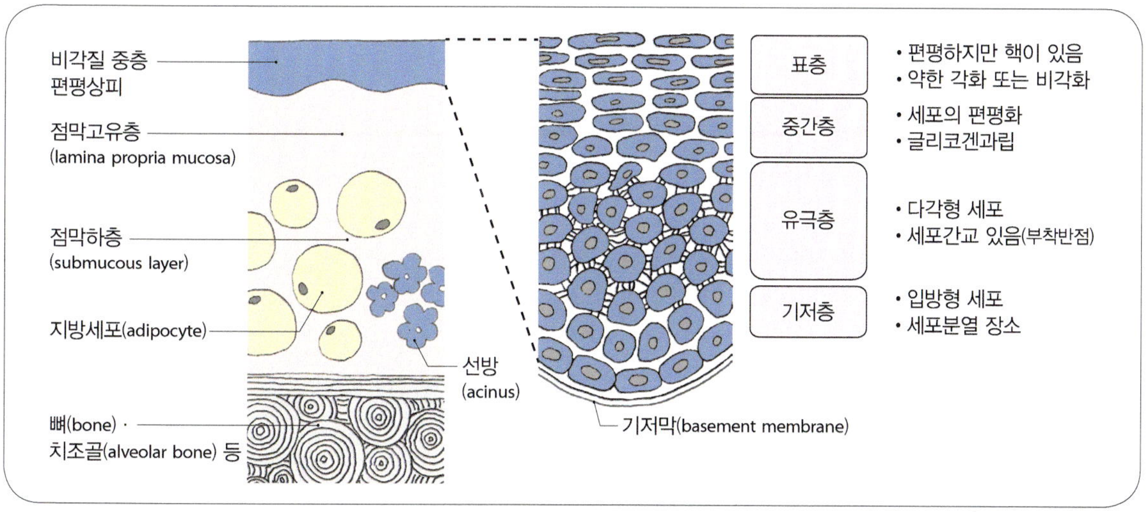

그림 11-5 이장점막

2) 저작점막

저작점막(masticatory mucosa)은 치은, 경구개를 덮고 있는 점막을 말한다. 음식물과의 마찰이 강하게 일어나는 부위에 위치하며, 점막상피의 가장 표층은 각화된 중층편평상피로 저작 시에 직접 교합압을 받아도 저항하는 부위이다.

이장점막과 달리 상피와 고유판 사이의 경계면에는 융기그물과 결합조직유두가 많이 얽혀 있어 결합력이 강하다. 즉, 저작점막의 상피는 각질층, 투명층, 과립층, 유극층, 기저층으로 구성되며 피부의 표피와 완전히 동일하여(그림 11-6) 점막고유층이 두껍고 치밀성 결합조직으로 이루어져 있다.

다만, 점막하조직이 결여되어 있기 때문에 점막고유층이나 점막하층이 바로 아래의 치조골이나 구개골과 단단히 결합해 있어 가동성이 낮다. 따라서 점막상피에 강력한 힘이 가해져도 박리나 유리가 잘 일어나지 않는다.

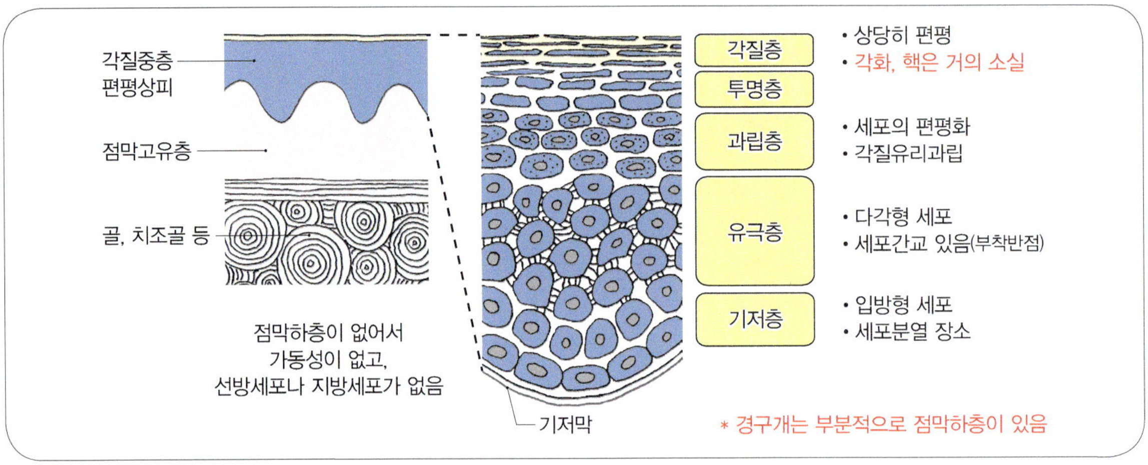

그림 11-6 저작점막

3) 특수점막

특수점막(specialized mucosa)은 설배와 혀의 가쪽모서리에 있는 점막으로, **설유두**(lingual papilla)라는 돌기상 구조가 다수 발달해 있다. 혀는 음식물과 강력하게 부딪힐 뿐만 아니라 음식물 덩어리를 형성하는 작용도 하기 때문에 사상유두 등은 각화되어 있지만 아코디언의 주름상자처럼 유연하게 움직이기 때문에 단단함과 유연함을 겸비한 구조이다(그림 11-7). 또 점막하조직이 결여되어 있으며, 바로 아래의 근육층 틈새에 타액선(설선)이나 지방조직이 흩어져 있다. 사상유두 이외의 설유두에는 미각기인 미뢰(taste bud)가 분포한다.

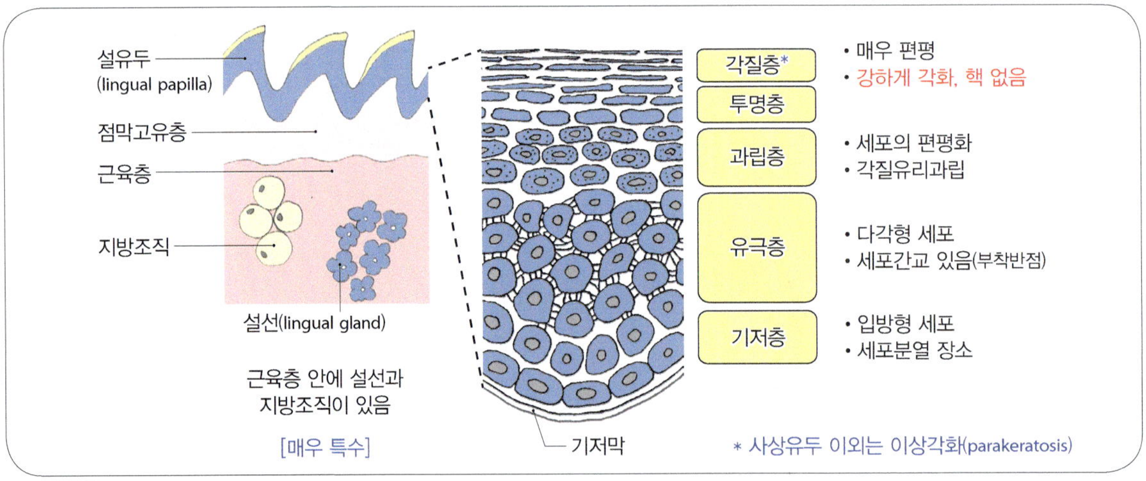

그림 11-7 특수점막

2 치은

치은(gingiva)은 치경부에서 치근 방향으로 치조골을 덮고 있는 구강점막이다. 대부분의 치은은 하부 치조골에 단단히 부착되어 있으며 구강 내 다른 부위의 점막과는 달리 일부 표면이 각화가 되어 있어 음식물을 저작할 때 점막에 가해지는 마찰력에 저항하고 치아를 보호한다.

1. 치은의 특징

치은은 조직학적으로 **상피조직**(치은상피, 열구상피, 접합상피)과 그 아래층의 **결합조직**으로 구성되어 있다. 정상적인 치은은 일반적으로 옅은 분홍색을 띠지만 상피의 두께, 각화 정도, 혈관의 양에 따라 그 색조가 달라진다(표 11-2). 치은상피는 중층편평상피로 이루어지며, 치은의 결합조직은 저작이나 마찰 등 외부의 힘에 저항하기 때문에 교원섬유를 풍부하게 함유하여 탄력성과 긴장도를 유지한다.

표 11-2 **정상적인 치은의 특징**

구분	특징
색상	정상적인 치은의 색은 연분홍 또는 산호색으로 색의 변화는 혈액공급과 상피각화층과 결합 조직의 두께, 각화 정도 및 색소의 존재 등에 의해 다소 차이가 있다. 치은의 색이 붉은색으로 변하는 것은 혈액공급이 증가하고 각화가 충분하지 않으며, 교원섬유의 조직화가 완전하지 않기 때문이다. 멜라닌 색소의 침착은 정상으로 보며, 흑인의 구강 내에서는 색소침착이 뚜렷하게 나타나는 경우가 있다.
외형	치은의 외형은 치아의 형태, 크기, 접촉면의 위치에 의해 영향을 받는다. 치은은 부종 또는 증식이 없어야 건강하며, 치간유두는 치간공극을 채우고 있어야 한다.
위치	완전히 맹출한 건강한 치아의 치은연 위치는 백악법랑경계부에서 치관부 쪽으로 약 0.5~2mm 되는 곳에 위치한다.
표면구조	변연치은의 표면은 매끄러우며 부착치은과 치간유두부의 중심에 점몰(stippling)이 나타난다. 치은에 염증이 생기면 점몰이 없어지며, 치료 후에 염증이 소실되면 다시 나타난다.
견고도	건강한 치은은 견고하고 탄력성이 있어야 하며, 변연치은을 제외하고는 기저골에 단단히 부착되어 있다.
열구깊이	정상적인 열구의 깊이는 1~3mm이며 가벼운 탐침 시 출혈이 없어야 한다. 하지만 치주탐침을 이용하여 임상적으로 측정한 열구깊이는 조직학적 깊이와 차이가 있을 수 있다. 즉, 탐침 삽입 시의 압력, 탐침 판독의 정확성, 탐침 끝부분의 조직관통력에 따라 차이가 있을 수 있다.

2. 치은의 구조

치은은 **유리치은**(free gingiva)과 **부착치은**(attached gingiva)으로 나뉘며 부착치은은 점막치은의 경계 부위에서 **치조점막**(alveolar mucosa)이 된다. 치간의 간극을 채우는 치은을 치간유두(interdental papilla)라고 하며, 유리치은의 일부분이다.

치은은 저작과정에서 음식물에 의한 압박이나 마찰을 받는다. 따라서 상피는 각화되고, 혈관이 풍부한 점막하조직은 없으며, 점막고유층은 골막과 단단하게 결합되어 점막성 골막의 상태로 움직이기 어렵다.

치면과 치은 사이에 있는 간극을 **치은열구**(gingival sulcus)라고 하는데 치은열구의 깊이는 정상의 경우 2mm 이하이다. 건강한 치은열구에는 치은열구액이 있어 치은열구 내의 세정에 도움을 준다(그림 11-8).

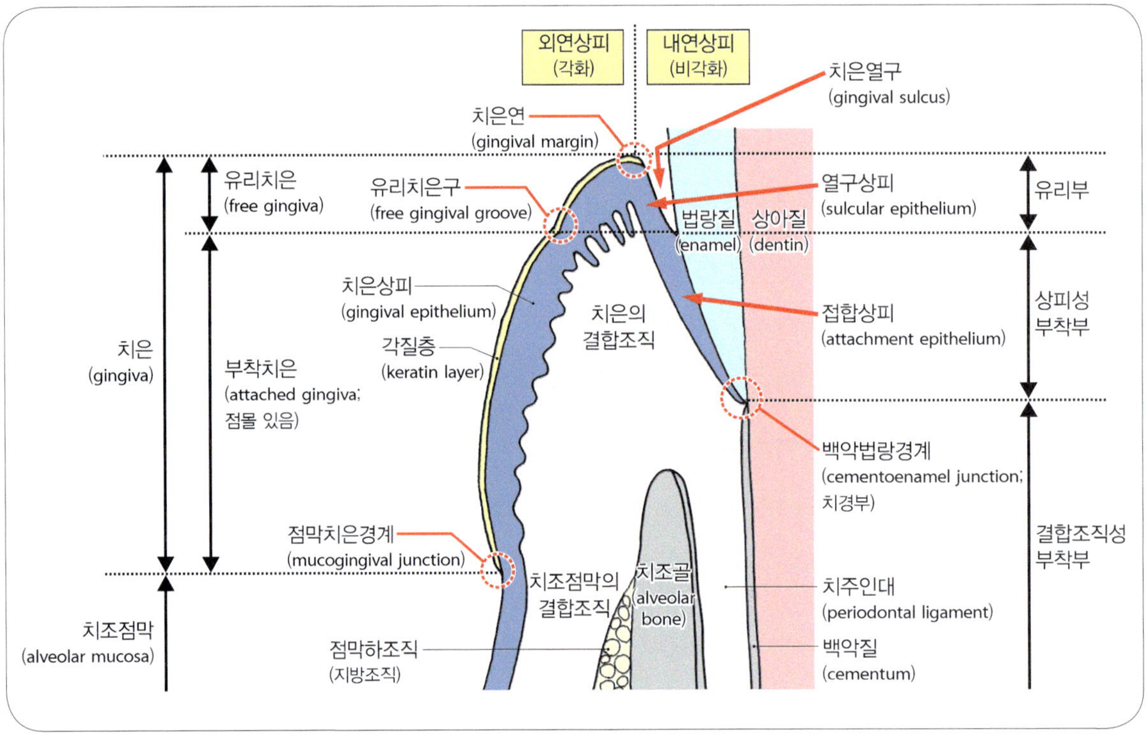

그림 11-8 치은의 구조

1) 유리치은

치아와 부착하지 않은 치은부를 **유리치은**(free gingiva)이라고 한다. 치경부를 고리 모양으로 둘러싸고 있으나 치아와는 접해 있지 않다(그림 11-8). 치경부를 둥글게 둘러싼 유리치은 중에서도 순면과 설면을 **변연치은**(marginal gingiva), 근원심 치간부를 **치간유두**(dental papilla)라고 하여 구별한다(그림 11-10).

전치부의 치간유두는 삼각형이 순설 양측으로부터 뻗어 나와 연결되어 북 형태가 되지만, 구치부의 치간유두는 북 형태의 중앙이 다소 패여 말안장 모양을 띠며 특히 이 부분을 **콜**(Col)이라고 한다(그림 11-11). 콜은 치주질환의 형성에 중요하며, 설측 치간유두와 협측 치간유두 사이에 존재하는 치은 함요부를 가리킨다. 콜의 상피는 치은상피이면서 예외적으로 각화되지 않은 상피로 두께도 얇다.

2) 부착치은

치아와 부착해 있는 치은부를 **부착치은**(attached gingiva)이라고 한다. 유리치은구(free gingival groove)에서 점막치은경계(mucogingival junction)까지이며, 법랑질과 부착해 있는 **상피성 부착부**와 치조골과 부착해 있는 **결합조직성 부착부**로 이루어진다(그림 11-8).

전치부 순측의 치은 표면에서는 지름 0.1~0.2mm의 점상 구조물이 다수 관찰되는데 이를 **점몰**(stippling)이라고 한다(그림 11-9). 점몰은 건강한 치은에서 관찰되는 경우가 많으며(출현율 약 40%), 염증 시에는 사라진다. 부착치은 내부에는 순측면 상피(치은상피)와 치조골을 연결하는 치은섬유가 주행하는데, 이 치은섬유가 상피 내측에 붙어서 긴장하기 때문에 상피가 살짝 패이고 이것이 표면의 점몰로서 관찰되는 것이다. 즉, 음식과 마찰이 많은 부위를 덮고 있는 점막이다.

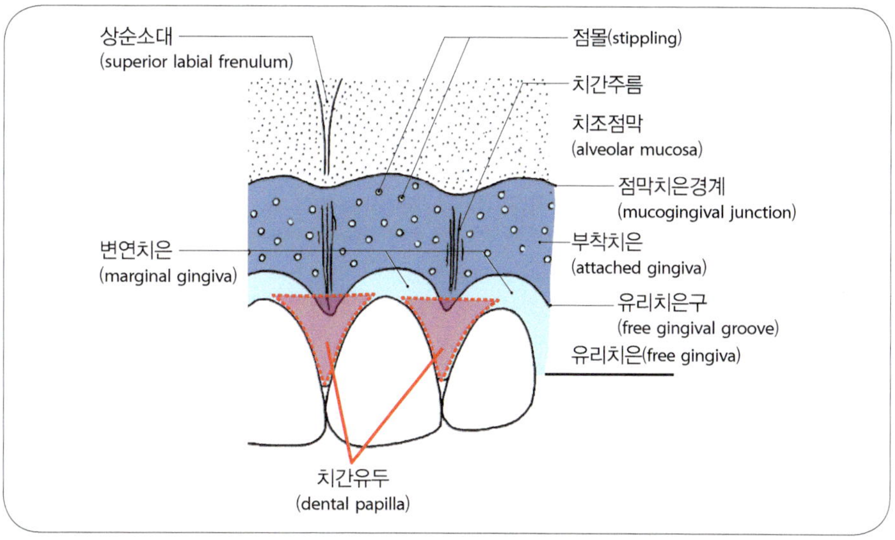

그림 11-9 **치은(전치 순측)**

3) 치조점막

치조점막(alveolar mucosa)은 치조골을 덮는 이장점막으로, 비각화 중층편평상피와 점막고유층(불규칙성 치밀결합조직), 점막하조직(성긴결합조직)으로 구성된다. 바로 아래는 치조골이지만, 점막하조직이 있기 때문에 가동성이 있다.

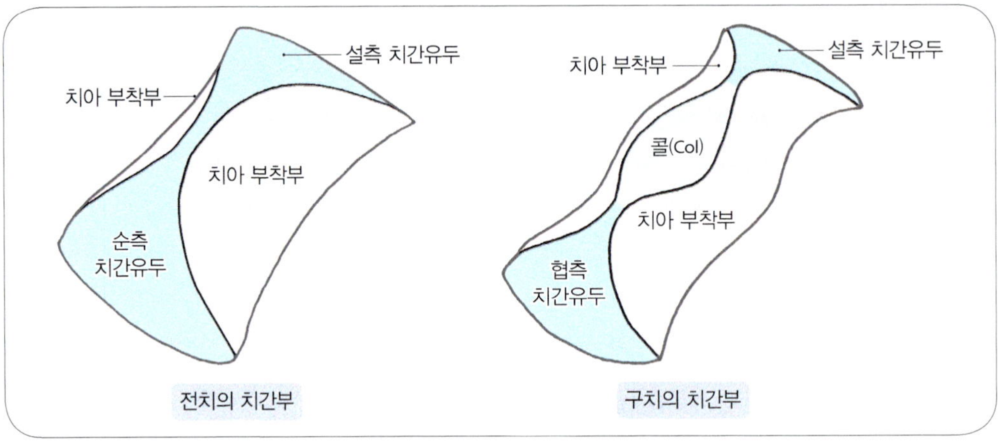

그림 11-10 치간부

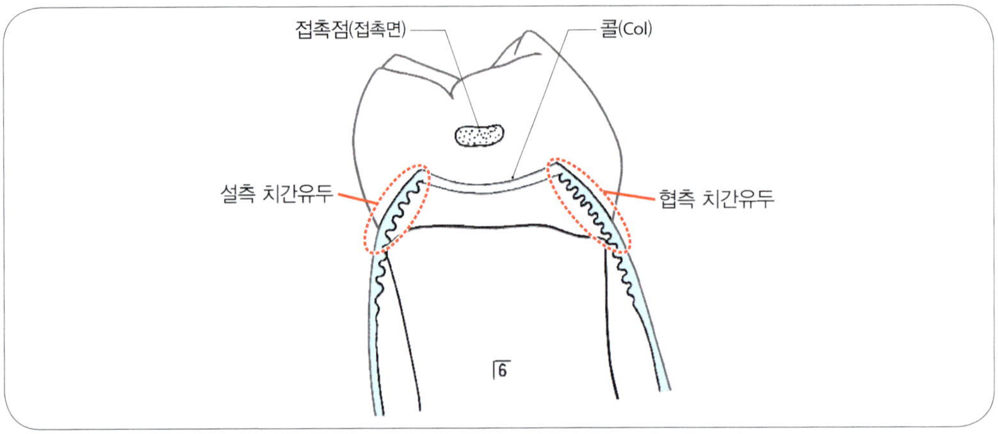

그림 11-11 구치의 인접면[콜(Col)]

4) 치은치아접합

치은치아접합(dentogingival junction)이란 치아 표면과 치은 사이의 경계면을 말한다. 치은치아접합은 치은상피, 열구상피, 접합상피의 상피 성분과 결합조직 성분으로 구성된다.

(1) 치은상피

변연치은과 부착치은의 표면을 덮고 있는 상피가 **치은상피**(gingival epithelium)이다(그림 11-12). 고도로 각화된 중층편평상피로 이루어져 있으며 세포공간이 좁아 다양한 기계적 · 화학적 자극이 결합조직 내로 침입하는 것을 방어한다. 또한 표층의 각화층이 비늘같이 떨어짐으로써 외부자극으로부터 받은 손상을 신속하게 치유시킨다. 또 상피 아래에 존재하는 결합조직도 아교질 대사의 회전이 빨라 창상치유능력이 우수하다.

(2) 열구상피

치아 표면에 부착되지 않은 채 치은열구에 접해 있는 상피가 **열구상피**(sulcular epithelium)이다(그림 11-12). 열구상피는 중층편평상피와 유사하지만, 기저세포와 유극세포만으로 구성되며 각화가 거의 이루어지지 않는다. 또 세포간극이 넓어 물질 투과나 세포 통과가 가능하기 때문에 일반적인 상피와는 매우 다른 성질을 가진다.

치은의 점막고유층은 혈관이 풍부하고 열구상피나 접합상피 바로 아래에서 치은혈관총을 형성한다. 그리고 이 혈관총에서 혈청성분, 호중구, 림프구 등이 누출되어 열구상피의 세포 사이를 통과하여 치은열구를 나온다. 이를 **치은열구액**(gingival cervicular fluid)이라고 하며, 면역글로불린이나 호중구의 작용으로 세균이나 독소 등의 침입을 막는다(염증 시에는 치은열구액 속 호중구, 림프구 등의 양이 증가하는 것으로 알려짐). 따라서 조직표본에서는 접합상피 바로 아래 부근에서 림프구 침윤이 뚜렷하게 확인되며, 이 부위를 치은열구액의 주요 생산 영역으로 볼 수 있다.

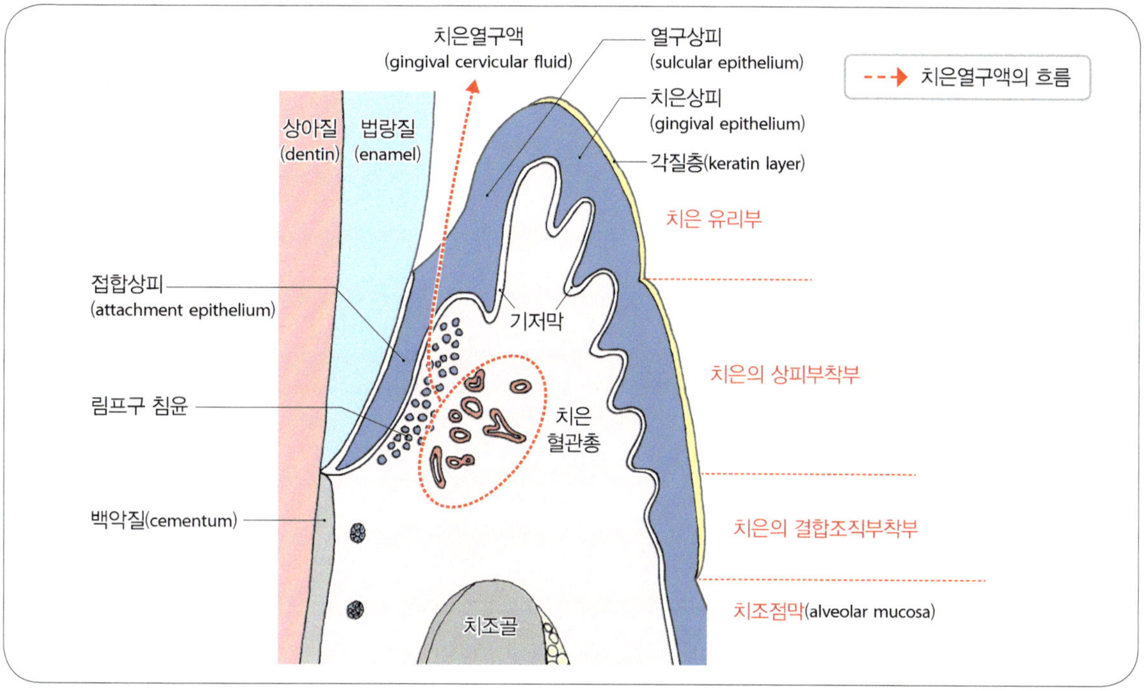

그림 11-12 열구상피와 접합상피

(3) 접합상피

접합상피(attachment epithelium)는 열구상피 바로 아래부위에서 백악법랑경계까지 분포된 상피조직으로(그림 11-12), 세포막 위에 있는 반부착반점(hemidesmosome)에 의해 치면과 상피성 부착을 이룬다. 한편, 백악질(치근부)과의 부착은 부착치은(결합조직) 일부와 치주인대섬유(periodontal ligament fiber)에 의한 것이어서 결합조직성 부착이라고 한다.

접합상피는 기저세포와 유극세포로만 구성되지만, 세포간극이 넓어 물질 투과나 세포 통과가 가능하기 때문에 치은열구액의 통로가 된다. 또 기저막을 안팎의 양면으로 가지는 것도 특징이다.

접합상피는 **퇴축법랑상피**(reduced dental epithelium)에서 유래하는데, 치아의 맹출 개시기에 법랑질 표면을 덮고 있던 퇴축법랑상피와 구강상피가 유합해서 비관혈적인 치아 맹출을 유도하며 치아를 둘러싸는 접합상피가 된다. 접합상피는 대사속도가 상당히 빨라 손상의 회복에 뛰어나다.

3. 치은의 기능

① 치주인대, 백악질, 치조골을 보호한다.
② 일부 표면이 각화되어 있어 저작 시 음식물에 의한 마찰자극을 완화시킨다.
③ 치간 내로 음식물이 끼는 것을 방지한다.

4. 치은의 섬유성분

치은의 점막고유층에는 다수의 섬유군이 관찰되며 치은의 상피, 백악질, 치조골 등을 서로 연결한다. 이들은 모두 교원섬유의 튼튼한 섬유다발이며, 기능과 위치에 따라 다음의 다섯 가지로 나뉜다(그림 11-13).

① **치아치은섬유군**(dentogingival fiber group) : 치경부 백악질과 치은(고유층)을 연결하는 치은섬유로 가장 풍부하다.
② **치아골막섬유군**(dentoperiosteal fiber group) : 치경부 백악질에서 치조정을 지나 치조골 골막에 부착하는 치은섬유이다. 치아를 뼈에 단단히 고정시키며 치주인대를 보호한다.
③ **치조치은섬유군**(alveologingival fiber group) : 치조정과 치은을 연결하는 치은섬유로 방사상을 이룬다.
④ **횡중격섬유군**(transseptal fiber group; 수평섬유군) : 인접치 간의 치경부 백악질을 연결하는 치은섬유이다.
⑤ **환상섬유군**(circular fiber group) : 치경부 주위를 둘러싸는 치은섬유이다.

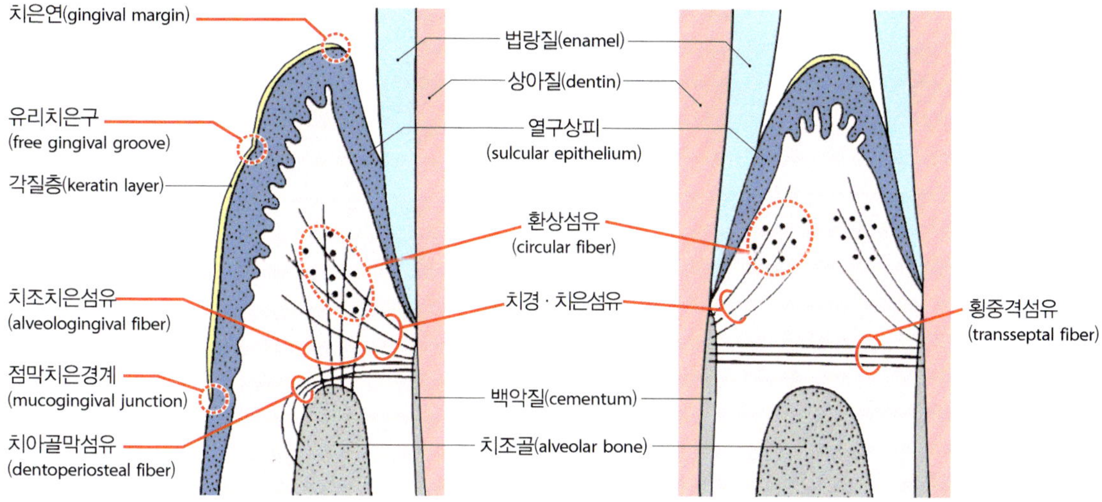

그림 11-13 **치은섬유**

TIP

연령 증가에 따른 치은의 변화

연령 증가에 따른 치은상피의 변화에 관한 소견은 다양하게 나타난다. 일반적으로 연령 증가에 동반해서 염증의 발병빈도가 증가하기 때문에 이것이 연령 증가에 따른 변화를 판별하는 데 장애가 된다. 치은상피는 노화에 따라 얇아지지만 염증이나 물리적 자극에 따른 변화와 구별하기가 어렵다. 상피 아래의 섬유모세포나 모세혈관이 감소하고 교원섬유가 증가해 위축되고 탄력성이 떨어진다. 건강한 부착치은에서 보이던 점몰(stippling)도 소실된다.

3 혀

혀(tongue)는 구강의 모든 기관 중 가장 운동이 활발하며 감각도 민감하다. 특히 미각의 수용과 관계되어 있기 때문에 음식물의 섭취, 저작, 음식덩어리 형성, 연하의 각 운동이나 발음 등에 있어서 운동, 감각의 양 측면에서 매우 중요한 역할을 한다. 혀는 특수점막으로 분류되지만, 기능적으로는 저작점막이고 구조적으로는 이장점막으로 덮여 있다.

1. 혀의 구조와 기능

1) 혀의 구조

혀의 앞 2/3를 **설체**(body of tongue), 뒤 1/3을 **설근**(root of tongue), 그 경계를 **분계구**(terminal sulcus)이라고 하는데, 발생학적인 경계는 유곽유두의 설첨(apex of tongue) 쪽에 있다. 표면은 배부와 측면을 특수점막이, 복부를 이장점막이 덮고 있으며, 내부에는 근육(내설근과 외설근)과 힘줄(치밀한 섬유성 결합조직)이 있다. 또 전설선(anterior lingual gland), 후설선(posterior lingual gland), 에브너선(Ebner's gland) 등의 설선이 각각 고유 영역에 분포한다.

혀 아래의 점막은 비교적 매끄럽지만, 설배는 점막의 함요가 심하고 다양한 **설유두**(lingual papilla)가 있다.

미뢰(taste bud)는 중층편평상피 안의 타원형 구조물로서 관찰된다(그림 11-14). 가늘고 긴 세포가 모여 있으며 미공(taste pore)을 통해 점막 표면으로 열려 있다. 광학현미경에서는 굵고 밝은 명세포(미각세포)와 가늘고 어두운 암세포(지지세포), 기저세포를 구별할 수 있지만, 미각세포와 지지세포를 구별하기는 어렵다. 미뢰 하부에서는 감각신경(sensory nerve)이 들어와 미각세포와 연결된다.

그 밖에 설근의 점막 표면에는 지름 1~4mm의 작은 융기가 다수 관찰된다. 이 융기를 설소포(lingual follicle)라고 한다. 설소포 내부에는 상피가 함몰해서 생긴 편도음와(tonsillar crypt)가 있다. 설소포 상피 아래나 음와 주위의 점막고유층에는 림프조직이 발달하여 림프소절이 다수 모여 있다. 설근에 존재하는 림프조직을 설편도(lingual tonsil)라고 한다. 점막고유층 심부에 점액세포로 이루어진 후설선(posterior lingual gland)이 분포해 있다.

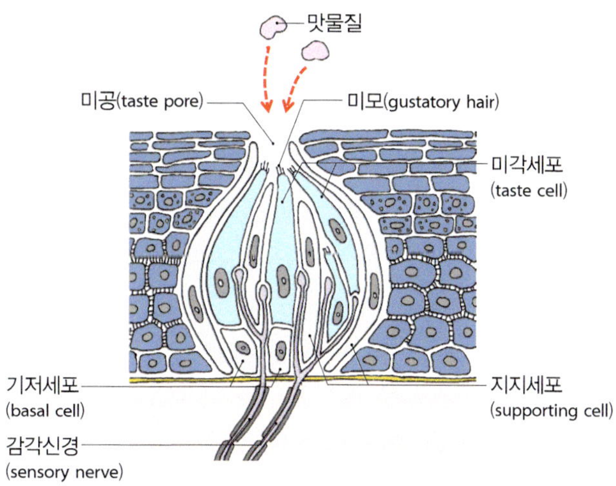

그림 11-14 미뢰의 구조

2) 혀의 기능

(1) 감각기관으로서의 기능

혀에는 미각수용기가 있다. 미각수용기의 작용으로 음식물의 맛을 인식하고 불쾌한 맛을 지닌 부패물질이나 독성물질을 판별하여 삼키지 않도록 방어한다.

또한 촉각 · 압각수용기의 작용으로 구강 내 음식물의 위치를 알 수 있다. 민감한 혀 감각을 이용해서 물질의 성질을 알 수 있으며, 음식물에 섞인 작은 돌 등의 이물질을 찾아낼 수 있다. 미각 등의 감각자극에 의해 반사성으로 타액이 분비된다.

(2) 운동기관으로서의 기능

음식물을 포착해서 구강 내로 이동시키고 치아의 교합면에 올려놓아 저작을 돕는다. 음식물을 타액과 섞어 덩어리로 만들며, 음식물 덩어리를 인두부로 운반해서 삼키게 한다.

(3) 발음기관으로서의 기능

구개에 대한 혀의 위치나 혀의 형상을 변화시킴으로써 모음이나 자음의 발음을 하는 데 중요한 역할을 한다.

2. 설유두의 종류와 특징

설유두(lingual papilla)는 혀 표면의 특수점막을 구성하는 작은 돌기구조로, 중간엽의 유두 모양 돌기를 중층편평상피가 덮고 있다. 설유두는 기능과 형태에 따라 사상유두, 심상유두, 엽상유두, 유곽유두의 네 가지로 분류된다(그림 11-15).

1) 사상유두

사상유두(실유두, filiform papilla)는 비교적 가늘고 긴 유두로 설배의 전면에 분포하며, 설유두 중에서 가장 많은 수를 차지한다. 끝이 뾰족한 원추형으로, 후방으로 기울어져 있으며 사상유두의 끝을 덮고 있는 상피조직이 두껍게 각화되어 있어 설배의 표면이 희게 보인다. 사상유두는 저작작용을 보조하는 데 유효한 형태이며 미뢰가 없다.

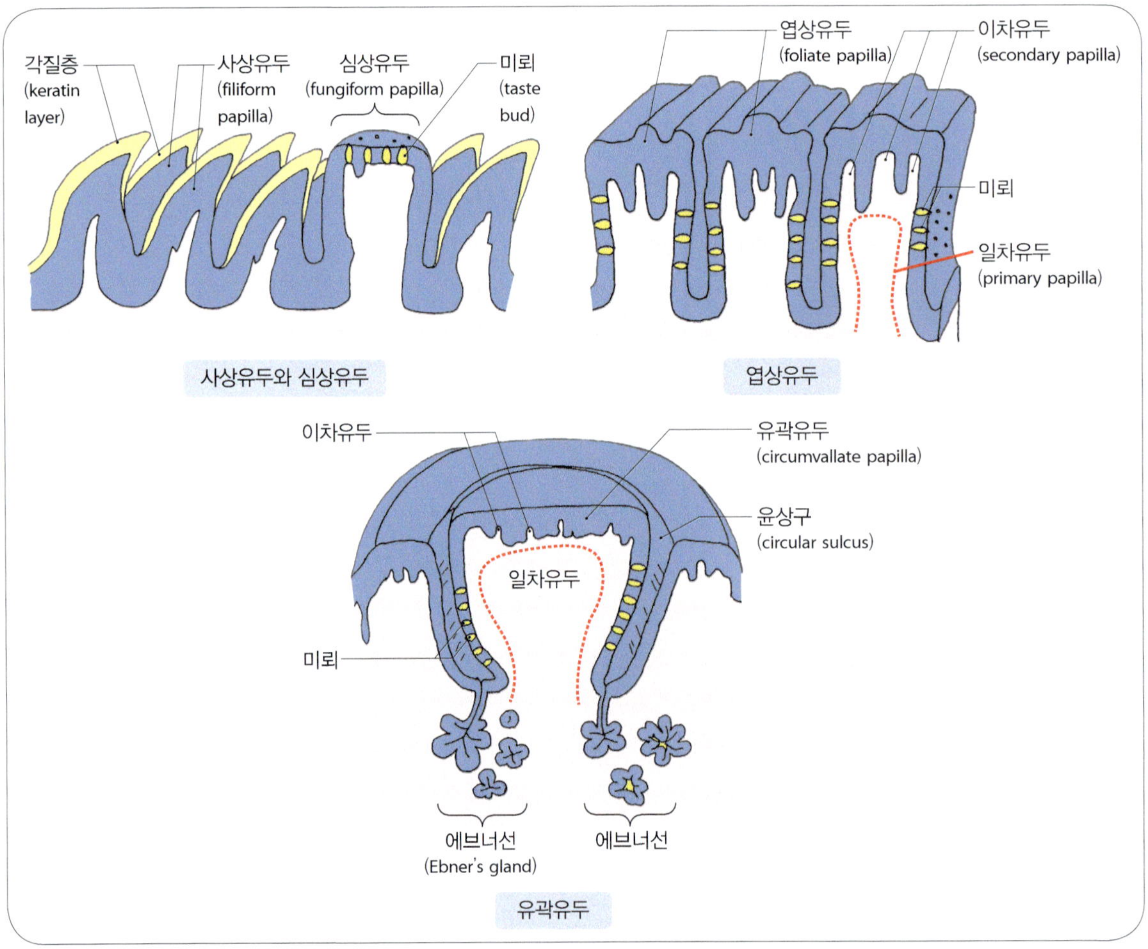

그림 11-15 네 종류의 설유두

2) 심상유두

심상유두(버섯유두, fungiform papilla)는 원모양으로 윗면이 납작하게 퍼져서 버섯처럼 보이며 설배에 분포하는 유두이다. 상피는 보통 각화되어 있지 않으며 붉은 기가 돌고 크기가 커서 다른 유두들과 구별이 된다. 점막고유층을 형성하는 결합조직의 유두는 이차유두(secondary papilla)를 형성한다. 위에서 보면 거의 원에 가까운 형태이며 상피에 미뢰가 있다.

3) 엽상유두

엽상유두(foliate papilla)는 혀 후방의 가쪽 모서리에 존재한다. 유두라기보다는 점막 주름으로, 사람보다 포유동물에서 더 발달되어 있다. 유두 측면의 상피에는 미뢰가 있다.

4) 유곽유두

유곽유두(circumvallate papilla)는 혀의 분계구 앞에 7~12개가 일렬로 배열되어 있다. 유두부는 각화되어 있지 않으며 윤상구에 인접한 유두부 측면의 상피에 다수의 미뢰가 있다. 점막고유층 심부에는 에브너선(Ebner's gland)이라는 다수의 장액선이 있다.

4 타액선

1. 타액선의 구조

타액선(salivary gland)은 타액(saliva)의 생산과 분비에 관여하는 선조직으로, **선방부**(acinus; 분비종말부)와 **도관부**(duct)로 구성되어 있다. 선방부에 있는 다소 대형의 세포가 타액 성분을 만드는데, 점도가 높은 타액을 만드는 것을 **점액선**(mucous gland), 점도가 낮은 타액을 만드는 것을 **장액선**(serous gland), 둘을 혼합하여 분비하는 것을 **혼합선**(mixed gland)이라고 한다(그림 11-16, 표 11-3).

선방세포(acinar cell)에서 만들어진 타액은 도관부를 통해 구강 안으로 분비된다. 타액선 주위에는 근상피세포(myoepithelial cell)가 부착되어 있고 혈관이 분포한다. 또 타액선의 기능을 조절하는 신경이 존재한다.

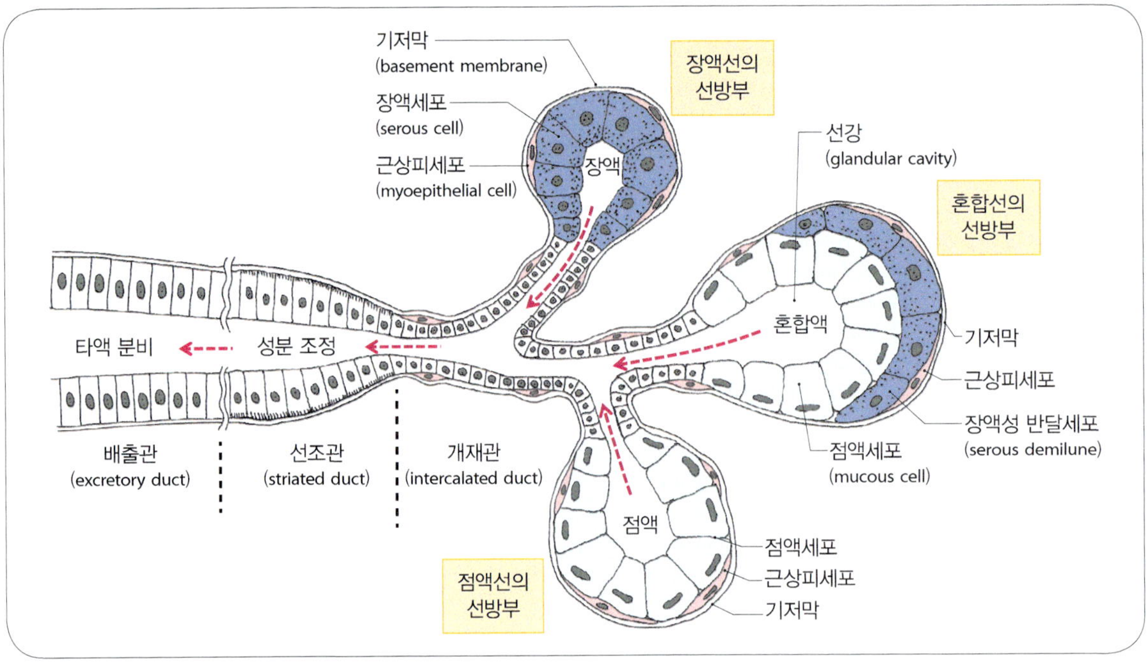

그림 11-16 **타액선의 선방부와 도관부**

표 11-3 **타액선의 종류와 특징**

	특징
장액선 (serous gland)	• 선방부는 장액세포(serous cell)로 구성된다. • 장액세포의 핵은 거의 구형으로 다소 기저 쪽에 위치하며 핵상부 세포질에는 타액아밀라아제 등의 효소원을 함유하는 미세한 분비과립이 확인된다. • 기저 쪽 세포질에는 단백질 합성 장소인 조면소포체가 관찰된다. • 비교적 긴 거리를 운송하여 분비하는 경우가 많기 때문에 도관(개재관과 선조관 포함)이 길게 발달해 있다.
점액선 (mucous gland)	• 선방부는 점액세포(mucous cell)로 구성된다. • 장액세포보다 크며 핵은 세포의 기저 쪽으로 압박되어 편평하다. • 선강은 다소 넓고 타액은 별로 수송되지 않으며 바로 위로 분비되는 경우가 많기 때문에 도관이 짧고 미발달해 있다. • 소타액선 대부분은 점액선이다.
혼합선 (mixed gland)	• 장액선의 선방과 점액선의 선방이 혼재하는 경우와 점액세포와 장액세포로 구성되는 혼합선의 선방부로 구성되는 경우가 있다. • 선방부는 점액선의 선방 바깥쪽에 장액성 발달세포(serous demilune)라는 장액세포의 배열이 붙어 있다.

1) 타액선의 분비세포

타액선의 선방부에는 장액세포와 점액세포 2종류의 분비세포가 있다(그림 11-16). 이하선의 선방세포는 장액세포로 이루어지는데 탄수화물분해효소인 α-아밀라아제를 합성해서 분비한다. 악하선은 장액세포와 점액세포로 이루어진 혼합선이며, 설하선은 점액세포가 많은 혼합선이다. 소타액선에서는 에브너선(Ebner's gland)이 장액세포로 이루어져 있으며 그 외에는 점액세포로 구성되어 있다.

(1) 장액세포(serous cell)

호염기성의 세포질을 가지며 핵은 타형으로 세포 중심에 위치한다. 아밀라아제 등의 효소를 분비한다.

(2) 점액세포(mucous cell)

일반적인 방법으로 제작한 H&E 염색표본에서는 세포질은 거의 염색되지 않기 때문에 밝게 보인다. 핵은 편평하고 기저측에 위치한다.

2) 근상피세포

선방부나 도관부 주위에는 **근상피세포**(myoepithelial cell)가 부착되어 있다. 근상피세포가 수축함으로써 선방부세포의 타액 분비를 촉진하고 선강에 고인 타액을 개구부 방향으로 흘려보내는 작용을 한다(그림 11-16). 액틴과 미오신으로 구성된 근원섬유를 세포질 안에 가지기 때문에 평활근 유사 세포이지만, 기저막 상피 측에 있어서 상피세포로 간주한다. 이 근상피세포의 지배 신경도 자율신경이다.

3) 도관

선강으로 분비된 타액을 개구부까지 운반하는 것이 **도관**(duct)이다. **개재관**(intercalated duct), **선조관**(striated duct), **배출관**(excretory duct), **주도관**(main excretory duct)으로 구분할 수 있다(그림 11-17). 개재관은 비교적 소형으로 거의 편평한 세포로 구성되며 선방에서 나와 서로 합류하면서 선조관과 연결된다.

선조관은 기저선조(basal striation)를 가진 입방 내지 원주형 세포로 구성된다. 기저선조는 세포막의 미세한 주름인데, 전해질의 재흡수나 첨가 등의 기능이 있어 타액 성분을 조절한다.

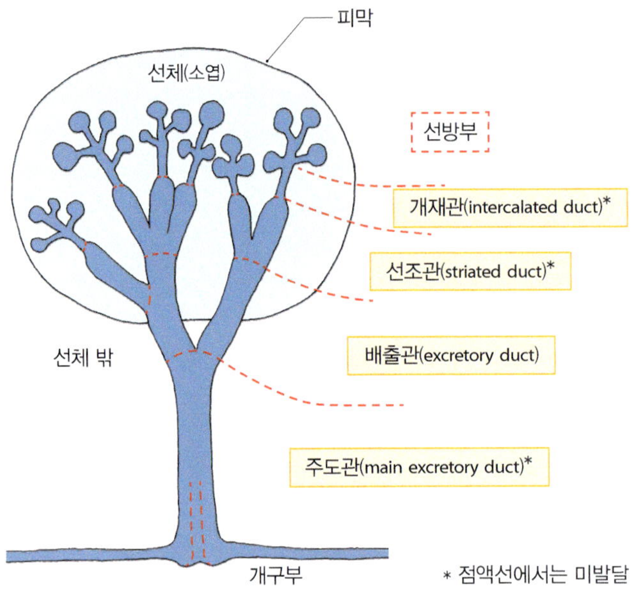

그림 11-17 타액선 도관부의 구조

2. 타액선의 분류

타액선은 크기에 따라 **대타액선**(major salivary gland)과 **소타액선**(minor salivary gland)으로 나뉜다(그림 11-18). 대타액선은 내부가 여러 개의 결합조직으로 나뉘어 있으며 각각의 덩어리를 선엽(glandular lobe; 엽, 소엽이라고도 함)이라고 한다. 대타액선은 소화액으로서의 타액을, 소타액선은 표면 보호를 위한 타액을 주로 생산한다.

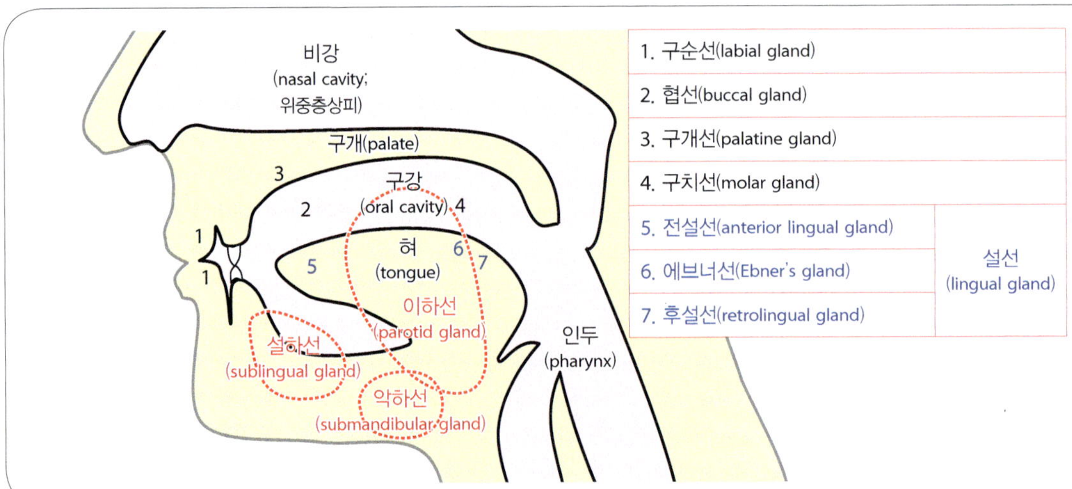

그림 11-18 타액선의 분포

1~7은 소타액선이고 그 가운데 5~7은 설선이다. ---의 3가지는 대타액선이다.

1) 대타액선

대타액선(major salivary gland)은 타액 생산의 95% 정도를 담당하는 곳으로, **이하선**(parotid gland), **악하선**(submandibular gland), **설하선**(sublingual gland)이 있다(그림 11-18). 모두 분지한 관상포상선(tubuloalveolar gland)으로, 내부는 많은 소엽(lobule)으로 나뉘며 소엽 사이는 결합조직에 의해 구분된다. 소엽 내에는 선방(분비종말부)과 소엽 내 도관(개재관과 선조관)이 있으며, 소엽에서 도관이 나와 구강의 특정 부위로 열려 타액을 분비한다. 신체는 피막(capsule; 결합조직성 막)으로 둘러싸여 있다.

(1) 이하선(parotid gland)

귀의 앞쪽 아래에 위치한 장액선이다. 협부지방체(buccal fat pad) 안에 있기 때문에 선과 지방조직이 혼재한다(그림 11-19). 생산된 타액은 길쭉한 개재관을 지나 선조관에 모이며 이하선관(parotid duct)이 되어 선체를 나온다. 이하선관은 협근을 관통하여 상악 제1 · 제2대구치의 협측면 부근 협점막에 있는 이하선유두(parotid papilla)로 열린다. 전체 타액의 약 25%를 생산한다.

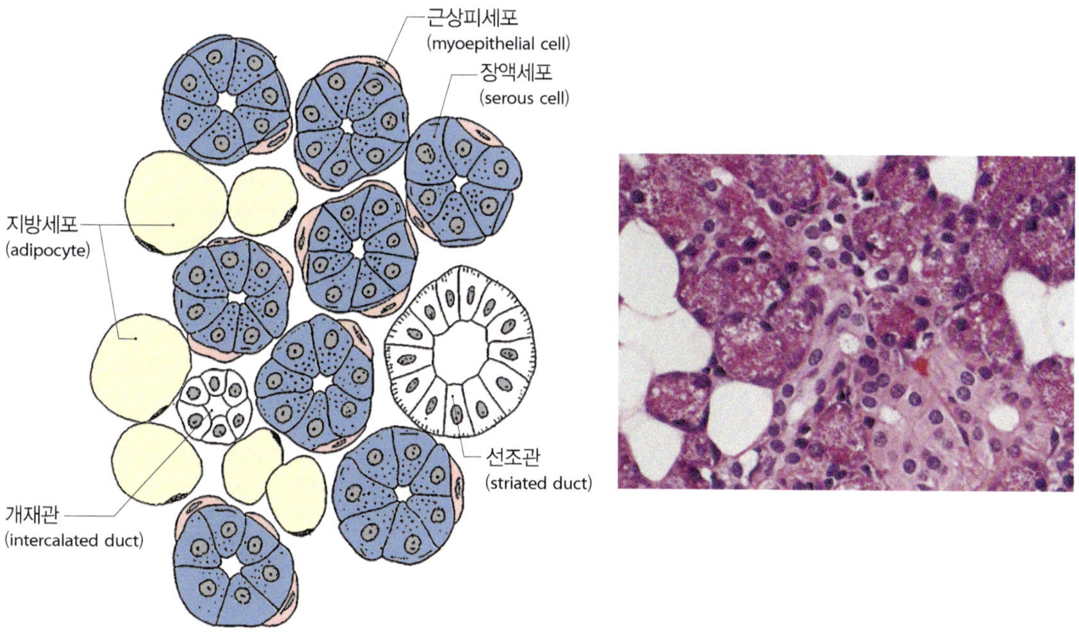

그림 11-19 이하선의 조직구조

(2) 악하선(submandibular gland)

악하삼각(submandibular triangle; 하악 하연과 악이복근의 전복과 후복에 둘러싸인 영역)에 있는 장액성 우위의 혼합선이다. 소엽의 구분이 뚜렷하고 점액선은 대부분 독립 선방이며 장액성 반달세포를 동반하지 않거나 불분명한 경우도 많다(그림 11-20). 대부분이 장액선 선방으로 그 안에 점액선 선방이 덩어리를 형성하듯이 존재하기 때문에 결과적으로 장액성 타액에 점성이 추가되어 혼합성 타액을 만든다. 개재관과 선조관은 모두 뚜렷하며 다수 관찰된다. 악하선관(submandibular duct)을 통해 선체를 나와 설하소대 부착부 근처에 있는 설하소구(sublingual caruncle)로 열린다. 전체 타액의 약 60~65%를 생산한다.

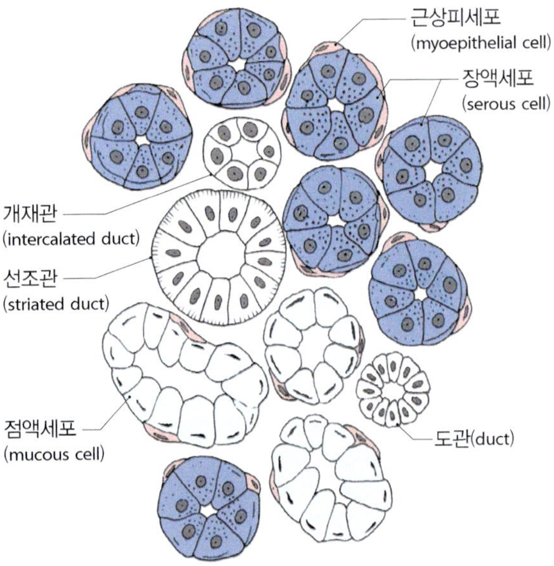

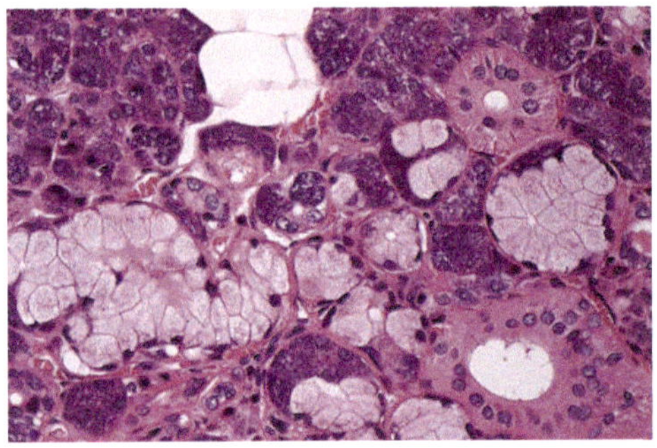

그림 11-20 악하선의 조직구조

(3) 설하선(sublingual gland)

혀 아래에 있는 점액성 우위의 혼합선으로 대타액선 중에서 가장 작으며 쌍으로 구성되어 있다. 하악골을 따라 배치되는 편평한 선체를 작은 설하선(minor sublingual gland), 하악 중앙에 배치되는 선체를 큰 설하선(major sublingual gland)이라고 한다. 큰 설하선에서 나오는 설하선관은 설하소구로 열리고 작은 설하선에서 나오는 설하선관은 설하주름으로 열린다. 장액세포 대부분은 장액성 반달세포로서 혼합선 선방을 형성한다(그림 11-21). 선방에서 이어지는 도관은 개재관이 관찰되지 않고 선조관의 기저선조(basal striation)도 뚜렷하지 않기 때문에 선방이 굵은 도관에 직접 연결된 것처럼 보인다. 전체 타액의 약 10%를 생산한다.

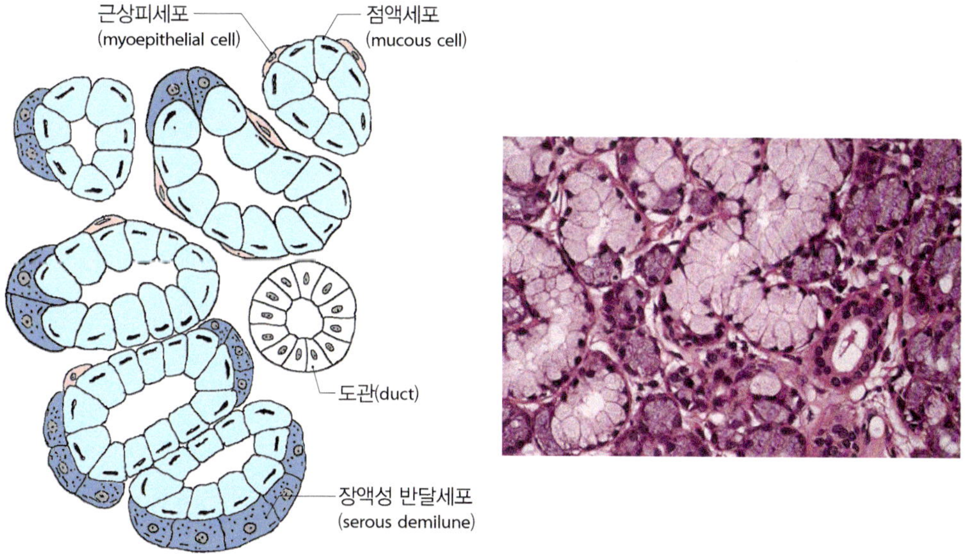

그림 11-21 설하선의 조직구조

2) 소타액선

소타액선(minor salivary gland)은 전체 타액의 약 5% 정도를 생산하는 곳으로, 구강점막의 다양한 부위에 흩어져 있는 소규모의 선이다(그림 11-12 참조). **구순선**(labial gland), **협선**(buccal gland), **구개선**(palatine gland), **구치선**(molar gland), **설선**(lingual gland) 등이 있으며, 대부분은 점액선 또는 점액 우위의 혼합선으로 많은 수의 작은 선으로 구성된다. 장관점막 등에서는 단세포선(monocellular gland; 배상세포)이 표면 보호를 담당하지만, 구강점막에서는 소타액선이 그 역할을 한다. 소타액선도 역시 결합조직 안에 선방부가 있으며 도관은 짧고 거의 바로 위의 상피로 열린다. 대타액선과 같은 피막은 없다.

또한, **전설선**(anterior lingual gland), **에브너선**(Ebner's gland), **후설선**(posterior lingual gland)을 합쳐서 설선(lingual gland)이라고 한다. 전설선은 혼합선으로 좌우 있으며 설첨 아래쪽으로 열린다. 소타액선 중에서는 대형이다. 에브너선은 유곽유두의 윤상구 바닥으로 열리는 선으로, 소타액선에서 유일한 장액선이다. 미뢰(taste bud) 주변에 맛물질이 정체하지 않도록 씻어 보내는 작용을 한다. 후설선은 점액선으로, 분계구에서 설근까지의 설배(혀등)와 설연(혀모서리)에 분포한다.

TIP

타액과 질환

타액은 다양한 생리작용을 가지고 있기 때문에 타액의 분비이상은 구강기능에 큰 영향을 준다. 타액의 항균 및 살균작용이나 세정 및 항탈회작용이 감소되면 우식이나 치주질환이 발생하기 쉽다.
타액분비량의 저하는 구강점막에 대한 보호작용도 저하시키기 때문에 구강점막이 쉽게 손상된다. 타액분비량의 저하와 함께 항균 및 살균작용이 감소되면 세균의 증식이나 세균총의 변화가 생기고 점막에 염증이 발생한다. 또한 미각의 감수성 저하나 저작 및 연하장애, 대화곤란 등도 야기된다.

Review Test

01. 구강점막에 관한 설명으로 옳은 것은?

① 점막고유층에는 지방조직이나 타액선의 선방이 발달해 있다.
② 구강상피는 단층편평상피에서 각화하여 점액으로 표면을 덮는다.
③ 구강점막은 구강상피, 점막고유층, 점막하층의 3층 구조를 기본으로 한다.
④ 구강점막에는 세포선이 있어서 이곳에서 점액을 분비함으로써 표면을 보호한다.
⑤ 치은, 경구개, 연구개, 혀, 구순 등에 있는 구강점막은 상피의 두께나 형상 등이 비슷하다.

02. 다음 중 구강점막의 기능이 아닌 것은?

① 보호기능
② 분비기능
③ 재생기능
④ 표면감각기능
⑤ 무기질 저장기능

03. 다음과 같은 조직학적 특징을 가지는 부위는?

- 표층의 상피에서 각질화를 볼 수 있다.
- 치은, 경구개, 혀 등에서 관찰할 수 있다.
- 각질층, 투명층, 과립층, 유극층, 기저층의 5개 층이 나타난다.

① 각화상피
② 구강상피
③ 접합상피
④ 비각화상피
⑤ 이상각화상피

04. 저작점막에 관한 설명으로 옳은 것은?

① 점막하조직이 있다.
② 미각기인 미뢰가 분포한다.
③ 설배와 혀 가쪽모서리에 있는 점막이다.
④ 음식물과 직접 닿는 일이 적어 각화되어 있지 않다.
⑤ 점막고유층이 직접 치조골이나 구개골과 단단히 결합해 있다.

05. 구강점막 중에서 각화상피가 관찰되는 부위는?

① 치은 ② 치조점막 ③ 협점막 ④ 연구개 ⑤ 구개저

06. 치아 표면과 치은 사이의 경계면을 치아치은접합이라고 하는데, 이 치아치은접합을 결합하는 장치는?

① 폐쇄띠 ② 부착띠 ③ 부착반점 ④ 간극결합 ⑤ 반부착반점

07. 보기가 설명하는 것은?

- 치면과 치은 사이에 있는 간극이다.
- 정상인 경우 그 깊이는 2mm 이하이다.
- 삼출액을 분비하여 구조 내 세정에 도움을 준다.

① 유리치은 ② 부착치은 ③ 치은열구 ④ 치간유두 ⑤ 변연유두

08. 혀에 관한 설명으로 옳은 것은?

① 설근에는 후설선이라는 대타액선이 존재한다.
② 혀에는 미각을 감지하는 미각수용기만 존재한다.
③ 혀 아래의 점막에 있는 사상유두를 통해 미각을 수용한다.
④ 혀는 특수점막으로 분류되지만, 기능적으로는 저작점막이다.
⑤ 설유두는 심상유두, 엽상유두, 유곽유두의 3종류로 분류된다.

09. 음식물과 직접 닿아 마찰이 강하게 일어나는 구강 내 부위는?

① 볼 ② 치조 ③ 구개저 ④ 연구개 ⑤ 경구개

10. 타액선에 관한 설명으로 옳은 것은?

① 이하선은 혼합선이다.
② 악하선은 장액을 분비하는 장액선이다.
③ 선방부 중심에 근상피세포가 부착되어 있다.
④ 소타액선에서 유일한 장액선은 에브너선이다.
⑤ 대타액선은 표면 보호를 위한 타액을 주로 생산한다.

11. 보기가 설명하는 타액선은 무엇인가?

- 구성하는 세포의 핵은 거의 구형으로 기저 쪽에 위치한다.
- 기저 쪽 세포질에는 단백질 합성 장소인 조면소포체가 관찰된다.
- 비교적 긴 거리를 운송하여 분비하는 경우가 많아 도관이 길게 발달해 있다.

① 점액선 ② 장액선 ③ 혼합선 ④ 소타액선 ⑤ 설하선

12. 타액선의 구조에 관한 설명으로 옳은 것은?

① 체성신경의 지배를 받는다.
② 모든 타액선은 장액세포로 구성된다.
③ 외분비선과 내분비선으로 이루어진다.
④ 선방부세포와 도관부세포로 구성된다.
⑤ 혈관이 분포하지 않아 산소와 영양공급이 어렵다.

정답 01 ③ 02 ⑤ 03 ① 04 ⑤ 05 ① 06 ⑤ 07 ③ 08 ④ 09 ⑤ 10 ④ 11 ② 12 ④

Chapter 12

치아조직

학습목표

1. 법랑질의 특징을 설명할 수 있다.
2. 법랑소주의 형성과 주행방향을 설명할 수 있다.
3. 법랑질의 성장선에 대하여 설명할 수 있다.
4. 법랑총, 법랑엽판의 특징을 설명할 수 있다.
5. 상아법랑경계의 특징을 설명할 수 있다.
6. 법랑질에서 관찰되는 구조물을 설명할 수 있다.
7. 상아질의 특징을 설명할 수 있다.
8. 상아세관의 특징을 설명할 수 있다.
9. 상아질에서 관찰되는 구조물을 설명할 수 있다.
10. 상아질의 종류를 설명할 수 있다.
11. 관주상아질, 관강상아질을 설명할 수 있다.
12. 경화상아질을 설명할 수 있다.
13. 상아질의 신경지배와 지각전달과정을 설명할 수 있다.
14. 치수의 기능과 특징을 설명할 수 있다.
15. 치수에 존재하는 세포를 설명할 수 있다.
16. 치수의 표층 구조를 설명할 수 있다.
17. 치수의 혈관 및 신경 분포를 설명할 수 있다.
18. 백악질의 특징을 설명할 수 있다.
19. 백악질의 성장선에 대하여 설명할 수 있다.
20. 백악법랑경계에 대하여 설명할 수 있다.
21. 일차백악질과 이차백악질에 대하여 설명할 수 있다.
22. 치주인대의 기능과 특징을 설명할 수 있다.
23. 치주인대에 존재하는 세포를 설명할 수 있다.
24. 치주인대 주섬유의 특징을 설명할 수 있다.
25. 샤피섬유를 설명할 수 있다.
26. 치조골의 특징을 설명할 수 있다.
27. 고유치조골과 지지치조골을 설명할 수 있다.
28. 경판(치조백선)의 특징을 설명할 수 있다.

핵심용어해설

- **레찌우스선조**(striae of Retzius) : 법랑질의 연마표본에서 평행으로 주행하는 다수의 갈색선으로 나타나며 석회화 정도가 낮아 어둡게 보인다.
- **법랑방추**(enamel spindle) : 상아법랑경계에서 법랑질 안으로 뻗은 돌기 모양의 구조로, 교두(절단연) 바로 아래에서 많이 관찰된다.
- **슈레거띠**(Hunter-Schreger band) : 치아 종단면에서 법랑소주의 횡단에 가까운 무늬(횡단띠)와 종단에 가까운 무늬(종단띠)가 교대로 나타나 줄무늬처럼 보이는 띠를 말한다.
- **신생선**(neonatal line) : 출생 시 형성되는 법랑질 부위에 나타나는 저석회화선으로, 모든 유치와 제1대구치에 한 줄로 나타난다.
- **주파선조**(perikymata) : 법랑질 표면에 나타나는 얕은 고랑으로, 마치 모래사장으로 밀려오는 파도와 같이 보인다.
- **횡선문**(corss-striation) : 법랑소주의 장축에 대하여 수직으로 교차하는 가로선으로, 4μm 간격으로 관찰된다.
- **상아법랑경계**(dentinoenamel junction) : 상아질과 법랑질의 경계선으로, 상아질 표면에는 작은 함요가 연속되어 있기 때문에 절편표본에서 보면 물결 모양의 선으로 보인다.
- **관간상아질**(intertubular dentin) : 상아세관과 상아세관 사이를 채우는 상아질이다.
- **관주상아질**(peritubular dentin) : 상아세관 안쪽에 형성되는 상아질로 연령 증가와 함께 증가하는 경향이 있다.
- **상아전질**(predentin) : 석회화되기 전 상아질의 기질만 있는 상태를 말하며, I형 콜라겐과 상아질 특이적 단백질(DSP, DPP 등)과 수분 등으로 구성된다. 여기에 인산칼슘 결정을 침착시키는 것이 석회화이다.
- **상아질의 성장선**(incremental line of dentin) : 기질 형성의 주기를 나타내는 선으로, 치수의 외형이나 법랑상아경계와 평행한 선이 되기 때문에 절치와 구치 등 각각의 형태를 반영하는 무늬가 된다. 에브너 성장선(incremental line of von Ebner), 안드레젠선(line of Andresen), 오웬 외형선(contour line of Owen), 신생선(neonatal line) 등이 있다.
- **일차상아질**(primary dentin) : 치아 형성 시 맨 처음 만들어지는 상아질로 정상적인 발생과정에서 생겨난다. 상아세관의 주행이 뚜렷하다.
- **이차상아질**(secondary dentin) : 치수 쪽에 추가로 형성되는 상아질로 노화 현상의 하나이며 거의 전 영역에서 진행되기 때문에 치수강이 서서히 좁아진다.
- **삼차상아질**(tertiary dentin) : 우식이나 교모 등의 물리적, 화학적 자극 등에 대응해서 일차상아질이나 이차상아질의 치수 쪽에 부가적으로 형성되는 상아질로, 수복상아질(reparative dentin)이라고도 한다.
- **탈회**(decalcification) : 치아나 뼈 등의 경조직을 산이나 킬레이트제를 함유한 용액에 담가 조직 중 함유된 무기질을 제거하는 조작을 말한다.
- **톰스과립층**(Tomes' granular layer) : 연마표본에서 관찰되는 과립상의 구조물 층으로, 치경부에서 1/3 부근의 치근상아질 표층 가까이에 층판형이 나타난다.

1 법랑질

치아 조직은 법랑질, 상아질, 치수로 이루어져 있다. **법랑질**(enamel)은 치배의 상피성 요소인 법랑기(dental organ)에 의해 형성되며 외배엽성 기원을 가진다. 법랑질을 직접 생성하는 세포는 내법랑상피세포(inner enamel epithelial cell)가 분화된 **법랑모세포**(ameloblast)이다.

1. 법랑질의 특징

1) 법랑질의 조성과 경도 (표 12-1)

(1) 법랑질의 조성

법랑질은 치관 상아질의 표면을 덮는 경조직으로 약 96%의 무기질, 3%의 수분, 1%의 유기질로 구성되는 인체에서 가장 강한 조직이다. 무기질 성분은 수산화인회석(hydroxyapatite) 결정으로 이루어지는데, 산에 용해되는 성질이 있어 법랑질에서 치아우식이 발생하기 쉬운 요인이 된다. 또한 맹출한 법랑질에는 법랑모세포가 없기 때문에 실질결손이 발생하면 수복되지 않으며, 혈관이나 신경이 없어 감각도 느낄 수 없다.

(2) 법랑질의 경도

법랑질의 경도는 모스경도계로 6~7로 수정이나 장석과 같은 정도이다(참고로 유리의 경도는 6.5). 그러나 법랑질은 깨지기 쉬워 보호하기 위해서는 하부 상아질의 지지가 매우 중요하다.

표 12-1 영구치의 경조직 비교

		법랑질	상아질	백악질
유래		외배엽(법랑기)	중간엽(치유두)	중간엽(치낭)
구성세포		법랑모세포	상아모세포	백악모세포
조성(%)	무기질	96	70	65
	유기질	1	18	23
	수분	3	12	12
경도(모르스경도)		6~7	5~6	4~5
비중		2.9	2.3	2.1

2) 법랑질의 색상과 두께

법랑질의 색상은 본래 투명하지만 부위와 두께에 따라 연노란색이나 회백색 등 다양하게 보인다. 이는 법랑질 아래의 상아질이 노란색을 띠므로 두께에 따라 비쳐 보이는 정도가 다르기 때문이다. 법랑질의 두께는 2~3mm인데 교합면에서 가장 두껍고 치경부에서 칼날처럼 아주 얇아진다.

TIP

• 법랑질의 특이적 단백질

법랑질에 함유된 특이적 단백질에는 아멜로제닌(amelogenin), 에나멜린(enamelin), 아멜로블라스틴(ameloblastin), 기질금속단백분해효소20(matrix metalloproteinase20, MMP20) 등이 있다. 모두 법랑모세포에서 분비되는데, 아멜로제닌이 가장 많고 이어서 에나멜린이 많다. 이는 수산화인회석(HA)과의 친화성이나 배치에 따라 그 결정의 성장에 관여한다. 아멜로블라스틴은 법랑소주초에 많으며 법랑소주초의 성장에 관여한다(그림 12-1).

법랑질의 특이적 단백질은 유약 법랑질에는 대량으로 함유되어 있지만(약 30%), 성숙 법랑질에는 미량만 함유되어 있다(1~2%). 이는 유약 법랑질에 이미 분비되어 있던 MMP20이나 세린프로테아제가 주위 단백질을 적극적으로 분해하기 때문이며, 분해산물인 아미노산 사슬은 저분자여서 기질 안에서 자유롭게 확산되기 쉬워 곧 법랑모세포에 흡수된다.

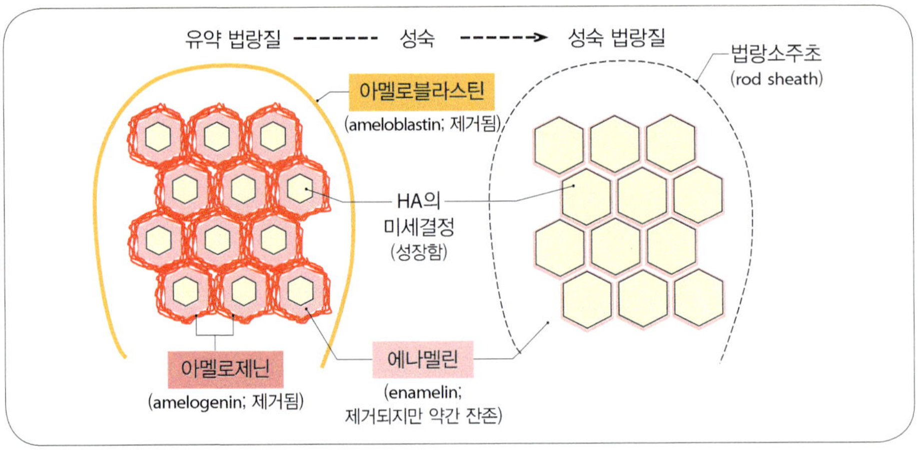

그림 12-1 수산화인회석 결정과 법랑질 단백질

2. 법랑질의 조직 구조

법랑질은 수산화인회석이 중량비의 95~97%를 차지하기 때문에 탈회 처리를 하면 완전히 소실된다. 따라서 법랑질의 조직 구조를 관찰할 때는 탈회해야 하는 파라핀표본이 아니라 탈회하지 않고 제작할 수 있는 연마표본을 사용한다.

1) 법랑소주

법랑소주(enamel rod)는 법랑질에서 관찰되는 구조단위로, 법랑모세포(ameloblast)가 형성하는 둥근 막대 모양의 구조이다. 법랑모세포의 Tomes 돌기의 출현에 의해 생성되며, 법랑질이 완성되면 Tomes 돌기는 상실된다. 지름 4~6μm로, $1mm^2$에 4만~4.4만 개가 있다. 법랑질의 두께에 해당하는 길이를 가지며 상아법랑경계(dentinoenamel junction)로부터 약간 떨어진 곳에서 약간 굴곡되어 형성되는 경우가 많다. 4개의 법랑모세포로부터 1개의 법랑소주가 형성된다.

법랑소주의 바깥둘레를 **법랑소주초**(rod sheath)라고 하는데, 이 소주초는 무수한 수산화인회석의 미세결정으로 채워져 있다. 즉, 법랑소주는 수산화인회석의 미세결정 집합체로 단일결정이 아니다. 또 법랑소주에는 약 4μm 간격의 **횡선문**(법랑소주 횡선문)이 있는데 가로 일렬로 연속된 선으로서 관찰되며 하루주기의 성장선으로 간주한다. 횡단면은 부위에 따라 약간 차이가 있는데 열쇠구멍 모양, 부채 모양, 은행 모양 등으로 나타난다. 법랑소주의 횡단면에서 원형을 이루는 부분을 머리, 아래로 뻗어 있는 부분을 꼬리라고 한다(머리부분만 가리켜 법랑소주, 꼬리부분을 소주간법랑질이라고 부르기도 함). 법랑소주에 대해 수직 단면은 열쇠구멍 모양으로 관찰된다(그림 12-2). 법랑소주의 머리와 꼬리는 수산화인회석 결정의 배열이 다르며 거의 수직 관계이다.

완성된 법랑질은 가장 단단한 경조직이지만, 콜라겐(collagen) 등을 함유하지 않기 때문에 탄력이 결여되어 있어 깨지기 쉬운 단점도 있다. 비교적 탄력성이 풍부한 상아질이 법랑질 아래에서 법랑질을 지지함으로써 이러한 단점을 보완한다.

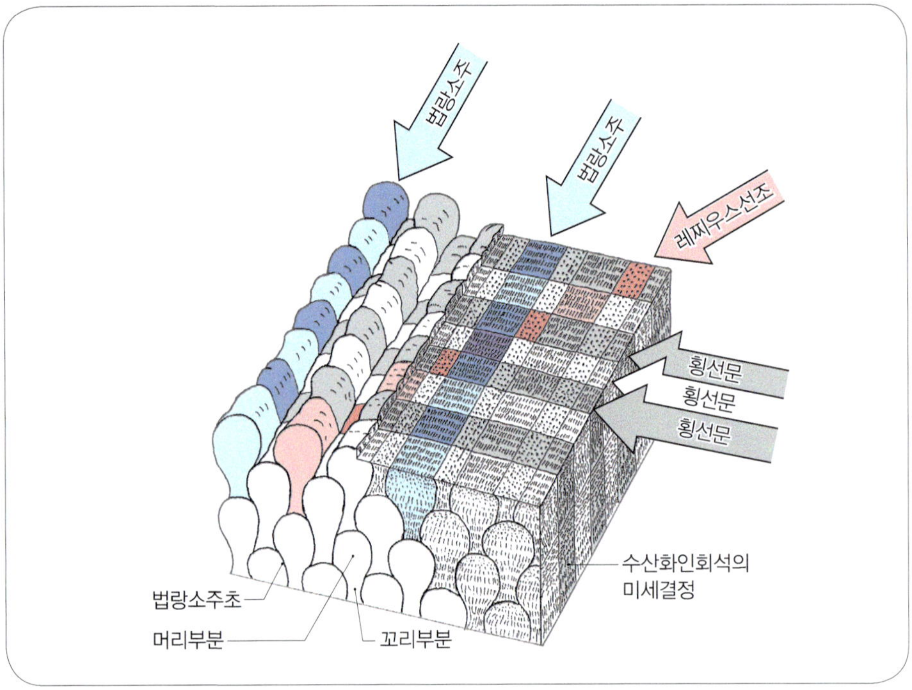

그림 12-2 **법랑소주의 구조**

왼쪽 : 입체적 상, 오른쪽 : 종단면, 앞쪽 : 횡단면(열쇠구멍 모양의 단면)

2) 슈레거띠

법랑소주는 상아법랑경계 가까이에서 크게 굴곡되는데, 이때의 굴곡 방향이 일정한 간격으로 바뀐다. 이 변화가 십수 개의 다발(군)마다 나타나기 때문에 치아 종단면에서는 법랑소주의 횡단에 가까운 무늬(횡단띠)와 종단에 가까운 무늬(종단띠)가 교대로 나타나 줄무늬처럼 보인다(그림 12-3). 이를 **슈레거띠**(Hunter-Schreger band)라고 한다. 법랑질을 강화하기 위한 구조로 법랑질 안쪽 층 1/3~1/2 영역이다. 연마표본에서도 관찰할 수 있는데, 요철을 강조할 수 있는 레플리카(replica) 표본에서 확인하기 쉽다.

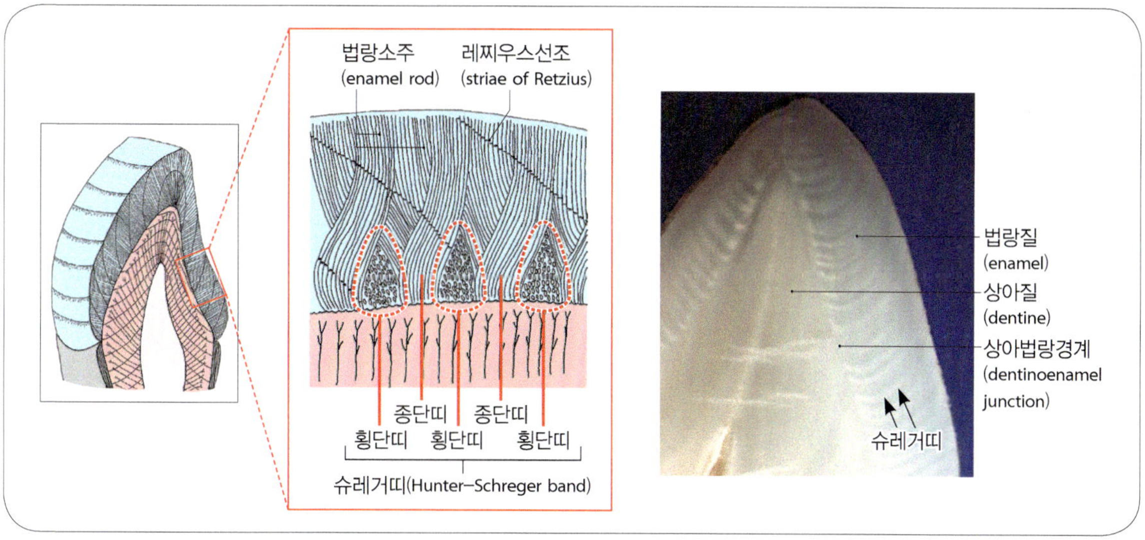

그림 12-3 **슈레거띠**

3) 법랑총

법랑총(enamel tuft)은 법랑질 심층 1/3의 상아법랑경계에서 시작하여 법랑질 표면을 향해 뻗어 있는 구조이다(그림 12-4). 하나의 점에서 여러 개의 선이 방사상으로 뻗어 있는 것처럼 보이는데, 밭두둑과 고랑이 계속되는 것처럼 보이는 구조의 횡단면이다. 이러한 모양의 구조는 치아의 팽륭 부분에서 함요 부분으로 일정 간격으로 평행하게 여러 개가 주행하기 때문에 법랑총으로서 관찰하기 쉬운 단면의 방향은 정해져 있다. 유기질이 풍부한 구조로 색소에 의해 염색된다. 발육이 충분하지 못한 법랑소주의 집합으로 결정화의 기형형태이며 법랑단백질을 많이 함유하고 있으며 석회화 정도가 낮다.

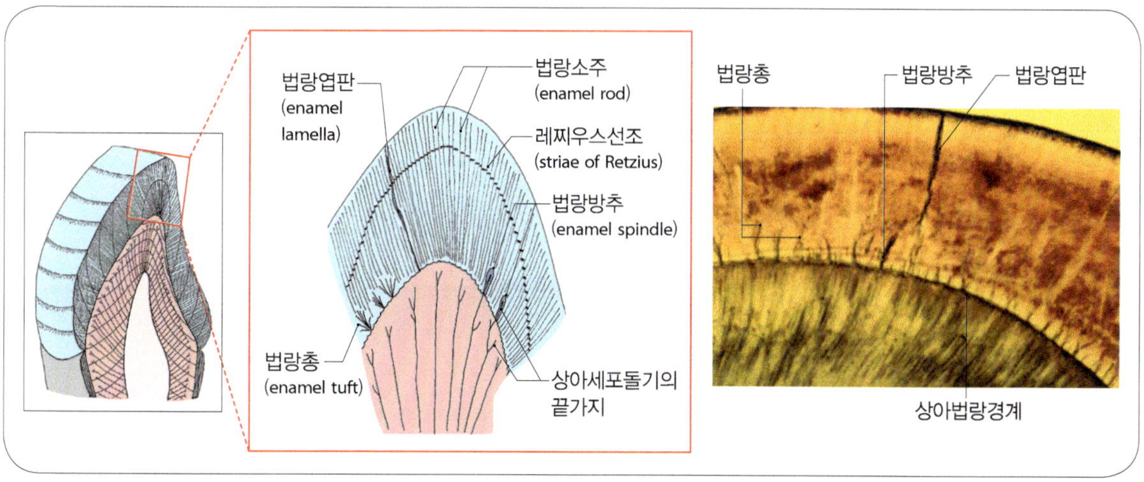

그림 12-4 **법랑총, 법랑엽판, 법랑방추**

4) 법랑엽판

법랑엽판(enamel lamella)은 법랑질 표면에서 상아법랑경계를 향하는 균열선 같은 모양의 구조를 말한다(그림 12-5). 법랑총과 마찬가지로 유기질이 풍부하고 석회화 정도가 낮아 법랑질의 발육이 불완전한 부분으로, 법랑질 내에 균열을 일으키는 원인이 되거나 우식의 진행경로가 되기도 한다.

5) 법랑방추

법랑방추(enamel spindle)는 법랑상아경계에서 법랑질 안으로 뻗은 돌기 모양의 구조를 말한다(그림 12-4). 교두(절단연) 바로 아래에서 많이 관찰된다. 법랑질 형성 초기에 법랑질 안까지 성장해버린 상아모세포돌기가 원인이 되어 형성된다. 현미경에서 법랑방추 중심의 세포돌기와 그 돌기가 상아질에서 연속되어 있음을 확인할 수 있다.

6) 상아법랑경계

상아법랑경계(dentinoenamel junction)는 법랑질과 상아질의 경계선이다. 상아질 표면에는 작은 함요가 연속되어 있기 때문에 절편표본에서 보면 물결 모양의 선으로 보인다(그림 12-3, 12-4, 그림 12-5). 함요는 교두(절단연) 바로 아래에서 깊고, 치경부에서 얕고 편평하다. 법랑질과 상아질 사이의 표면적을 증가시켜 결합력을 견고하게 하는 구조이다.

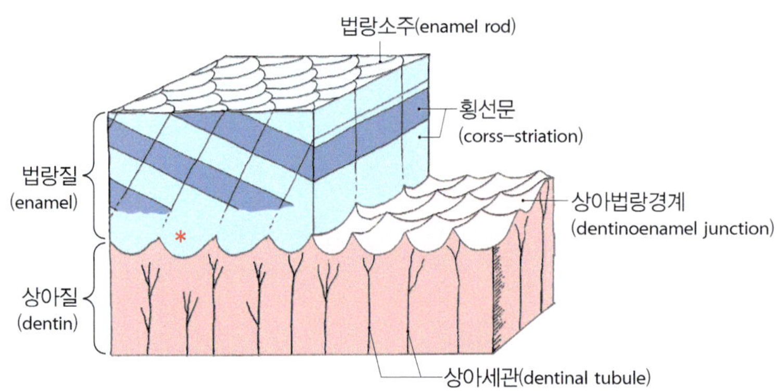

그림 12-5 상아법랑경계

오른쪽 절반 : 법랑질을 탈회 처리하여 제거했을 때의 상
법랑질 횡단면 : 은행잎 모양의 법랑소주 단면

7) 법랑소피

법랑소피(enamel cuticle)는 맹출 직후의 법랑질을 덮고 있던 유기성의 얇은 막을 말한다. 내산성으로 법랑모세포가 퇴축하여 변성한 것이며, 보호기 법랑모세포라고도 한다. 교합이나 저작에 의해 쉽게 벗겨진다.

8) 법랑질의 성장선

법랑질의 성장선에는 횡선문, 레찌우스선조, 주파선조, 신생선이 있다.

(1) 횡선문

횡선문(corss-striation)은 법랑소주의 장축에 대하여 수직으로 교차하는 가로선으로(그림 12-2 참조), 횡선문의 간격은 4μm이며 이것은 법랑모세포가 하루에 형성하는 법랑질의 양이다. 횡선문은 석회화 정도가 낮아 연마표본에서는 다른 부분에 비해 어두운 선으로 보이는데 밝은 횡선과 어두운 횡선이 교대로 줄무늬를 형성한다. 횡선문은 법랑질의 주기적인 생성에 따른 석회화 정도의 차이로 나타난다.

(2) 레찌우스선조

레찌우스선조(striae of Retzius)는 법랑질의 연마표본에서 평행으로 주행하는 다수의 갈색선으로 나타나며 석회화 정도가 낮아 어둡게 보인다. 사람의 영구치에서는 뚜렷하게 나타나지만 유치에서는 뚜렷하지 않다.

치아의 종단 연마표본에서는 상아법랑경계에서 시작하여 비스듬히 치아의 절단연 또는 교두 쪽을 향해 주행하면서 법랑질 표면에 도달한다(그림 12-4, 그림 12-6). 또한 치아의 횡단 연마표본에서는 나이테 같이 상아법랑경계과 평행한 동심원상으로 나타난다. 선의 굵기나 주기는 다양하지만 동일한 개체의 치아에서는 이들 무늬가 완전히 일치하기 때문에 개체 식별에 이용하기도 한다.

레찌우스선조는 법랑소주의 횡선문이 강조된 부분으로 횡선문을 따라 법랑소주를 횡단한다. 레찌우스선조는 7~10일 동안 만들어진 법랑질의 양을 나타낸 성장선이지만, 형성과정은 명확하게 밝혀지지 않았다.

(3) 주파선조

주파선조(perikymata)는 법랑질 표면에 나타나는 얕은 고랑으로(그림 12-6) 치관 주위를 수평으로 주행한다. 치아의 종단 연마표본에서 주파선조는 레찌우스선조에 연속되어 있는데, 레찌우스선조가 법랑질 표면에 나타난 선이라고 할 수 있으며 마치 모래사장으로 밀려오는 파도와 같이 보이기 때문에 이러한 명칭이 붙여졌다.

주파선조의 간격은 불규칙하지만 절단연이나 교두부 쪽에서는 넓고 치경부 쪽에서는 좁으며 또 마모에 의해 서서히 소실되지만 치경부에서는 비교적 잘 보존된다.

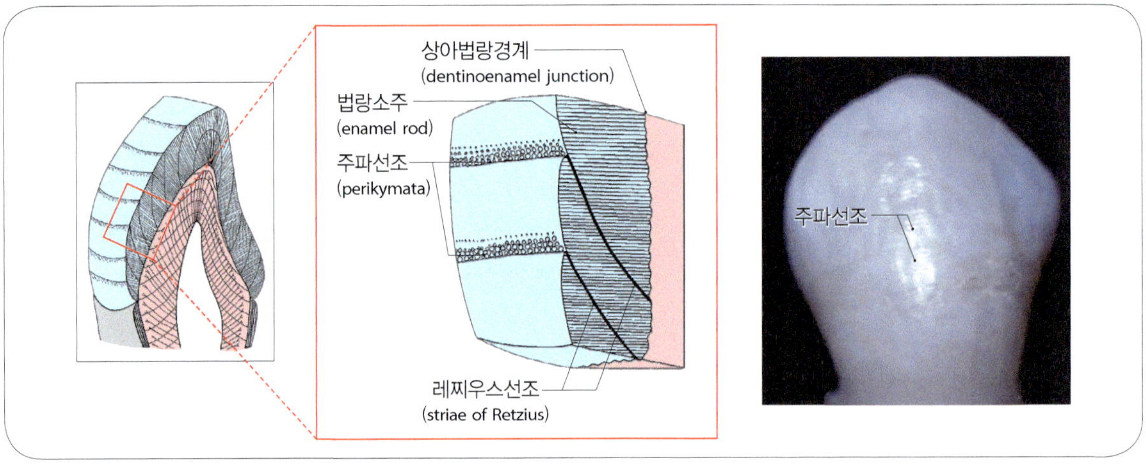

그림 12-6 레찌우스선조와 주파선조

(4) 신생선

신생선(neonatal line)은 출생 시 형성되는 법랑질 부위의 저석회화선으로, 모든 유치와 제1대구치에 한 줄로 나타난다. 레찌우스선조 중에서 한 줄만 짙은 색이나 깊은 선으로 나타나는 것을 신생선이라고 하며, 형성기전이나 주행은 레찌우스선조와 동일하다. 출생 시의 환경 변화, 난산, 난치병 등으로 인해 겪는 스트레스와 외상을 나타낸 것으로 판단된다.

신생선을 기준으로 상아법랑경계 쪽의 법랑질을 출생 전 법랑질, 표층 쪽의 법랑질을 출생 후 법랑질이라고 한다.

TIP

연령 증가에 따른 법랑질의 변화

법랑질은 표면의 손상이나 열화가 심한 부위로, 교모(attrition), 마모(abrasion), 쐐기모양 결손(wedge-shaped defect) 등이 있으면 손상이 상아질까지 도달하는 경우가 많다(그림 12-7). 또 법랑질은 경도가 높지만 잘 부서지고 균열이 쉽게 생긴다. 법랑엽판(enamel lamella)(그림 12-4)은 이러한 균열의 하나로 간주된다.

산에 닿으면 치질이 용출되기 때문에 산이나 산에 의한 침식(erosion), 우식균에 의한 우식(caries) 등으로 가장 먼저 상실되는 것이 법랑질이다. 법랑질은 수산화인회석 이외의 성분이 거의 없기 때문에 치질 용출이 일어나면 그 부위에는 아무것도 남지 않는다(완전히 소실).

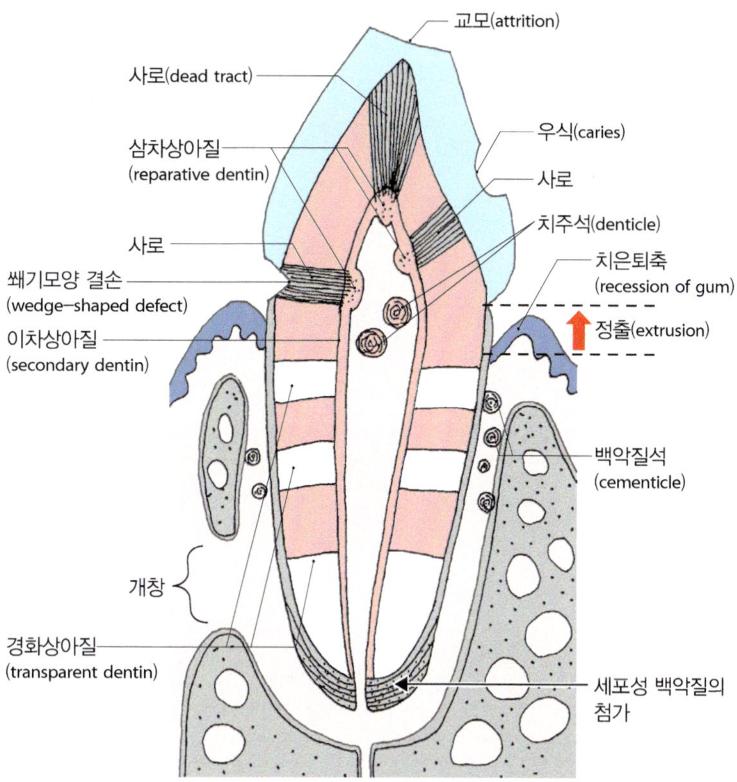

그림 12-7 연령 증가에 따른 치아의 변화

2 상아질

상아질(dentin)은 외배엽성 중간엽에서 유래하는 **치유두**에서 만들어지는 경조직으로, 치아의 경조직 중에서 가장 두꺼우며, 모든 척추동물 치아의 치관부와 치근부에 존재해서 치아의 주체를 이룬다. 또 치수(pulp)는 치아 내부에 존재하는 유일한 연조직으로 상아질 감각이 일어나는 장소이며 우식이나 교모 시의 염증 장소이기도 하다. 상아질을 형성하는 상아모세포의 세포체는 치수 표면에 존재하고 상아모세포의 세포돌기는 상아질의 상아세관 내에 존재한다. 또 상아질이 자극을 받으면 그 자극을 치수가 통각으로 수용한다. 이와 같이 상아질과 치수는 발생학적, 조직학적, 기능적으로 밀접한 관계이기 때문에 상아질과 치수는 각각 독립된 조직이라기보다는 **상아질-치수복합체**(dentin-pulp complex)라는 하나의 단위로 간주된다.

치수가 존재하는 한 상아질은 평생 형성된다. 치관의 상아질은 법랑질로 덮이고 치근의 상아질은 백악질로 덮인다. 파치세포(치아파괴세포)에 의해 흡수되며, 멈춘 후에도 조직형성이 가능하다.

상아질에 혈관은 진입하지 않지만 신경섬유는 일부 진입해 있다.

1. 상아질의 특징

1) 상아질의 조성과 경도

상아질은 무기질 70%, 유기질 18%, 수분 12%로 구성된다. 무기질은 수산화인회석(hydroxyapatite)과 그 밖에 탄산이나 불소 등 소량의 무기질로 이루어지며, 유기질은 콜라겐(collagen)이 가장 많고 그 외에도 지질이나 점액다당류로 이루어진다.

상아질은 법랑질보다 무기질의 비율이 낮아 경도는 법랑질보다 낮으나 탄력성이 있어 외부 충격이나 저작 시 충격을 감당할 수 있어 깨지기 쉬운 법랑질을 유연하게 지지해주는 역할을 한다. 상아질의 경도는 모스경도계로 5~6이다(표 12-1 참조).

2) 상아질의 색상

상아질은 불투명한 황백색으로 연령이 증가함에 따라 짙어진다. 법랑질은 투명하므로 상아질의 색상이 법랑질 치관에 투과되어 치아의 색이 유백색이나 담황색으로 보인다.

TIP

상아질의 특이적 단백질

상아질에는 콜라겐이 20%이나 함유되어 있으며 그 밖에도 특이적 단백질이 있어서 상아질 형성에 관여한다. 모두 상아모세포에서 분비된다.
비아교질 분자 중에서 가장 많고 비교적 안정적인 것이 DPP(dentin phosphoprotein)이며, 수산화인회석(HA)과 친화성이 있다. 이에 비해 DSP(dentin sialoprotein)은 불안정하며 그 기능은 잘 알려지지 않았다. 다만, DPP와 DSP는 원래 하나의 단백질(DSPP)로 형성된 후 단백질분해효소에 의해 DPP와 DSP로 분해된다(그림 12-8).

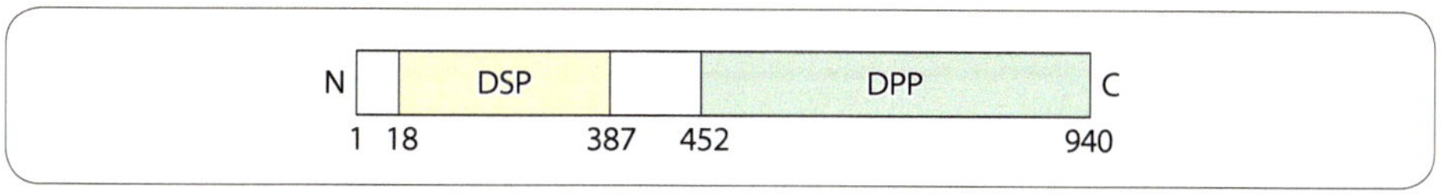

그림 12-8 DSPP 단백질의 구조
왼쪽이 N 말단, 오른쪽이 C 말단, 숫자는 아미노산잔기의 번호이다.
DSP와 DPP가 하나의 단백질로서 만들어진다.

2. 상아질의 분류

상아질이 형성되는 시기의 차이에 따라 **일차상아질**((primary dentin), **이차상아질**(secondary dentin), **삼차상아질**(tertiary dentin)로 구분할 수 있다. 일차상아질과 이차상아질은 정상적인 발생과정에서 생겨나는 생리적인 상아질이지만, 삼차상아질은 자극이 가해지는 부위에만 선택적으로 형성되므로 병리적인 상아질로 볼 수 있다(그림 12-9, 표 12-2).

표 12-2 이차상아질과 삼차상아질의 차이

	이차상아질	삼차상아질
출현부위	전면	결손부위
상아세관의 수	정상	적음
상아세관의 주행	정상	사행
상아세관의 분포	규칙적	불규칙
석회화	정상	낮음
상아모세포	관찰되지 않음	관찰됨

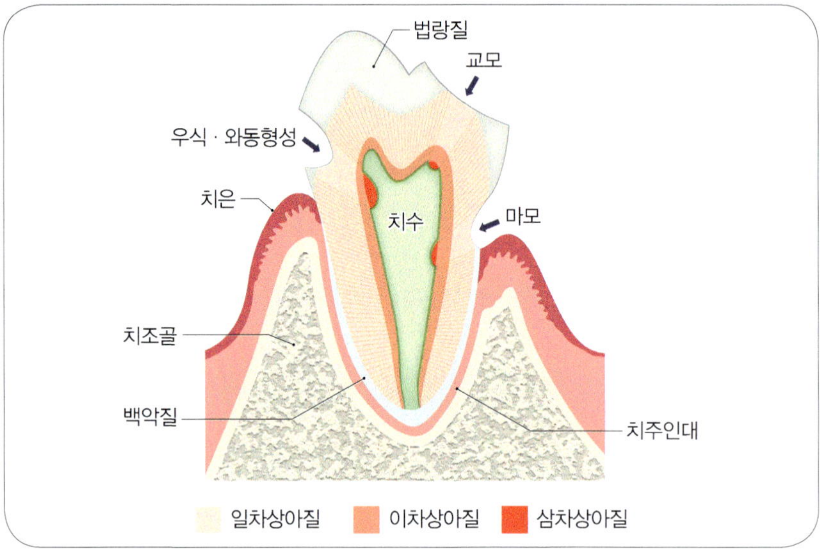

그림 12-9 상아질의 종류

1) 일차상아질

일차상아질(primary dentin)은 치아 형성 시 치근이 완성되기 전에 맨 처음 만들어지는 상아질로, 상아세관(dentinal tubule)의 주행이 뚜렷하다.

2) 이차상아질

이차상아질(secondary dentin)은 치근이 완성된 후 치수 쪽에 추가로 형성되는 상아질이다. 연령증가 현상의 하나로 거의 전 영역에서 진행되기 때문에 치수강이 서서히 좁아진다. 치수실의 지붕과 바닥, 치관 치수강과 치근관 이행부에서 두꺼운 경향이 있다. 치수 표층에 있는 상아모세포에 의해 형성되며 상아세관이 뚜렷하다. 다만, 일차상아질과의 경계 부근에서 상아세관의 주행이 불안정해져 세관이 불연속적으로 보이는 경우도 있으며 일차 상아질에 비해 상아세관 수가 감소한다.

상아질의 형성 속도는 완만하며 평생동안 형성된다.

3) 삼차상아질

삼차상아질(tertiary dentin)은 우식이나 교모 등의 물리적, 화학적 자극이 가해지는 부위에 국소적으로 형성되는 상아질로, **수복상아질**(reparative dentin) 또는 **반응상아질**(reactive dentin)이라고도 한다. 자극받은 기간과 강도에 따라 형성되는 양이 결정된다. 삼차상아질은 일차상아질이나 이차상아질의 치수 쪽으로 형성된다. 상아세관의 배열이 불규칙하고 수도 적으며 때로는 상아세관이 결여되거나 상아모세포가 있는 경우도 있다. 이차상아질과 비교하면 형성 속도가 빠르다.

3. 상아질의 조직 구조

1) 상아세관

상아세관(dentinal tubule)은 치수 쪽에서 상아법랑경계(dentinoenamel junction)까지 관통하여 뻗은 가느다란 관으로, 상아세관 내부에는 상아세관액이 존재하며 상아모세포돌기와 감각신경축삭이 들어 있다. 상아모세포돌기가 들어 있다. 초기의 상아모세포돌기는 세관 지름에 가까운 굵기이지만, 상아질 형성이 끝난 부위부터 서서히 가늘어져서 세관 내 공극이 넓어진다. 세포돌기에는 다수의 분지가 관찰되는데, 길게 뻗은 돌기를 주지, 주지에서 뻗은 짧은 분지를 측지, 끝까지 뻗은 돌기를 종지라고 한다(그림 12-9). 또한, 세관 내부에 상아모세포돌기가 섬유상으로 보이는 경우가 있는데, 이를 **톰스섬유**(Tomes' fiber)라고 한다.

상아세관의 굵기와 수는 연령과 상아질의 부위에 따라 다르다. 젊은 사람의 상아세관은 고령자의 상아세관보다 굵으며 연령증가에 따라 상아세관의 폭경은 감소하고 자극에 대한 치수와의 반응도 감소한다.

상아질은 상아세관의 주행으로 불투명하다. 치관의 중앙부와 치근에서는 직선으로 주행하지만 치경부에서는 S자상으로 구부러져 있다. 일차만곡은 S자형으로 치경부에서 쉽게 관찰 가능하고 이차만곡은 일차만곡 내의 작은 S자형 곡선이다.

치수에 가까울수록 표면적이 좁아지므로 밀도가 높아지며 상아질 내에는 치수강에서 상아질 표면을 향하여 많은 관이 존재한다.

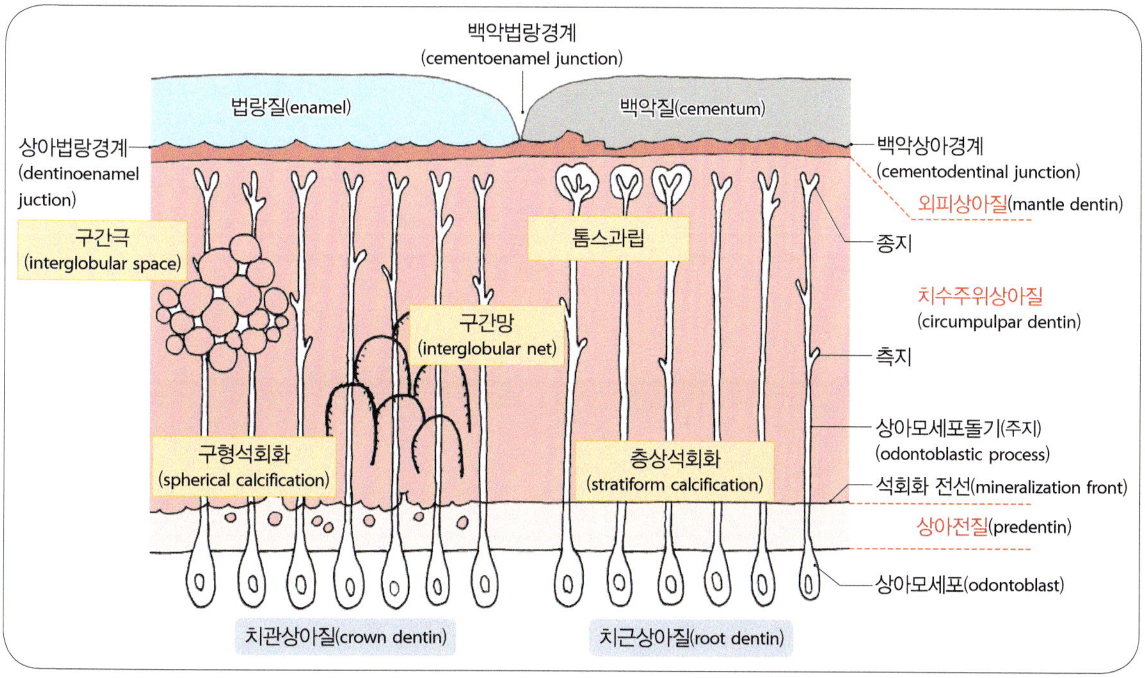

그림 12-10 **상아질의 다양한 구조물**

2) 관간상아질과 관주상아질

상아세관과 상아세관 사이를 채우는 상아질을 **관간상아질**(세관사이상아질, intertubular dentin)이라고 하고, 상아세관 안쪽에 형성되는 상아질을 **관주상아질**(세관주위상아질, peritubular dentin)이라고 한다(그림 12-11). 관주상아질은 콜라겐(collagen)을 거의 함유하지 않으며 고도로 석회화해 있기 때문에 탈회 표본에서는 완전히 소실된다. 또 치수에 가까운 부위(상아세관 기저부)에서는 관찰되지 않는다. 관주상아질은 연령 증가와 함께 증가하는 경향이 있으며 고령자의 치근상아질에서 관찰되는 경화상아질(투명상아질, transparent dentin)은 관주상아질의 형성이 과도하게 진행된 것이다.

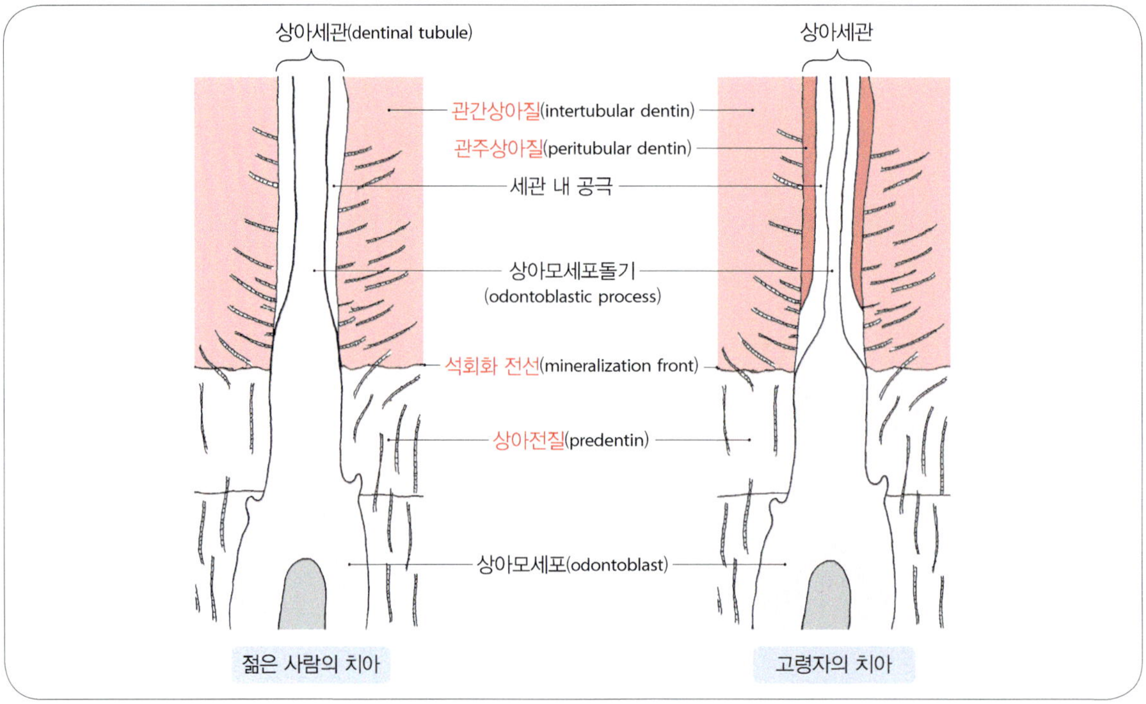

그림 12-11 관간상아질과 관주상아질

(빨간 글씨 : 상아질의 구조, 검은 글씨 : 상아모세포의 부위명칭)

TIP

탈회로 소실되는 치아의 구조

탈회(decalcification)란 치아나 뼈 등의 경조직을 산이나 킬레이트제를 함유한 용액에 담가 조직 중 함유된 무기질을 제거하는 조작을 말한다. 치아나 뼈는 대량의 무기질이 함유되어 있어 매우 단단하여 그대로는 현미경 관찰용으로 자를 수 없기 때문에 탈회 처리가 필요하다. 그러나 유기성분의 함유량이 매우 적을 경우 탈회 처리하면 아무것도 남지 않는다. 치아에서는 법랑질, 중간백악질, 관주상아질, 경화상아질이 탈회로 소실되는 구조이다.

3) 외피상아질과 치수주위상아질

표층부 약 100~150μm의 상아질을 **외피상아질**(mantle dentin)이라고 한다. 외피상아질은 상아질 형성 초기에 만들어지는 부분으로, 치관부에서는 법랑질과 접하고 치근부에서는 백악질과 접한다. 이 외피상아질보다 심층에서 상아질의 대부분을 차지하는 부분을 **치수주위상아질**(circumpulpal dentin)이라고 한다.

4) 구간상아질

구형석회화가 일어나는 부위의 상아질(주로 치관상아질)을 도은염색 표본으로 관찰하면 동심원상 층으로 이루어진 구체 단면인 석회화 결절(mineralized nodule)이 다수 관찰된다. 이 석회화 결절과 석회화 결절 사이를 채우는 부분이 **구간상아질**(interglobular dentin)이며, 석회화 결절과 비교하면 석회화 정도가 다소 낮다(그림 12-12). 외피상아질 아래의 일부 치수주위상아질에서도 발견되는데 상아세관 형성에는 이상이 없는 정상 구조로 인식되나 비타민D 부족 혹은 불소 함량이 높을 때 발생된다..

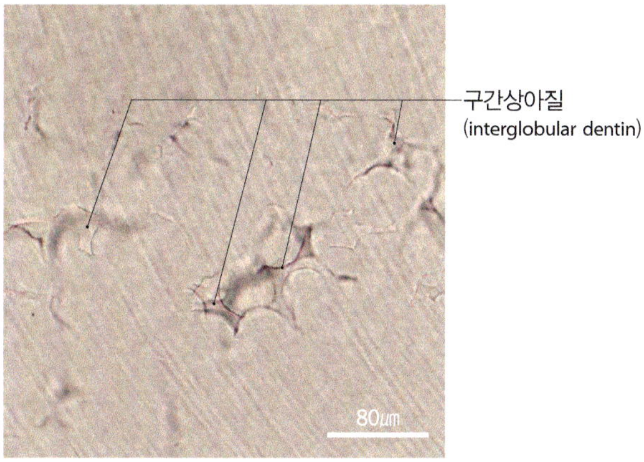

그림 12-12 **구간상아질**

5) 톰스과립층

톰스과립층(Tomes' granular layer)은 연마표본에서 관찰되는 과립상의 구조물 층으로, 거무스름하게 보이기도 한다. 치경부에서 1/3 부근의 백악상아경계 부근에 소형의 석회화구(과립)가 층판형으로 연속되어 나타난다. 상아세관 종말 주위의 저석회화 부위로 판단된다(그림 12-13).

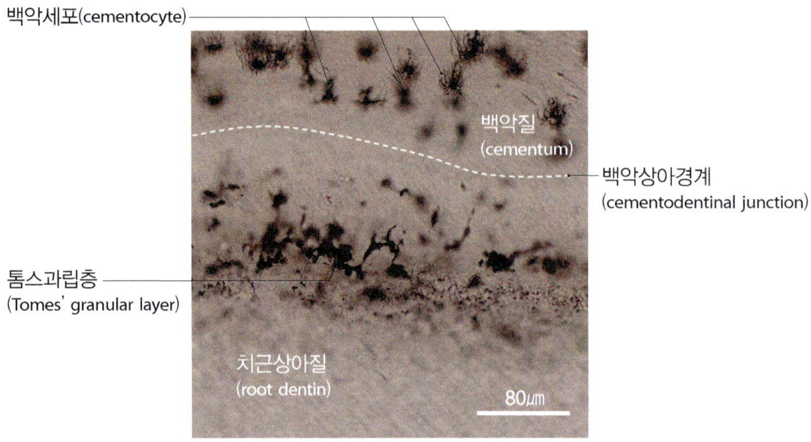

그림 12-13 톰스과립층

6) 경화상아질

경화상아질(transparent dentin)은 외부 자극이 장기간에 걸쳐 가해져 상아세관 내부가 폐쇄된 상태에서 형성되는 상아질로, 관주상아질이 과도하게 형성된 결과이다. 세관이 채워져 있기 때문에 안팎의 굴절률이 일정하고 난반사도 적어서 세관 구조가 보이지 않게 되기 때문에 상아질이 유리처럼 투명해보여 **투명상아질**이라고도 한다(그림 12-14). 또 내부가 채워져 있는 만큼 경도도 높다. 경화상아질은 노화 현상의 하나이며 고령자의 치근부에서 많이 관찰된다. 또한 성인 남성의 만성우식에서 나타나기도 하는데 우식이 정지하여 경화되었을 경우에 나타난다.

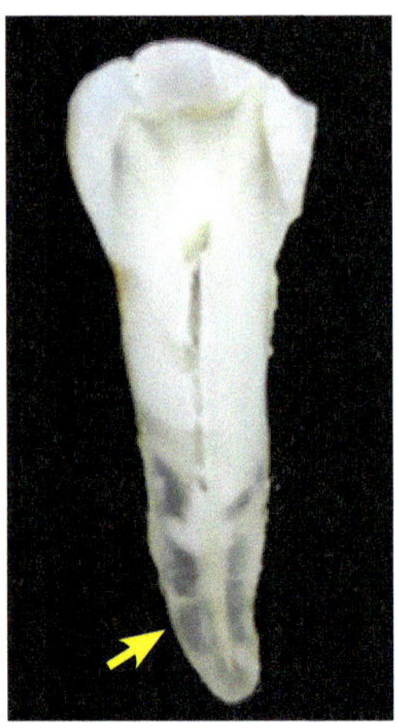

그림 12-14 경화상아질

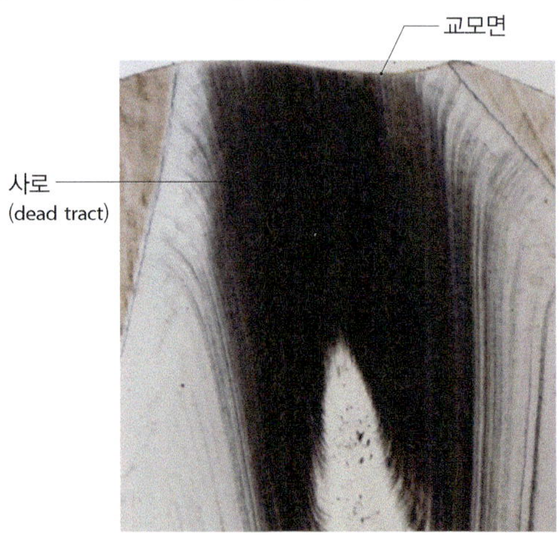

그림 12-15 사로

7) 사로

우식이나 교모가 있는 치아의 연마표본에서는 우식 바로 아래의 상아세관에 **사로**(죽은띠, dead tract)라고 하는 어두운 상이 관찰되는 경우가 많은데, 이는 빛이 난반사되어 형성된 것으로 보고 있다(그림 12-15). 상아세관 내부에서 단백질이 변성했거나 공기가 들어갔기 때문에 나타나는 현상으로 **불투명 상아질**이라고도 한다.

8) 구간극과 구간망

치관부에서 관찰되는 구조로, 헤마톡실린-에오신염색에서 석회화 결절의 간극(구간상아질)이 두드러지는 것이 **구간극**(interglobular space)이고, 석회화 정도가 높은 부위에서 그물 모양으로 나타나는 것이 **구간망**(interglobular net)이다(그림 12-16).

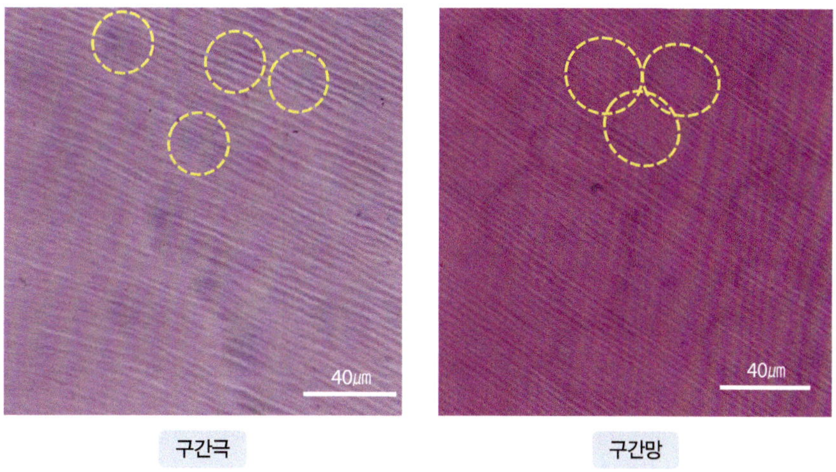

그림 12-16 구간극과 구간망

9) 상아질의 성장선

상아질의 성장선(incremental line of dentin)이란 기질 형성의 주기를 나타내는 선으로, 석회화의 주기선과는 다르다. 기질은 상아모세포에서 분비되기 때문에 상아질의 성장선은 상아모세포의 배열과 평행하게 나타난다. 즉, 치수의 외형이나 상아법랑경계(dentinoenamel junction)와 평행한 선이 되기 때문에 절치와 구치 등 각각의 형태를 반영하는 무늬가 된다(그림 12-17).

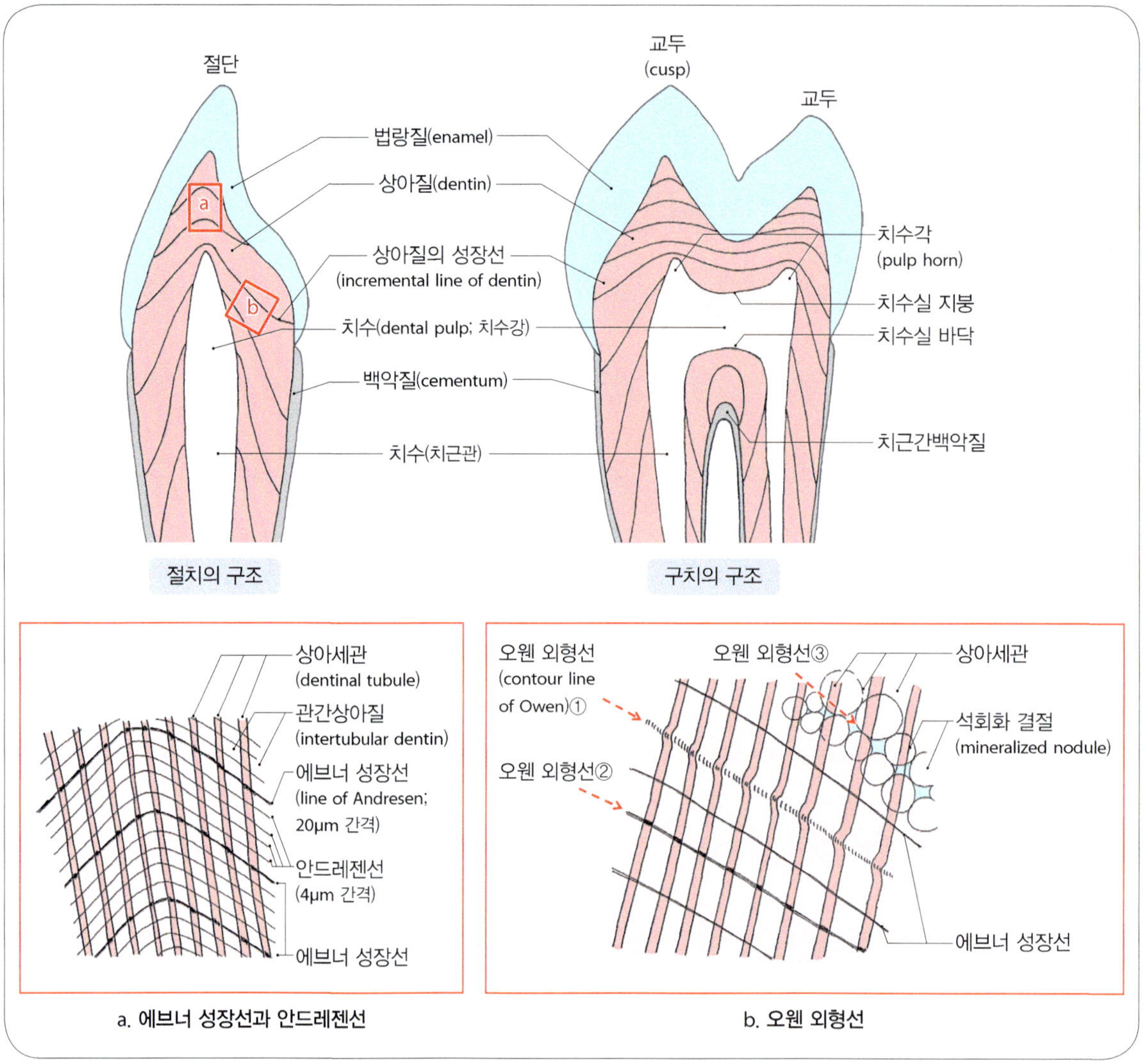

그림 12-17 상아질의 성장선

(1) 에브너 성장선(incremental line of von Ebner)

약 20μm 간격으로 나타나는 성장선으로 치관부의 교두 바로 아래에서 비교적 쉽게 관찰할 수 있다. 이를 고배율로 관찰하면 선과 선 사이에 4μm 간격으로 4~5개의 안드레젠선이 있음을 확인할 수 있다(그림 12-17). 에브너 성장선은 5일 동안 형성된 상아질의 두께를 나타낸다.

(2) 안드레젠선(line of Andresen)

상아질 기질의 하루 형성량에 상당하는 성장선으로, 상아세관과 수직을 이루어 약 4μm 간격으로 나타난다(그림 12-17). 치아의 외형에 평행하게 나타나는 성장선이다. 안드레젠선은 하루동안 만들어지는 상아질의 두께를 나타낸다.

(3) 오웬 외형선(contour line of Owen)

오웬 외형선에 대해서는 여러 가지 해석이 있다. 옆으로 배열된 상아세관이 있는 부분에서 일제히 뒤틀려(이차 만곡) 생기는 선(그림 12-17 ①), 석회화 부전 등에 의해 강조된 에브너 성장선(그림 12-17 ②), 구간극이 연결되어 형성되는 선(그림 12-17 ③) 등의 가설이 있다. 오웬 외형선은 불규칙한 성장선(형성장애로 인한 선)이며, ②와 ③은 저석회화의 산물로 간주된다.

(4) 신생선(neonatal line)

출산 시 대사활성의 변화 등으로 인해 성장선이 강조되기도 하는데, 이를 상아질의 **신생선**(neonatal line)이라고 한다. 법랑질의 신생선과 마찬가지로 일시적인 것이다.

4. 상아질의 신경지배와 지각전달

우식이 상아질로 파급되면 예민한 통증이 생긴다. 상아질의 지각은 통각, 압각, 냉온각을 모두 **통증**으로 느끼는 것이 특징이다. 그리고 그 대부분이 상아모세포 근방에 있는 **상아모세포하신경총**(Raschkow's plexus)을 경유한다(그림 12-19). 상아모세포하신경총은 치수신경의 일부로, 그곳에서 뻗은 무수신경섬유가 상아모세포 사이를 통과한 후 상아세관 안으로 진입하여 200μm 정도 들어가 상아질의 지각을 담당한다.

상아질 형성 중에는 상아세관의 내강 대부분을 상아모세포돌기가 차지한다. 하지만 완성 치아에서는 상아모세포돌기의 지름이 상당히 작아져 틈새가 생기기 때문에 신경섬유가 들어올 여지가 충분히 생긴다. 상아세관으로 들어오는 신경섬유의 수는 정해져 있지 않으며, 0개인 경우도 있고 여러 개인 경우도 있다(그림 12-18).

상아질의 지각과민에 대한 가설은 크게 유체역학설, 상아세관 내 신경분포설, 지각수용 복합체설 등이 있는데, 현재는 유체역학설이 가장 널리 인정되고 있다. 유체역학설이란 상아세관에 가해진 자극이 상아세관액을 이동시킴으로써 치수 근처의 깊은 상아질이나 치수 내 감각신경의 기계적 수용기를 자극하여 통증을 야기한다는 이론이다.

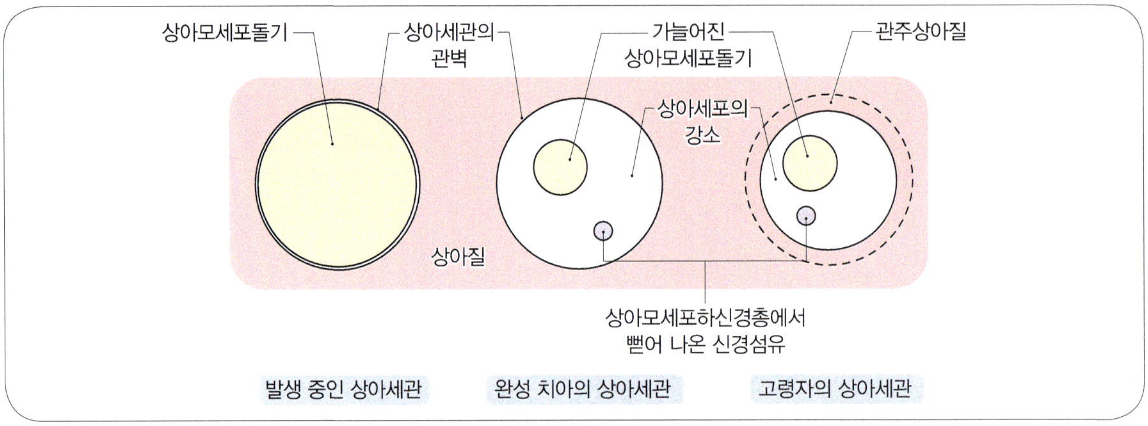

그림 12-18 상아세관의 단면

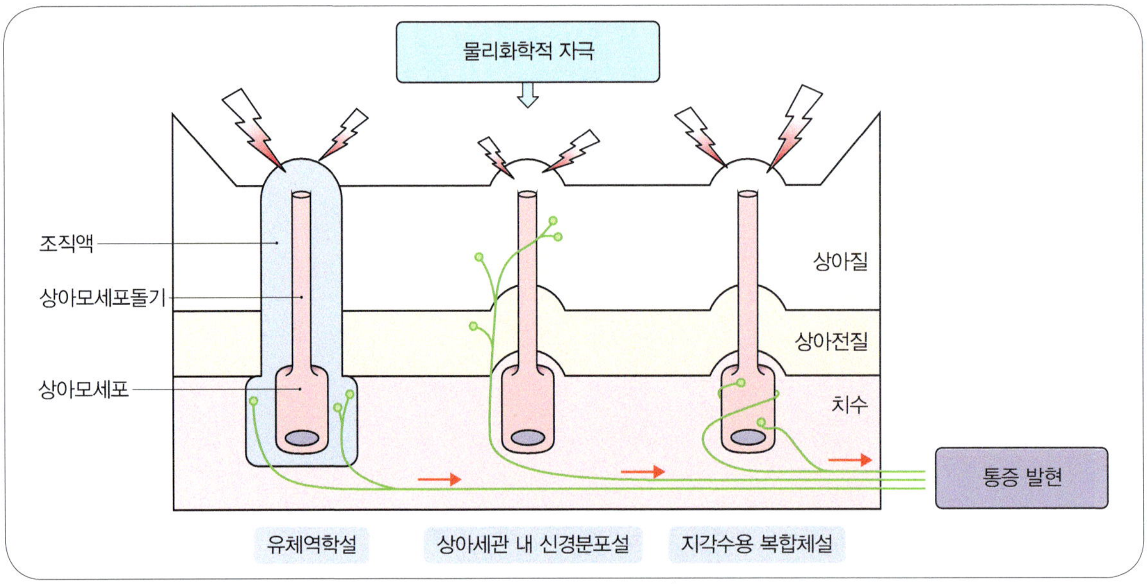

그림 12-19 상아질의 지각과민가설

TIP

연령 증가에 따른 상아질의 변화

법랑질과 달리 치아맹출 후에도 경조직의 첨가는 평생 계속되어 관간상아질의 석회화 항진 등에 의한 경조직의 경화성 변화로 투과성이 저하되고, 상아세관의 협소화 또는 폐쇄가 발생한다. 또 이차상아질과 삼차상아질의 첨가로 치수강이 좁아진다.

3 치수

치수(dental pulp)는 외배엽성 중간엽조직인 **치유두**(dental papilla)에서 유래하며 치아 내부의 치수강을 채우고 있다. 성긴결합조직으로 분류되며 치아를 구성하는 유일한 연조직이다. 다른 결합조직과 마찬가지로 세포, 세포간질, 혈관, 신경, 림프관이 풍부하게 분포해 있다.

치수는 상아질 지각이 일어나는 장소이며 우식이나 교모 시의 염증 장소이기도 하다. 이러한 점에서 상아질과 치수는 분리할 수 없는 관계이며 상아질-치수복합체(dentin-pulp complex)로서 하나의 기능적 단위로 간주한다.

1. 치수의 특징

주위가 상아질로 덮여 있는 치수는 치근단공을 통해 치주막과 연결된다. 치관에 있는 치수강 부분을 **치수실**(pulp chamber), 치근에 있는 치수강 부분을 **치근관**(root canal)이라고 하며, 치수실 천장부분을 **수실개**, 바닥부분을 **수상저**, 교두 바로 아래의 돌출부를 **치수각**(pulp horn)이라고 한다. 치수강의 외형은 상아질의 외형과 일치하게 된다. 치수는 연조직이므로 방사선사진에서 검게 보인다.

2. 치수의 기능

① 상아질의 형성 및 유지에 관여한다.

② 상아질 내부로 연장된 상아모세포돌기를 통해 상아질에 영양과 수분을 공급한다.

③ 감각신경섬유에 의해 통증을 전달한다. 상아질에 존재하는 감각수용기는 모든 자극을 통증으로서 받아들이며 열, 압력, 촉각 자극을 구별하지 못한다.

④ 건강한 치수는 외부 자극이 치수에 축적되지 않도록 치아 외부로 배출하는 보호기전을 갖추고 있다. 이는 혈류가 원활할 때에만 가능하며, 자극이 제대로 배출되지 않으면 치수괴사가 진행되기도 한다.

⑤ 조직 내에 혈관계와 백혈구가 포함되어 있어 염증반응과 면역반응이 일어날 수 있도록 한다.

⑥ 상아모세포에 의해 이차상아질과 삼차상아질을 형성하여 치수를 보호하는 기능을 한다.

3. 치수의 세포성분

치수를 구성하는 세포는 대부분 섬유모세포이다. 그 다음으로는 상아모세포가 많은데 세포체(세포의 핵이 있는 부분)만 치수 내에 존재한다. 그 밖에도 일반 결합조직과 마찬가지로 수상세포, 대식세포, 림프구 등의 면역계 세포와 미분화 간엽세포 등이 관찰된다. 적혈구도 보이기는 하나 백악모세포는 보이지 않는다. 손상에 의해 섬유세포나 상아모세포 수가 감소하면 미분화 간엽세포는 상아모세포, 섬유모세포로 분화할 수 있다.

1) 섬유모세포

섬유모세포(fibroblast)는 치수의 세포성분 중에서도 가장 많은 세포이며, **골수세포**라고도 불린다. 교원섬유의 합성과 분해를 담당하며 또한 섬유단백질을 형성한다.

2) 상아모세포

상아모세포(odontoblast)는 치수에만 존재하며 상아질을 형성하는 세포이다. 치수 표층에서 상아전질에 근접하여 배열해 있다. 길이가 긴 하나의 세포돌기(톰스섬유, 상아섬유)를 가지는데, 이 세포돌기는 상아세관 내에 있기 때문에 치수에는 세포체만 존재한다.

4. 치수의 표층 구조

형성이 완성된 치아의 치관부 치수에는 특징적인 세포분포가 관찰된다. 치수의 가장 상층에서부터 **상아모세포층**(odontoblast zone), **세포결핍층**(cell-free zone), **세포밀집층**(cell-rich zone), **치수심부**(pulpal core)의 4층으로 구성된다(그림 12-20).

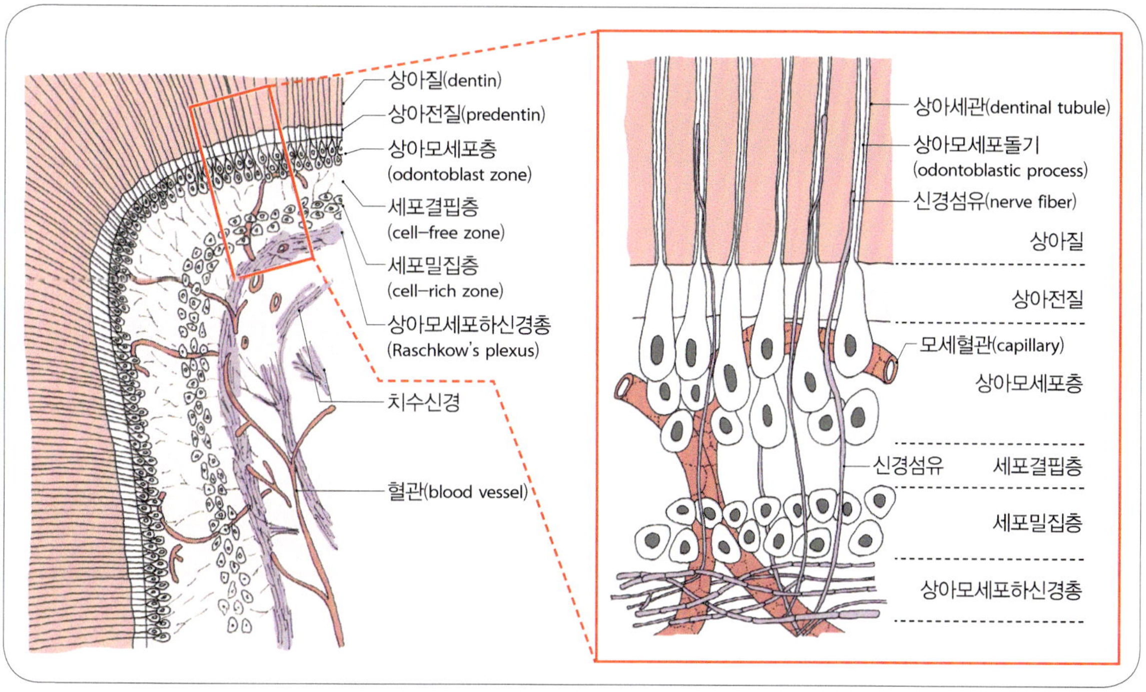

그림 12-20 치수의 구조

1) 상아모세포층

상아모세포층(odontoblast zone)은 치수 표층에서 상아전질에 근접하여 상아모세포가 조밀하게 배열되어 형성된 층으로, 각각의 상아모세포는 세포돌기를 상아세관 안으로 길게 뻗는다.

2) 세포결핍층

세포결핍층(cell−free zone)은 상아모세포층 바로 아래에서 관찰되는 폭 약 40μm의 층으로 세포성분이 적다. 이 부위에서 모세혈관이 그물을 형성하여 상아모세포에 영양을 제공한다. 신경섬유가 밀집되어 있다.

3) 세포밀집층

세포밀집층(cell−rich zone)은 세포결핍층 아래에 존재하며 섬유모세포 등이 많고 혈관이나 신경총이 발달해 있다. 세포결핍층이나 상아모세포로 가는 혈관이나 신경은 이곳에서 분지를 뻗는다.

세포밀집층을 따라 **상아모세포하신경총**(Raschkow's plexus)이라는 망상 구조의 신경이 형성되어 있다. 상아질 지각에 관여하는 신경총으로, 자유신경종말을 길게 뻗어서 상아모세포 간극을 빠져나와 상아세관까지 들어간다.

4) 치수중심

치수강의 중심부에 위치하는 **치수중심**(pulpal core)에는 세포가 많고 혈관이 풍부하게 분포한다. 위치의 차이를 제외하고는 세포밀집층과 매우 유사하다.

5. 치수의 혈관과 신경

혈관이나 신경은 주로 **치근단공**을 통해 치수 안으로 들어오는데, 일부 부치근관(accessory canal)이나 골수강(medullary cavity)에서 들어오는 경우도 있다.

1) 치수의 혈관

치수로 들어온 혈관은 분지를 반복하여 치관부 치수로 향하며, 상아모세포층 아래에서 모세혈관그물을 형성한다. 치수의 혈관은 일반적인 성긴결합조직 내에서 관찰되는 것과 비교하면 혈관벽이 얇은 특징이 있다.

2) 치수의 신경

신경은 혈관과 함께 치수로 진입하며 일반 결합조직에 비해 풍부하게 존재한다(그림 12-21). 섬유신경에는 유수신경(myelinated nerve)과 무수신경(unmyelinated nerve)이 있는데, 치수의 신경섬유 대부분은 **유수신경섬유**이며 통각 전달에 작용한다. 유수신경섬유는 치수 심부에서 치수 가장자리를 향해 주행하며 세포밀집층 부근에서 상아모세포하신경총을 형성하고, 가는 신경섬유의 대부분은 세포결핍층을 지나 상아모세포층에 도달한다. 신경섬유는 상아모세포층에서 끝나는 것이 많지만, 일부는 상아모세포층을 지나 상아전질에 분포하거나 상아세관 내에 진입하는 것도 있다. 자극을 수용하는 신경종말은 모두 **자유신경종말**(free nerve ending)이다. 한편, 무수신경섬유는 치수 안의 혈관 수축을 지배하고 혈압을 조절한다.

하악의 치수신경은 삼차신경 제3지(하악신경)의 가지로 하악관(하치조관), 치조부, 치근단부를 지나 치아로 들어오고, 상악의 치수신경은 삼차신경 제2지(상악신경)의 가지로 치조부, 치조골, 치근단부를 지나 치아로 들어온다.

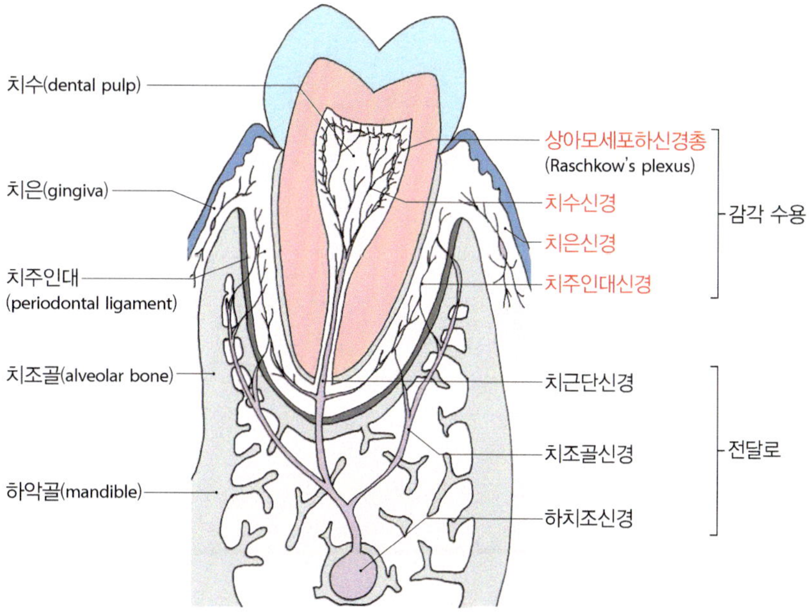

그림 12-21 **치아와 치주조직의 신경**

6. 치수석

치수석(pulp stone, denticle)이란 치수 내에서 발생하는 부정형의 석회화 덩어리로 완전한 상아질 구조를 갖춘 것도 있고 특별한 구조가 없는 경조직 덩어리인 것도 있다. 연령증가와 함께 발생률이 높아진다.

연조직으로 둘러싸여 치수 안으로 유리되어 있는 것을 유리성 치수석, 주위 벽(상아질)에 부착되어 있는 것을 부착성 치수석이라고 한다(그림 12-22).

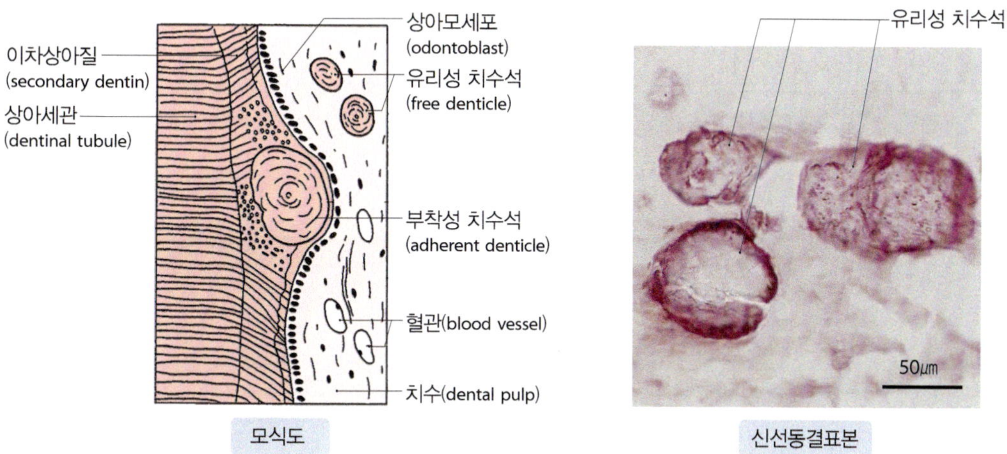

그림 12-22 **치수석**

TIP

- **연령 증가에 따른 치수의 변화**

세포성분이 감소하면 액상성분이나 섬유성분이 증가한다. 그 결과 치수의 구조에 변화가 생기는데, 이를 치수위축(pulp atrophy)이라고 한다. 치관의 치수위축에서는 표층(상아모세포층)으로부터 세포 간극이 증가해 빗이나 그물 모양처럼 변화하는데 이를 망상위축(reticular atrophy)이라 한다. 모세혈관도 소실되고 이차상아질 형성은 거의 정지되며 서서히 위축이 확대되어 간다. 치근의 치수위축에서는 단순히 공포가 생기는 경우가 많으며 섬유성분이 증가하는 경향이 있다. 이러한 치수위축을 변성위축(degenerative atrophy)이라고 한다. 또한 연령증가에 따라 치수강의 용적이 감소한다. 연령 증가에 따라 치수석의 발생률도 높아진다.

4 백악질

백악질(cementum)은 치근 상아질을 덮는 경조직으로, 상아질이나 뼈와 마찬가지로 교원섬유를 주체로 하는 유기질에 수산화인회석(hydroxyapatite) 결정이 침착한 것이다. 백악질은 법랑질, 상아질과 함께 치아의 경조직 중 하나이지만, 그와 동시에 치주인대, 치조골, 치은과 함께 치주조직(치아의 지지조직)으로도 분류된다. 발생학적으로 외배엽성 중간엽조직인 **치낭**에서 유래한다.

1) 백악질의 물리화학적 성질

(1) 백악질의 조성과 경도

백악질은 약 65%가 수산화인회석 결정으로 이루어진 무기질이 차지하고 그 밖에 23%의 유기질, 12%의 수분으로 이루어진다. 유기질의 대부분은 교원섬유이다. 백악질의 경도는 모스경도계로 4~5이며, 상아질보다는 덜 단단하지만, 뼈와 거의 비슷하다(표 12-1 참조).

(2) 백악질의 색상과 두께

백악질의 색상은 담황색으로 상아질보다 다소 밝다. 백악질의 두께는 치아의 종류, 부위, 연령, 염증 유무 등에 따라 다양한데, 치근단부나 다근치의 치근분지부에서는 가장 두꺼워 50~200μm

정도이고 치경부로 갈수록 얇아져 백악법랑경계에서는 10~50μm 정도이다. 또 연령 증가에 따라 두꺼워지는데 50세 이상인 사람의 백악질은 10대의 백악질보다 약 3배 두껍다.

2) 백악질의 기능

① 백악질은 상아질이나 치수와 마찬가지로 치아의 생애 전체에 걸쳐 형성된다.

② 백악질은 교원섬유가 부착하는 장소를 제공하여 치근이 치조골에 결합하게 함으로써 치아를 치조골에 단단히 고정시키는 역할을 한다.

③ 치근을 덮고 보호하며, 다양한 자극에 대한 방어기전으로 일생에 걸쳐 증가함으로써 치주조직의 수복 및 재생을 돕는다.

3) 백악질의 분류

백악질은 세포의 함유 여부에 따라 **무세포성**과 **세포성**의 2종류로 나뉜다(그림 12-23, 24, 표 12-3).

(1) 무세포성 백악질

무세포성 백악질(acellular cementum)은 치경부쪽 1/2~2/3의 표층에서 관찰되는 백악질로, **일차백악질**이라고도 한다. 세포성분을 함유하지 않고 대부분 **샤피섬유**로 구성되며 치아의 고정과 지지에 도움을 주는 백악질이다. 무세포성 백악질은 서서히 또 간헐적으로 형성되기 때문에 석회화 정도가 높고 정지선이 관찰된다.

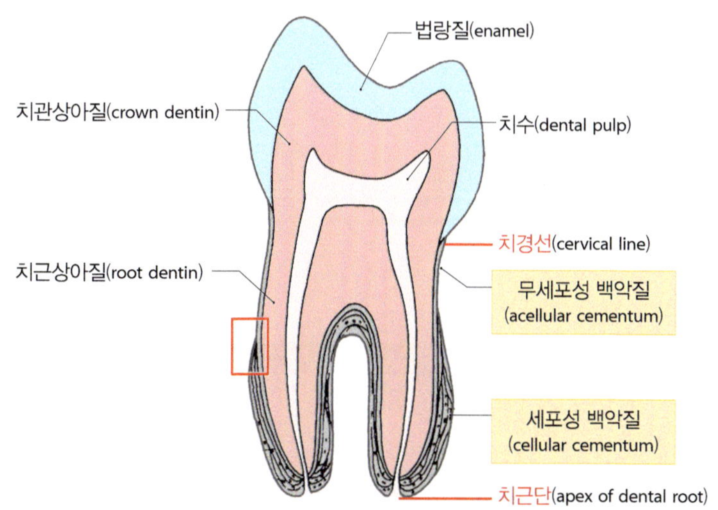

그림 12-23 **백악질**

(2) 세포성 백악질

세포성 백악질(cellular cementum)은 치근단 1/2~1/3의 표층을 덮는 백악질로, **이차백악질**이라고도 한다. 치아 맹출 후에 형성되며, 백악질에서 백악세포가 확인된다. 세포성 백악질은 주로 치근단 쪽 1/3 부위에서 무세포성 백악질 층을 덮듯이 형성되며 또 무세포성 백악질보다 빠른 속도로 형성된다(그림 12-23, 12-24).

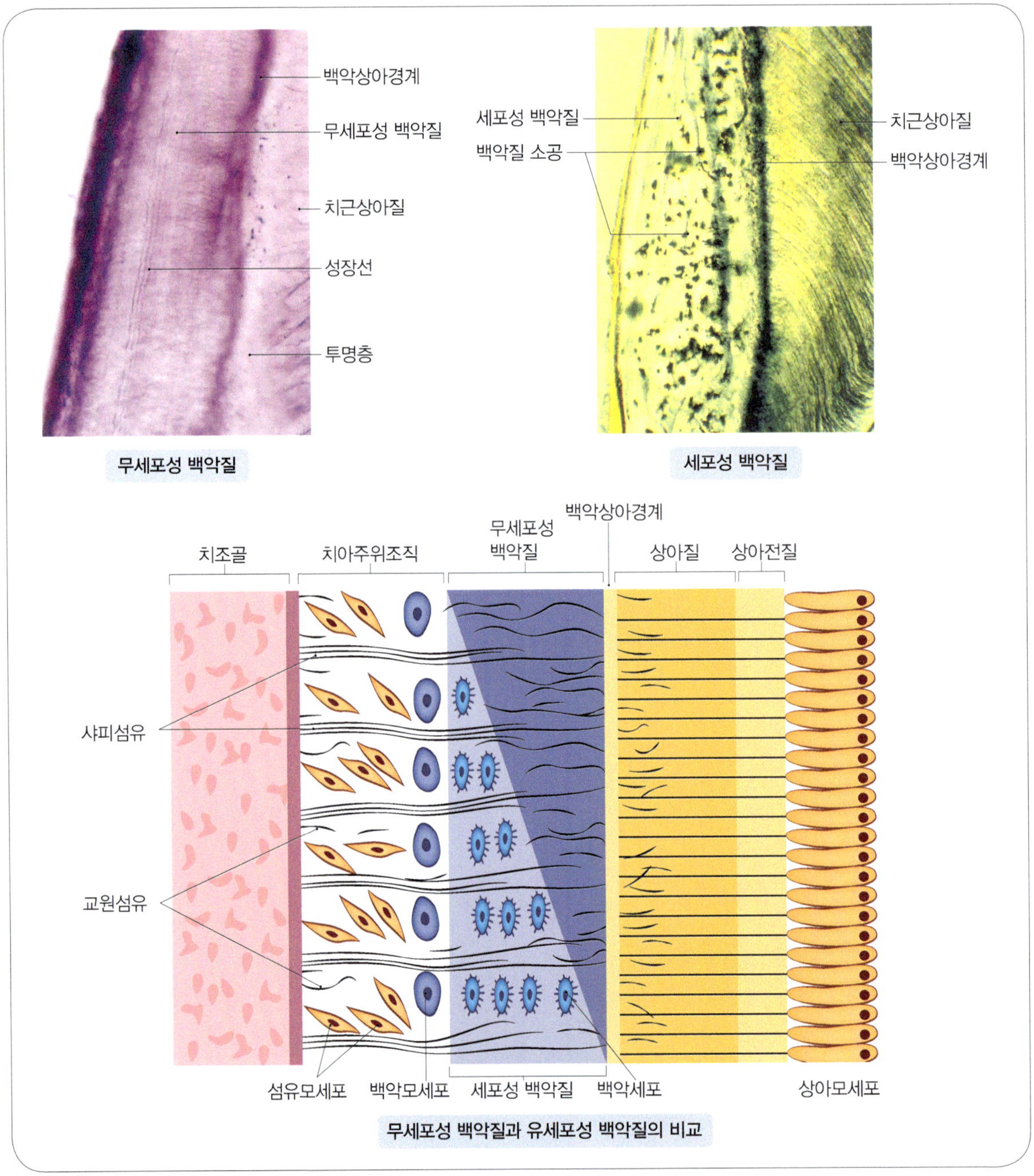

그림 12-24 무세포성 백악질과 세포성 백악질

표 12-3 **무세포성 백악질과 세포성 백악질의 비교**

무세포성 백악질(일차백악질)	세포성 백악질(이차백악질)
• 무섬유성, 분명한 구조가 존재 • 층판으로 배열된 발육선이 분명함 • 치근 장축에 평행 • 대부분 샤피섬유로 구성 • 주로 치경부 쪽 1/3 위치 • 교체율이 느림 • 치아 형성 전 생성 • 치아를 지지하는 역할	• 낭 내에 백악질세포가 존재 • 발육선이 덜 확실함 • 치근 장축에 평행 • 불규칙하게 배열된 교원섬유로 구성 • 주로 치근단 쪽 1/3, 치근 분지부에 위치 • 교체율이 더 빠름 • 치아 맹출 후 기능에 따라 생성 • 치근을 보호하는 역할

4) 백악질의 조직 구조

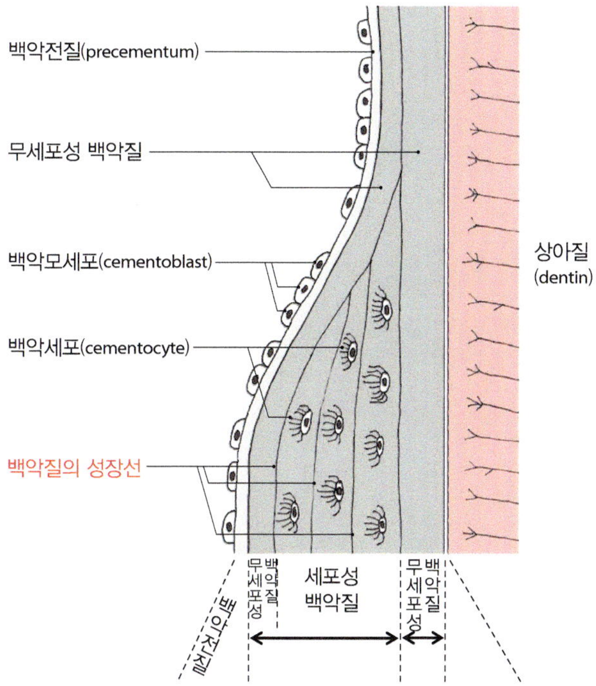

그림 12-25 **백악질의 조직구조**

(그림 12-23의 빨간색 박스를 확대한 모습)

(1) 백악상아경계

백악상아경계(cementodentinal junction)는 백악질과 상아질의 경계를 말한다. 상아법랑경계(dentinoenamel junction)처럼 물결 모양을 이루지 않고 비교적 매끄럽다. 백악질 가장 안층의 교원섬유는 상아질 기질의 교원섬유와 교대로 배열되어 있으며 중간백악질이 사이에 존재하는 경우도 있다(그림 12-24).

(2) 백악법랑경계(백악질과 법랑질의 연결)

백악법랑경계(cementodentinal junction)는 치근을 덮는 백악질과 치관을 덮는 법랑질이 치경부에서 인접하는 부분을 말하며, 세 종류의 접촉형태가 있다(그림 12-26). 많은 경우(약 60%)는 백악법랑경계에서는 백악질이 법랑질을 덮는다. 약 30%에서는 백악질과 법랑질이 서로 접촉해 있고, 나머지 10%에서는 백악질과 법랑질이 접촉하지 않고 치경부에서 상아질이 노출되어 있다. 이 경우에는 지각과민을 느끼게 되는데 기구 접촉이나 온도변화, 특정한 음식 등에 의해 나타날 수 있으며, 우식이 발생하기 쉽다. 따라서 노출된 상아질을 봉쇄하는 처치를 해야 한다. 다만, 법랑질의 가장자리는 불규칙하게 물결 모양을 이루기 때문에 부위에 따라 다른 접촉형태를 나타낼 수도 있다.

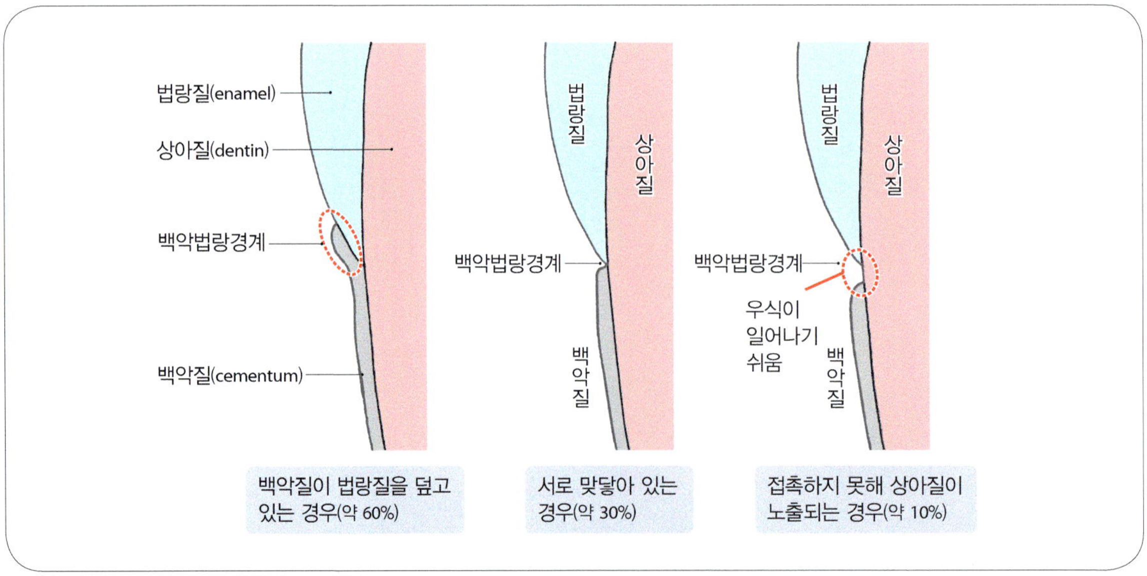

그림 12-26 백악법랑경계의 세 형태

(3) 백악질의 성장선(흡수와 수복)

백악질도 골조직과 같이 외상을 받으면 조직의 흡수가 일어나는데 파치세포(odontoclast)에 의해 백악질이 흡수되면 물결모양의 선이 나타나는데 이것을 반전선(reversal line)이라고 한다(그림 12-27). 또 흡수된 부분이 백악모세포에 의해 새로운 백악질이 침착됨으로써 재생되면 나이테 모양의 선이 나타나는데 이것을 정지선(arrest line)아라고 한다. 반전선과 정지선은 외상을 받은 백악질에서 현저하게 나타난다. 그러나 백악질의 수복은 지속적으로 일어나지는 않는다.

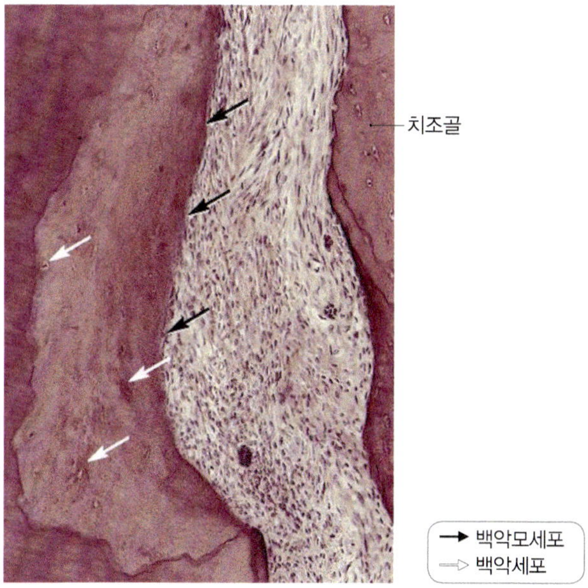

그림 12-27 **백악질의 반전선**(reversal line)

(4) 샤피섬유

샤피섬유(Sharpey's fiber)는 치주인대 주섬유(콜라겐으로 이루어짐)의 양 끝부분으로, 치조골 치밀부에 매립된 부분과 백악질 표면에 대해 90°로 매립된 부분을 말한다. 매립에는 골모세포와 백악모세포가 각각 관여하는데, 주섬유 자체는 치주인대의 섬유모세포에 의해 분비, 형성된 교원섬유이다.

샤피섬유는 무세포성 백악질에서는 굵은 다발을 형성하고 세포성 백악질에서는 가늘고 수도 적다.

TIP

- **연령 증가에 따른 백악질의 변화**

  노화와 함께 백악모세포가 감소하기 때문에 백악질의 형성량도 감소한다. 이로 인해 백악질 표면이 불규칙해지는 경우가 많다. 또 치주인대 안으로 유리되거나 반유리된 석회화 입자를 생성하기도 하는데, 이를 백악질석(cementicle)이라고 한다.

5 치주인대

치주인대(periodontal ligament)는 치근 표면을 덮는 치밀결합조직으로 주로 교원섬유로 구성되어 있으며, 뼈의 표면을 덮는 골막에 상당하는 구조이다. 골막은 뼈의 표면 보호와 근육 부착의 유지에 작용하지만, 치주인대는 백악질과 치조골을 고정하는 역할을 한다.

치근이 형성되는 시기에 외배엽성 중간엽조직인 **치낭**(dental sac)에서 치주인대가 형성되며, 치아가 맹출하여 교합이 시작되면 저작압, 교합압에 견딜 수 있도록 섬유다발이 발달한다.

1) 치주인대의 특징

치주인대의 두께는 치아의 종류, 부위, 연령에 따라 다르며 0.1~0.4mm로 차이가 있다. 전치의 치주인대는 구치의 치주인대에 비해 얇고, 같은 치아에서도 치경부와 치근단부에서 두껍고 치근 중앙부에서 가장 얇다. 그래서 충격흡수장치 및 자극에 대한 감각수용기의 역할을 한다. 따라서 치아주위조직의 합성과 흡수에 관여한다. 또 연령 증가와 함께 얇아지는 경향이 있는데 세포성분이 감소하고 상대적으로 섬유성분이 증가하기 때문이다. 일반적으로 교합력이 큰 치아의 치주인대는 두껍고, 기능하지 않는 치아나 매복치에서는 얇다. 치주인대에는 혈관이나 신경이 주행하여 백악질에 영양을 공급하며, 말라세즈 상피잔사(epithelial rest of Malassez) 등의 특징적인 조직구조도 존재한다(그림 12-28).

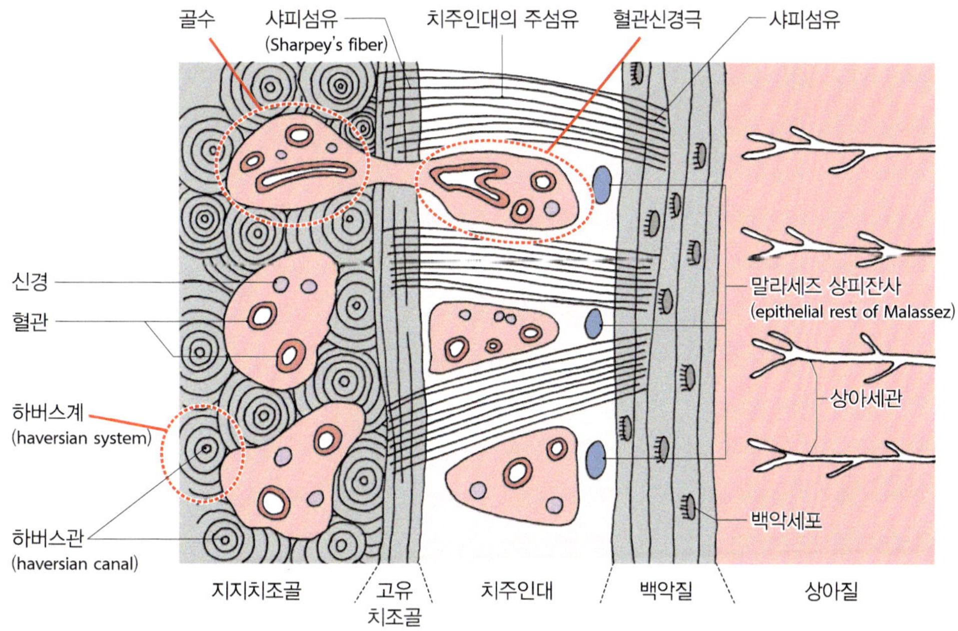

그림 12-28 **치주인대의 조직구조**

2) 치주인대의 기능

치주인대의 주체가 되는 것은 **치주인대섬유**(periodontal ligament fiber; 콜라겐으로 이루어짐)인데, 이 치주인대섬유는 한쪽 끝이 **백악질**, 다른 한쪽 끝이 **고유치조골**에 매립되어 치아의 탈락이나 뒤틀림을 방지하고 강한 교합압에 대한 내구성을 치아에 부여한다. 그 밖에도 백악질이나 치조골의 형성과 유지, 치아의 감각을 수용하는 기능을 한다.

① 백악질과 치조골 연결(치아 고정)

치주인대의 주섬유라고 불리는 섬유다발이 백악질과 치조골을 연결하여 치근을 치조골에 고정한다.

② 교합력 완충

치근과 치조골 사이에서 한쪽에서는 주섬유로 견인하고 한쪽에서는 조직 속에 함유된 혈관이나 세포외기질의 작용 등으로 치아에 가해지는 교합력을 완충시킨다.

③ 감각 수용

치주인대에는 촉각, 압각, 통각 등의 감각신경섬유가 풍부하게 존재하며 이를 통해 감각을 예민하게 수용한다.

④ 영양 공급

치주인대에 분포하는 혈관을 통해 치주인대의 세포나 조직뿐만 아니라 치조골, 백악질에 영양을 공급한다. 특히 백악질은 상아질 쪽에서 영양공급을 받지 않고 치주인대 쪽에서 영양공급을 받는다.

⑤ 항상성 유지

치주인대에는 섬유모세포 이외에 미분화간엽(mesenchyme)계 세포, 백악모세포와 골모세포 등이 존재하며 치주인대뿐만 아니라 치조골이나 백악질을 만들어내는 기능을 한다. 따라서 치주인대의 수복은 물론 주위조직(백악질이나 치조골)의 항상성을 유지시키는 기능이 있다.

3) 치주인대의 조직구조

치주인대는 결합조직으로 구성되어 있으며 주로 교원섬유로 구성되어 있다. 교원섬유는 지름 5㎛의 섬유다발을 이루면서 치주인대 내로 주행하여 치조골과 백악질 사이에 가로놓여 치아를 지지한다. 이러한 섬유다발을 주섬유(principal fiber)라고 한다. 이외에도 치주인대 내에는 세포, 기질, 혈관, 신경 등이 분포되어 있다.

4) 치주인대의 세포성분

치주인대에는 일반 결합조직에서 관찰되는 세포와 치주조직 특유의 세포가 있다. 치주인대의 주세포는 섬유모세포(fibroblast)이며, 백악모세포, 골모세포, 파골세포, 상피세포(말라세즈 상피잔사) 등이 있다. 그 밖에도 치주인대에 감염이 있는 경우에는 림프구, 대식세포 등의 면역계 세포, 미분화중간엽세포 등을 관찰할 수 있다.

(1) 섬유모세포

섬유모세포(fibroblast)는 치주인대에서 가장 많이 관찰되는 세포로, 다수의 세포돌기를 섬유다발 사이로 뻗으며 돌기는 간극결합(gap junction)으로 서로 결합되어 있는 경우가 많다. 섬유모세포는 교원섬유를 함유하는 세포외기질의 생성과 함께 이들을 소화, 분해, 흡수하는 기능을 하며, 치주인대의 개조(remodeling)를 담당한다.

(2) 백악모세포, 골모세포, 파골세포, 파치세포

백악모세포(cementoblast)는 치근이 형성될 때 백악질 표층에 점상으로 배열하는 세포로 백악질을 형성한다. **골모세포**(osteoblast)는 치조골 표면에 배열되어 뼈 형성을 담당하는 세포로, 골기질을 활발하게 형성할 때는 입방형이었다가 활동을 정지할 때는 편평해진다. **파골세포**(osteoclast), **파치세포**(odontoclast)도 치주인대에 존재하는데 치조골 표면에서 관찰되며 조직이나 뼈를 흡수하여 분쇄한다.

(3) 상피세포(말라세즈 상피잔사)

말라세즈 상피잔사는 치주인대의 백악질 쪽 1/3 부위에서 관찰되는 세포 집단으로 헤르트비히 상피근초(Hertwig's ephithelial root sheath)에서 유래한 것이다. 전체적으로는 치근을 둘러싸듯이 그물 모양으로 분포한다.

5) 치주인대의 섬유군

치주인대에는 교원섬유와 미성숙 탄력섬유인 옥시탈란섬유가 있다. 교원섬유는 치아를 치조에 고정하고 교합압을 분산시키는 역할을 하고, 옥시탈란섬유는 혈관 주위에 분포하면서 혈류 조절에 관여하는 역할을 한다.

치주인대의 **교원섬유**(collagen fiber)는 지름 5μm의 섬유다발을 이루면서 배열되어 있으며 **주섬유**(principal fiber)라고 불린다. 주섬유는 백악질과 치조골 사이에 가로놓여 교합력이나 외력에 대응한다. 또 주섬유의 양끝은 **샤피섬유**(Sharpey's fiber)로서 한쪽 끝이 치근 주위 백악질에, 다른 한쪽 끝이 치조골에 매립되어 치아를 치조와(dental socket)에 연결시킨다.

치주인대의 주섬유는 주행방향에 따라 다음과 같이 6개의 5군으로 나뉜다(그림 12-29). 이들 주섬유군들은 원칙대로 주행하는 것은 아니며 여러 종류의 섬유가 약간 빗나가고 서로 얽혀서 주행함으로써 섬유 간 지지력을 강화시킨다.

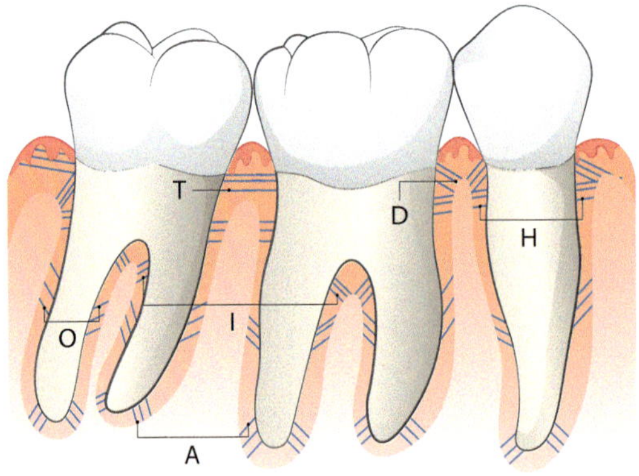

그림 12-29 **치주인대섬유**

① **횡중격섬유군**(transseptal fiber group) : 치아와 치아 사이에 치조골 상부를 가로로 주행하는 섬유군으로 치아 사이의 간격을 유지시키는 기능을 한다.

② **치조정섬유군**(치조능선섬유군, alveolar crest fiber group) : 치조골정과 접합상피 직하부 백악질을 연결하는 섬유군으로 치주인대섬유군 중 가장 적다. 측방압에 저항하여 치아를 치조와 내에 안정시키고 심부 치주인대를 보호하는 기능을 한다.

③ **수평섬유군**(horizontal fiber group) : 치아와 치조골 사이에서 치축과 수직으로 주행하는 섬유군으로 치관측 10~15% 정도에 부착하며, 치아를 근심, 원심, 설측, 얼굴쪽으로 기울이는 경사력과 회전력에 저항한다.

④ **사주섬유군**(oblique fiber group) : 치근 백악질 표면의 80~85%를 차지하는 가장 주된 섬유군으로 치조골과 백악질 사이에서 치근단 방향으로 비스듬히 주행한다. 정축방향의 교합압에 저항하여 대부분의 교합력을 흡수한다.

⑤ **치근단섬유군**(apical fiber group) : 근단부 백악질에서 치조골로 방사상으로 주행하는 섬유군으로 치아의 기울어짐과 탈락을 방지하고 치수에 공급되는 신경과 혈관을 보호하는 기능을 한다. 치근단이 완성된 후에 만들어진다. 고유치조골에 삽입되어 치아의 회전 및 탈락에 저항한다.

⑥ **치근간섬유군**(interradicular fiber group) : 다근치의 분지부에 존재하며 분지부 백악질에서 치조골쪽으로 방사상으로 주행한다. 치조능선군과 치근단군과 함께 작용하여 치아의 기울어짐과 회전력, 탈락에 저항한다.

5) 치주인대의 혈관과 신경

치주인대 안에는 섬유가 적은 부위가 있는데 이곳에 혈관과 신경이 주로 위치한다. 치주인대의 혈관과 신경의 주행 양식은 다음과 같다.

① 치조골 바닥에서 치수를 향하는 혈관 및 신경이 치근단공으로 들어가기 직전에 나뉘어 치아 표면을 따라 치주인대 안에서 치경 쪽을 향해 분포한다.

② 치조골의 하버스관, 볼크만관, 골수 등을 경유해서 치아에 근접하며 치조 벽면에서 치주인대로 들어가 분포한다.

③ 치은에서 치조정 부근으로 하강해서 치주인대로 들어가 널리 분포한다.

이들 혈관과 신경은 치주인대 안에서 서로 연결되어 복잡한 그물을 형성한다. 또 신경은 통각을 수용하는 자유신경종말을 형성하거나 압각이나 촉각의 감각수용기를 형성한다.

TIP

● 연령 증가에 따른 치주인대의 변화

치주인대는 주위 조직의 변화에 영향을 받을 뿐만 아니라 교합력의 정도나 치주염으로부터도 직접 영향을 받기 때문에 오직 연령증가로 인한 영향만을 판단하기는 어렵다. 일반적으로 연령 증가에 따라 치주인대세포의 증식능력이 저하되어 세포수가 감소한다. 치주인대 섬유다발도 기능적 배열이 불규칙해지고 혈관도 적어지는 한편, 치주인대조직의 유리화나 석회화와 함께 탄성섬유가 증가한다.
치주인대의 폭은 나이가 들면서 좁아지는데 치아의 기능상태나 염증으로 인한 기능저하에 기인한다. 치주인대 속에 잔존하는 말라세즈 상피잔사(Malassez' epithelial rests)는 치아형성 조직의 잔류물질로 치근단치주염(apical periodontitis) 등에 의해 증식되지만 연령이 증가함에 따라 세포수와 세포활성이 감소된다.

6 치조골

치조(alveolus/socket)란 치아를 담는 용기를 말하며, 치조를 형성하는 뼈를 **치조골**(alveolar bone)이라고 한다. 다만, 치조골은 상악골 또는 하악골의 일부분으로 치근을 포함하는 부분이다.

1) 치조골의 특징

성숙한 치조골은 60%의 무기질, 25%의 유기질, 15%의 수분으로 이루어진다. 무기질의 대부분은 수산화인회석으로 법랑질과 상아질보다는 낮고 백악질과 비슷한 정도의 비율로 존재한다. 치조골의 세포 성분에는 영양을 공급하고 대사물질을 교환하는 **골세포**, 골을 형성하는 **골모세포**, 골을 흡수하는 **파골세포**가 있다.

치조골은 치아를 형성하는 **치낭**에서 유래하기 때문에 치아가 기능하는 동안에는 치아를 지지하지만, 치아가 상실되면 치조골이 크게 퇴축하여 기저골만 남는 것으로 보아 치조골은 치아가 있어야 존재할 수 있는 뼈임을 알 수 있다.

2) 치조골의 기능

① 치조골은 치조와 내에 치아를 매식하고 지지하는 기반이 된다.
② 고유치조골은 치주인대를 통해 치아를 직접 지지하고, 그 고유치조골을 다시 지지치조골이 지지한다.
③ 치조골도 골조직과 같이 파골세포와 골모세포에 의해 뼈의 흡수와 첨가가 항상 균형을 이루며 일어나 수복과 재생기능을 한다.
④ 치조골은 백악질에 비해 쉽게 개조되어 교정적 치아이동이 가능하다.

3) 치조골의 분류

치조 내면을 구성하는 치밀골을 **고유치조골**(alveolar bone proper), 그 주위에 있는 치밀골과 해면골을 합쳐 **지지치조골**(supporting alveolar bone)이라고 하여 구별한다. 또 치근 끝(치근단부)보다 더 아래쪽(상악에서 상방)을 기저골이라고 한다(그림 12-30). 치조골의 치밀골은 일반적으로 상악골보다 하악골이 두껍고, 전치부의 구강전정에서 얇고 구치부에서 두꺼우며, 특히 하악 구치부의 협측에서 두껍다. 전치부는 구치부보다 해면골이 적다.

(1) 고유치조골

고유치조골(alveolar bone proper)은 치주인대에 직접 접하는 치조와의 내벽을 형성하는 부분으로 치밀골로 이루어져 있다(그림 12-30). 이 부분에서는 고도의 석회화가 이루어지기 때문에 방사선 투과성이 낮아 방사선 사진에서는 하얗고 명료한 선으로 식별할 수 있는데, 이를 **치조백선**(경질판, lamina dura)이라고 한다(그림 12-31). 치조백선은 치주조직의 건강을 판단할 때 매우 중요한 객관적 기준이 되는데, 치주질환이나 치근단 질환이 발생하면 치조백선의 연속성이 소실되므로 방사선 사진을 주의깊게 관찰해야 한다. 또한 치조골은 혈관, 신경, 림프관 등을 치아와 치주인대에 분포시킬 수 있도록 구멍이 형성되어 있는데 이것을 **사판**(체판, cribriform plate)이라고도 한다.

고유치조골은 속상골(다발뼈, bundle bone)과 층판골(층판뼈, lamellar bone)로 나뉘는데 치주인대섬유인 샤피섬유(sharpey's fibers)가 고유치조골에 다발을 이루며 삽입되는 부분을 **속상골**이라 하고 속상골을 바깥을 둘러싸면서 고유치조골의 외형을 형성하는 부분을 층판골이라고 한다.

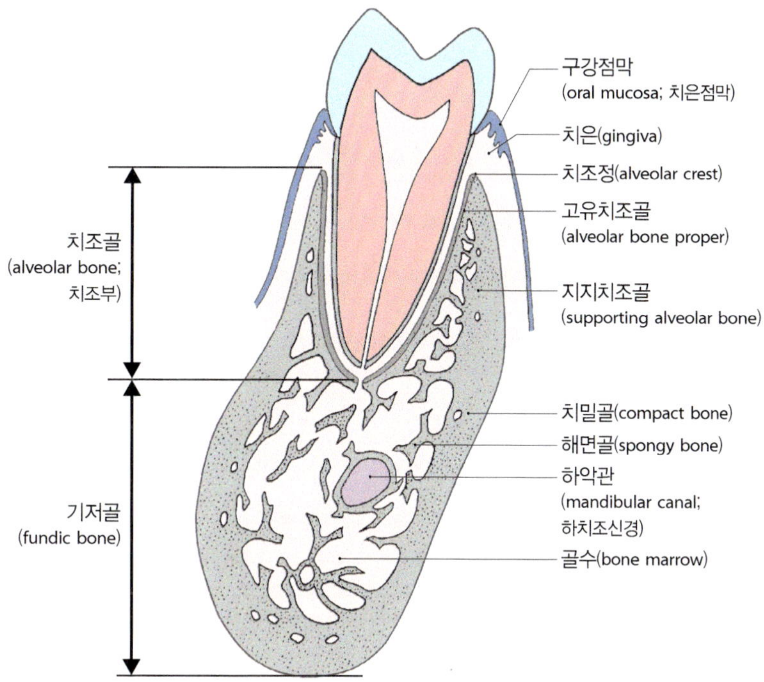

그림 12-30 치조골과 기저골

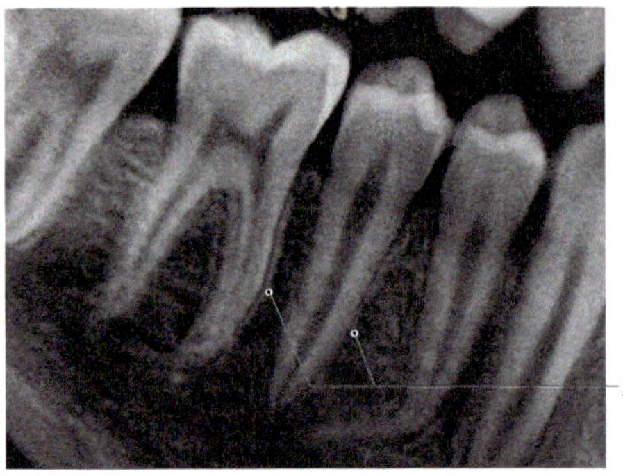

그림 12-31 치조백선

(2) 지지치조골

지지치조골(supporting alveolar bone)은 고유치조골 외측에서 고유치조골을 지지하는 치조골을 말한다(그림 12-30). 일반 골과 마찬가지로 피질골(cortical bone)과 해면골(cancellous bone)로 구성된다. 피질골은 협측과 설측에 분포하여 고유치조골과 연결되고, 해면골은 그 사이를 채우고 있다. 피질골은 주로 상악보다 하악, 설면보다 순면이 두껍고 해면골은 하악보다 상악에서 많이 관찰된다.

TIP

● 연령 증가에 따른 치조골의 변화

치아의 교모에 의해 인접면의 접촉영역(contact area)에 평탄화가 일어나 치아는 더욱 근심으로 이동한다. 이와 동반해서 치조골은 첨가와 흡수를 반복한다. 이러한 치조골의 재형성 현상의 정도는 15세경부터 서서히 저하된다. 이것은 연령 증가와 함께 골형성에 관여하는 미성숙 세포가 감소하기 때문이다.
치조골은 치주인대를 통해 교합력의 영향을 받기 때문에 영구치를 발치하면 치조돌기를 포함한 주변 조직의 위축 및 소실을 야기한다.

Review Test

01. 법랑질에 관한 설명으로 옳은 것은?

① 법랑질에는 혈관과 신경이 존재한다.
② 법랑질은 연노란색이나 회백색 등 다양한 색상을 띤다.
③ 법랑질의 경도는 모스경도계로 5~6으로 수정과 비슷한 경도이다.
④ 법랑질은 치관 상아질 표면을 덮는 경조직으로 유기질을 3% 함유한다.
⑤ 법랑질은 인체에서 가장 강한 조직이며 상피성 요소인 법랑기가 기원이다.

02. 치아발생 중 상피의 증식부분인 법랑기의 역할은?

① 상아질 형성 ② 백악질 형성
③ 치조골 형성 ④ 치관의 형태 결정
⑤ 치근의 형태 결정

03. 다음 중 법랑질의 성장선을 모두 고르면?

가. 횡선문 나. 레찌우스선조 다. 에브너선 라. 오웬 외형선

① 가, 나 ② 다, 라 ③ 가, 나, 다 ④ 나, 다, 라 ⑤ 가, 나, 다, 라

04. 상아법랑경계에서 짧게 분지되어 있는 돌기로 석회화 정도가 낮고 유기질이 풍부한 구조물은?

① 법랑총 ② 법랑엽판 ③ 법랑방추 ④ 법랑소주 ⑤ 슈레거띠

05. 법랑질 표면에서 상아법랑경계를 향하고 다양한 깊이와 장축방향으로 형성된 선으로 유기물이 풍부하고 석회화 정도가 낮은 것은?

① 법랑총 ② 법랑엽판 ③ 법랑방추 ④ 법랑소주 ⑤ 슈레거띠

06. 치아 형성 시 치근이 완성되기 전에 만들어지는 상아질로 상아세관의 주행이 뚜렷한 것은?

① 일차상아질 ② 이차상아질
③ 삼차상아질 ④ 수복상아질
⑤ 경화상아질

07. 보기가 설명하는 상아질은?

- 치수 표층에 있는 상아모세포에 의해 형성된다.
- 치관 치수강과 치근관 이행부에서 두꺼운 경향이 있다.
- 치근이 완성된 후 치수 쪽에 추가로 형성되는 상아질이다.

① 일차상아질 ② 이차상아질
③ 삼차상아질 ④ 수복상아질
⑤ 경화상아질

08. 상아세관에 관한 설명 중 옳은 것은?

① 상아세관 내 공극은 나이가 들수록 넓어진다.
② 젊은 사람의 상아세관은 고령자의 상아세관보다 굵다.
③ 상아세관의 내강은 표층에서 치수 쪽으로 갈수록 좁아진다.
④ 일차상아질의 상아세관은 주행방향이 약간 불규칙적이다.
⑤ 이차상아질의 상아세관은 규칙적으로 밀접하게 배열되어 있다.

09. 치아의 우식, 교모 등 물리적, 화학적 자극에 대한 반응으로 국소적으로 형성되는 상아질은?

① 일차상아질 ② 이차상아질
③ 삼차상아질 ④ 구간상아질
⑤ 경화상아질

10. 이차상아질을 형성하며 자극이 가해지면 염증반응을 일으켜 방어하는 조직은?

① 치수 ② 상아질 ③ 법랑질 ④ 치조골 ⑤ 치주인대

11. 치수에 관한 설명으로 틀린 것은?

① 상아모세포에 의해 이차상아질과 삼차상아질을 형성한다.
② 상아모세포돌기를 통해 상아질에 영양과 수분을 공급한다.
③ 혈류장애에 의한 염증이 일어나기 쉽고 괴사되기도 쉽다.
④ 치근이 완성된 후 치수강은 연령이 증가할수록 좁아진다.
⑤ 외배엽성 중간엽조직인 치낭에서 유래하며 치수강을 채우고 있다.

12. 치수의 표층 구조 중에서 상아전질과 접하는 곳은?

① 교원섬유층 ② 상아모세포층
③ 세포결핍층 ④ 세포밀집층
⑤ 치수심부

13. 치수를 구성하는 세포의 특징으로 옳은 것은?

① 세포치밀층은 세포의 분포밀도가 낮다.
② 치수의 가장 표면층은 상아모세포층이다.
③ 세포결핍층은 세포치밀층 아래에 위치한다.
④ 치수의 세포성분 중에서 가장 많은 세포는 상아모세포이다.
⑤ 상아모세포의 세포체는 상아질과 치수에 존재하며 상아질을 형성한다.

14. 백악질에 관한 설명으로 옳은 것은?

① 백악질은 치경부로 갈수록 두꺼워진다.
② 백악질은 연령 증가에 따라 점차 가늘어진다.
③ 백악질은 상아질보다 더 단단하여 뼈와 비슷하다.
④ 발생학적으로 외배엽성 중간엽조직인 치유두에서 유래한다.
⑤ 백악질은 일생에 걸쳐 증가하여 치주조직의 수복과 재생을 돕는다.

15. 무세포성 백악질에 관한 설명으로 옳은 것은?

① 샤피섬유가 거의 없다.
② 치근단측 1/3 부위를 덮는다.
③ 치근을 보호하는 역할을 한다.
④ 불규칙하게 배열된 교원섬유로 구성된다.
⑤ 서서히 간헐적으로 형성되기 때문에 석회화 정도가 높다.

16. 백악법랑경계에 관한 설명으로 옳은 것은?

① 백악질과 법랑질의 접촉관계에는 네 종류가 있다.
② 백악질과 법랑질이 맞닿아 있는 경우는 10%이다.
③ 백악질과 법랑질이 떨어져 있는 경우는 30%이다.
④ 백악질이 법랑질을 덮고 있는 부분을 백악소설이라고 한다.
⑤ 백악질과 법랑질의 접촉관계에서 70% 이상은 백악질이 법랑질을 덮고 있다.

17. 치주인대에 관한 설명으로 옳은 것은?

① 혈관과 신경이 분포하지 않는다.
② 연령 증가에 따라 얇아지는 경향이 있다.
③ 외배엽성 중간엽조직인 치유두에서 형성된다.
④ 전치의 치주인대는 구치의 치주인대보다 굵고 두껍다.
⑤ 치근 표면을 덮는 상피조직으로 백악질과 치조골을 고정한다.

18. 치주인대의 기능이 아닌 것은?

① 영양 공급
② 식립 작용
③ 상아질 형성
④ 생리적 동요에 따른 저작압 완화
⑤ 치아의 촉각, 압각, 통각 및 고유감각 인지

19. 상 · 하악골의 일부분으로 치아가 기능하는 동안에는 치아를 지지하지만 치아가 상실되면 시간이 경과하면서 소실되는 것은?

① 치수 ② 백악질 ③ 상아질 ④ 치조골 ⑤ 치주인대

20. 방사선 투과성이 낮아 방사선 사진에서 하얗고 명료한 선으로 식별할 수 있는 치조골의 구조물은?

① 치조백선 ② 사판 ③ 해면골 ④ 치밀골 ⑤ 층판골

정답 01 ⑤ 02 ④ 03 ① 04 ① 05 ② 06 ① 07 ② 08 ② 09 ③ 10 ①
11 ⑤ 12 ② 13 ② 14 ⑤ 15 ⑤ 16 ④ 17 ② 18 ③ 19 ④ 20 ①

Index

찾아보기

- 한글
- 영어

한글

ㅎ

영문

J

K

L

M

N

O

P

R

S

T

감수 및 편저자

● 감수

김선헌 교수 전남대학교 치의학전문대학원 구강해부학교실

● 편저

김가연 교수 단국대학교 치위생학과
김서연 교수 송원대학교 치위생학과
김수원 교수 경운대학교 임상병리학과
김애리 교수 연세대학교 치과대학 구강생물학교실
김유리 교수 강릉영동대학교 치위생과
김윤경 교수 대동대학교 치위생과
김일신 교수 호남대학교 치위생학과
도유정 교수 한림성심대학교 치위생과
박영진 교수 신구대학교 치위생과
양승경 교수 수성대학교 치위생과
이은경 교수 전북과학대학교 치위생과
최규영 교수 강동대학교 치위생과
한옥성 교수 서영대학교 치위생과

Oral histology & embryology

구강조직발생학

2023년 8월 10일 초판 인쇄
2023년 8월 16일 초판 발행

감　　수 김선헌
편　　저 김가연 · 김서연 · 김수원 · 김애리 · 김유리 · 김윤경 · 김일신
도유정 · 박영진 · 양승경 · 이은경 · 최규영 · 한옥성
발 행 인 최경희 · 배영환
발 행 처 도서출판 의학교육
등록번호 제 2013-114 호
주　　소 서울시 영등포구 영중로 131-1(영등포동 8가 80-2) 드림프라자 B 901호
Tel 02) 2637-4806, 4863 Fax 02) 2637-4807
홈페이지 www.medipub.co.kr
E - mail okpress1208@naver.com
정　　가 38,000 원
I S B N 979-11-6127-147-7 93510